令和４年版出題基準準拠

歯科衛生士国家試験
ポイントチェック 1

■人体の構造と機能
■歯・口腔の構造と機能
■疾病の成り立ち及び回復過程の促進

編
歯科衛生士国家試験対策検討会

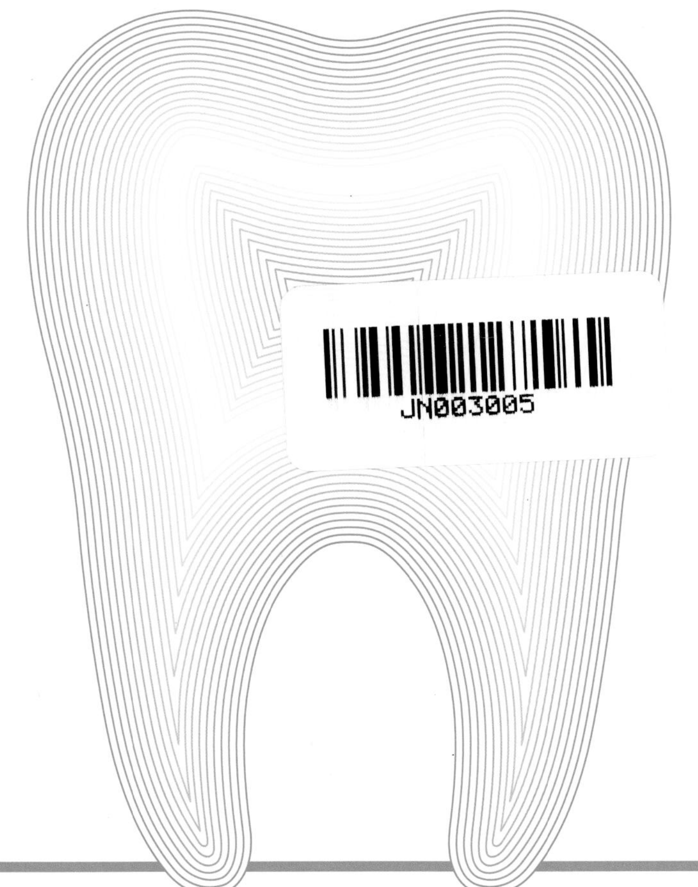

医歯薬出版株式会社

序 文

本書は 1996 年 7 月に『ポイントチェック歯科衛生士国家試験対策』として第 1 版を発刊してから版を重ね，2018 年 1 月に第 5 版を発刊しました．そして新たに『歯科衛生士国家試験ポイントチェック　令和 4 年版出題基準準拠』と改称して皆様のお手元にお届けすることになりました．

本書は，これまで，国家試験を解くための思考過程が自然と備わるように配慮されており，単に覚えているかいないかを判断する単純想起型の問題だけでなく，いわゆる状況設定問題として写真や図などによって，問題の内容からその解釈などを求めてくるような問題への対応までをカバーしています．歯科衛生士国家試験出題基準については，歯科医療チームとしての歯科医師国家試験の出題基準の方向性も加味して，原則として 4 年に一度の改定が実施されています．「令和 4 年版 歯科衛生士国家試験出題基準」は，第 32 回歯科衛生士国家試験（令和 5 年）から適用します．令和 4 年版出題基準は，「時代の要請に応える歯科衛生士を確保する観点から，下記の出題について更なる充実を図り，資質向上を促進していく必要がある」として 6 項目についての記載がなされています．

(1) 高齢化等による疾病構造の変化に伴う歯科診療の変化に関連した，歯科衛生士として必要な高齢者や在宅・施設介護や病棟での対応に関する出題
(2) 地域包括ケアシステムの推進や多職種連携等に関する出題
(3) 口腔機能の維持・向上や摂食機能障害への対応に関する出題
(4) 医療安全や職業倫理等に関する出題
(5) 周術期等口腔機能管理に関する出題
(6) 医療のグローバル化に伴い歯科衛生士としての国際貢献を踏まえた国際保健に関する出題

なお，近年は災害時の対応も重要となっているが，出題に際しては，学校・養成所における教授内容を考慮する等の一定の配慮が必要である．その他，保健医療・介護の領域で歯科衛生士として必要不可欠な内容について出題する，と記載されています．

歯科医療現場で中心的な役割が求められてくる歯科衛生士は国家試験の出題の分野も多岐にわたってきているのが現状です．

本書を活用して効率よく国家試験対策を行い，所期の目的を達成してくれることを願っています．

2023 年 1 月
歯科衛生士国家試験対策検討会

本書の特徴および利用方法

本書は歯科衛生士国家試験の受験準備，ならびに校内試験対策や授業内容の整理のためにも利用できるように，各科目の内容を簡潔にまとめたものです．本書を効率よく利用していただくために，以下に特徴と効果的な利用方法を列記します．

1. 各科目の要点——SECTION

① 各 SECTION は，“歯科衛生士国家試験出題基準（令和 4 年版）”の項目をすべて含み，“歯科衛生学教育コア・カリキュラム—教育内容ガイドライン— 改訂版”を加味している．したがって，学校で学習する各科目の範囲全体もカバーしている．また，国家試験に出題される分野を，むだなく系統的に学ぶことができる．

② 出題傾向や重要度を考え，各科目の重要語をカラーで表示してある．

③ 同義語は，適宜（　　）内に示した．

④ 用語は，歯科衛生学シリーズ，文部科学省の「学術用語集」および学会の用語を総合して統一するようにしてある．

■ 効果的な利用方法

校内試験などの際，授業で学んだことを復習するのに役立ちます．また，短時間で全体を把握するのにも適し，国家試験直前の勉強に活用できます．また，カラーで示された重要語を隠して暗記するのもよいでしょう．

2. 過去に出題された国家試験問題の収載

① 各 SECTION に関連する過去に出題された国家試験問題および解答を付した．

② なるべく直近の国家試験問題を収載した．

■ 効果的な利用方法

空いているスペースを利用して，本書に収載されている以外の国家試験問題を自分で付け加えていくことで，どこを重点的に学習すればよいかわかるでしょう．

また，過去の国家試験問題の解説については，『徹底分析！年度別歯科衛生士国家試験問題集』（医歯薬出版）を参照してください．

歯科衛生士国家試験ポイントチェック ①

人体の構造と機能／歯・口腔の構造と機能／疾病の成り立ち及び回復過程の促進
令和4年版出題基準準拠
もくじ

Ⅰ編　人体の構造と機能

II編　歯・口腔の構造と機能

III編　病因と病態

疾病の成り立ち及び回復過程の促進 ①

Ⅳ編　感染と免疫

疾病の成り立ち及び回復過程の促進 ②

Ⅴ編　生体と薬物

疾病の成り立ち及び回復過程の促進 ③

Ⅰ
編

人体の構造と機能

SECTION 1 細胞・組織・器官

Ⅰ 器官・器官系

人体を構成する要素で，一定の形と機能をもつものを**器官**という．器官をつくる材質を**組織**とよび，組織は**細胞**と**細胞外マトリックス**（細胞間質）からつくられる．細胞外マトリックスは**線維**とその間を埋める**基質**からなる．

いくつかの器官が集まって，一連の機能を営むものを**器官系**という．器官は形から，**中空（性）器官**と**実質（性）器官**に区分される．

1．中空性器官

中空性器官の基本構造（**図 1-1**）は**粘膜**，**筋層**，**漿膜**または**外膜**の 3 層構造（**表 1-1**）からなる．

2．実質性器官

実質性器官の基本構造（**図 1-1**）は，表面を結合組織の被膜が覆い，被膜が実質内に侵入し（**小葉間結合組織または支質**），**小葉（実質）**に分ける．血管や神経などの出入りする場所を**門**といい，これらの血管や神経は小葉間結合組織の中を走る．

Ⅱ 組織

1．上皮組織

1）基本構造

体の表面（皮膚），口の中，胃や腸などの管腔構造の内面，血管の内面などを覆う細胞層を**上皮**とよび，この組織を**上皮組織**という．上皮をつくる細胞は**上皮細胞**とよばれる．

上皮細胞の間の細胞外マトリックスはほとんどなく，細胞どうしは結合装置で連結されている．結合装置には**タイト結合**（密着帯，閉鎖帯），**デスモゾーム**（接着斑；皮膚の表皮では細胞間橋としてみられる），**ギャップ結合**などがある（**図 1-2**）．デスモゾームは皮膚（表皮）では細胞から細胞質が棘のように飛び出して接し，**細胞間橋**がみられる．上皮の下には結合組織があり，その境界には**基底膜**がある．

上皮細胞が表面から落ち込んで分泌機能をもつようになったものを**腺**という．腺は分泌物を放出する向きにより，**外分泌腺**と**内分泌腺**に分けられる．

分泌物を放出する様式には，**漏出分泌（エク**

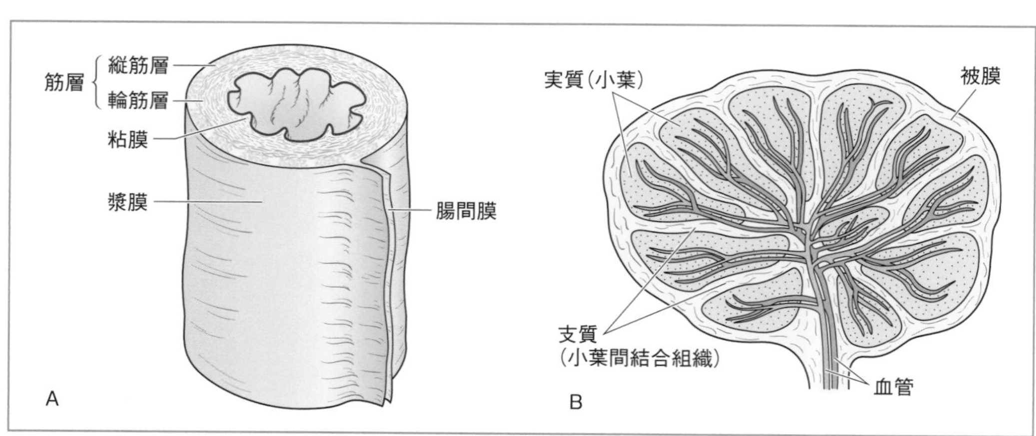

図 1-1　中空性器官（A）と実質性器官（B）の基本構造

表 1-1 中空性器官の基本構造のまとめ

層		特徴
粘膜	粘膜上皮	部位，機能に応じた形
	粘膜固有層	密な結合組織
	粘膜下組織	疎らな結合組織
		粘膜固有層と粘膜下組織の間に**粘膜筋板**がある（口腔にはない）
筋層 （・平滑筋だが，咽頭や食道は骨格筋（横紋筋） ・基本的には2層（**内輪外縦**）だが，**胃や膀胱は3層**）	輪筋層（輪走筋）	収縮すると内径を狭める 発達したものが**括約筋**
	縦筋層（縦走筋）	収縮すると長さを縮める
漿膜または外膜	漿膜	単層扁平上皮
	外膜	疎性結合組織 器官の表面を包み，器官と周辺構造を結合している

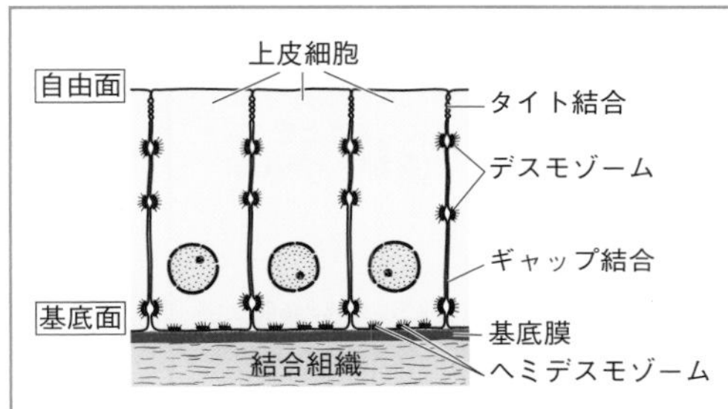

図 1-2 上皮細胞の構造[2)]

リン分泌)，**離出分泌（アポクリン分泌）**，**全分泌（ホロクリン分泌）**がある（**図 1-3**）．漏出分泌はさらに開口分泌と透出分泌に分けられる．

2）上皮の分類（図 1-4）

上皮組織は細胞の形と細胞の層の数で以下に分けられる．

(1) 扁平上皮

上皮細胞は薄く扁平で，**単層扁平上皮**と**重層扁平上皮**に分けられる．

単層扁平上皮は体腔上皮，肺胞上皮，血管内皮（血管をつくる上皮を**内皮**といい，その細胞は**内皮細胞**という）にみられる．

重層扁平上皮は物理的刺激や化学的刺激に強い上皮で，皮膚，口腔～食道，直腸下端部，膣粘膜にみられる．

(2) 円柱上皮

上皮細胞背の高い円柱状で，吸収や分泌などの特殊な機能を営む．

単層円柱上皮と重層円柱上皮があり，単層円柱上皮は胃～直腸の消化管の粘膜にみられる．

円柱上皮の上面に線毛があるものを**線毛上皮**といい，気管，気管支や卵管などにみられる．上皮表面にある粘液や異物などを線毛によって

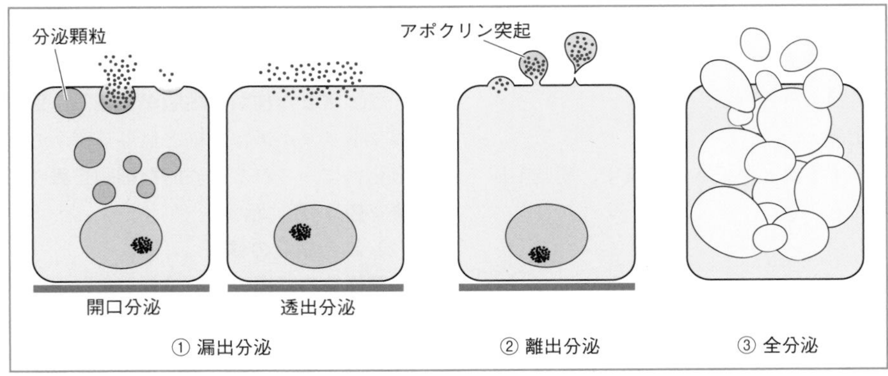

図 1-3 腺の分泌様式[3)]

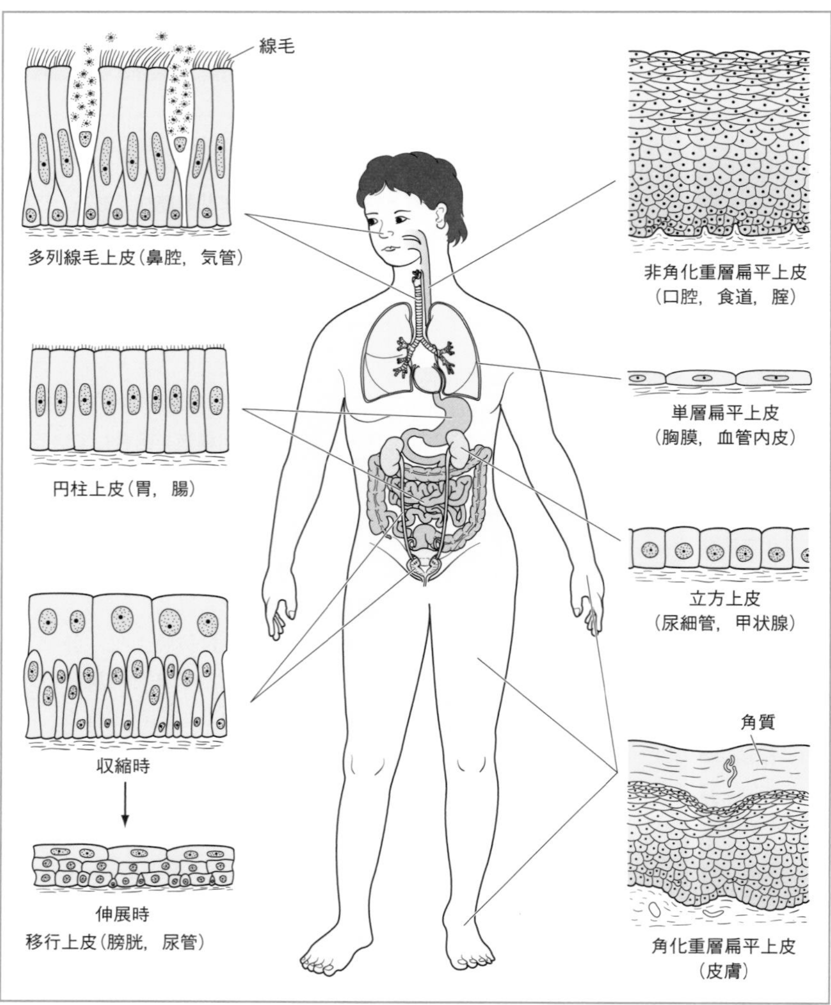

図 1-4　上皮組織の種類[3)]

一方向に運ぶ．重層状に見えるものを**多列線毛上皮**という．

(3) 立方上皮

円柱上皮の背丈の低いものをいい，腎臓の尿細管，甲状腺にみられる．

(4) 移行上皮

伸び縮みすることができる上皮で，膀胱や尿管にみられる．

2. 支持組織

支持組織は体の内部にあり，体の支柱や組織どうしを連結する働きがある．結合組織，軟骨組織，骨組織，血液とリンパがある．血液とリンパを除き，細胞外マトリックスが非常に豊富で，多量の線維が含まれる．

1）結合組織

(1) 結合組織の細胞と線維

さまざまな種類の細胞が存在し，豊富な細胞外マトリックスは線維と無形基質からなる．結合組織にみられる代表的な細胞を**表 1-2** に，線維を**表 1-3** に示す．

(2) 結合組織の種類

①**疎性結合組織**：膠原線維がまばらに不規則に分布する組織で，皮膚の**皮下組織**や粘膜の**粘膜下組織**などでみられる．

②**密生（強靱）結合組織**：線維が密で，一定の

表 1-2 結合組織の主な細胞と機能

種類	細胞		機能
固定細胞	線維芽細胞		膠原線維（コラーゲン）の産生
	脂肪細胞		脂肪の貯蔵
自由（遊走）細胞	マクロファージ ［大食（貪食）細胞］		老廃物や異物の食べ込み，抗原提示，サイトカインの分泌
	リンパ球	B 細胞	形質細胞に分化して体液性免疫に関与
		T 細胞	細胞の破壊（キラーT 細胞），B 細胞の抗体産生細胞への分化（ヘルパーT 細胞），マクロファージへの作用（エフェクターT 細胞）
	形質細胞		抗体（免疫グロブリン）の産生
	肥満細胞		ヒスタミンの分泌，アレルギー反応に関与
	樹状細胞		抗原提示

表 1-3 結合組織の線維

線維	特徴
膠原線維（コラーゲン）	・20 種近く存在 ・Ⅰ型は結合組織で多い ・Ⅱ型は軟骨の細胞間質にみられる ・Ⅲ型は胎児の血管や皮膚にみられる ・Ⅳ型は基底膜の主成分
弾性線維	・主成分はエラスチン
細網線維	・Ⅲ型，Ⅴ型コラーゲンを多く含む

表 1-4 軟骨組織の分類

	特徴	存在部位
硝子（ガラス）軟骨	多量の細いコラーゲン線維を含み，すりガラス状に半透明に見える	関節の軟骨や肋軟骨，鼻軟骨，気管軟骨など
弾性軟骨	大量の弾性線維を含み，しなやかな弾性をもつ	**耳介や喉頭蓋**
線維軟骨	大量のコラーゲン線維を含み，軟骨と結合組織の中間のような構造を示す	**下顎頭，恥骨結合，椎間円板**

形を崩さない組織で，**靱帯**，**腱**，**真皮**，**粘膜固有層**などにみられる．

③**脂肪組織**：皮下脂肪のように，脂肪細胞が集まった疎性結合組織をいう．

④**細網組織**：リンパ小節，扁桃，脾臓，骨髄などの**リンパ組織**にみられる．

⑤**膠様組織**：胎児にみられる結合組織で，代表的なものとして臍帯（へそのお）がある．

2）軟骨組織

骨とともに骨格をつくる．結合組織より硬く，骨組織より軟らかい．細胞は軟骨細胞で，この細胞は**軟骨基質**をつくる．軟骨細胞は軟骨基質の中の**軟骨小腔**とよばれる小部屋に埋め込まれている．軟骨基質に含まれる線維の量と種類によって，**表 1-4** のように分けられる．

3）骨組織

細胞間質（骨基質）が石灰化している（p.15 参照）．

4）血液とリンパ

血液とリンパも，細胞と液体の細胞外マトリックスをもつ支持組織に分類されている（**表 1-5**）．リンパはリンパ管の中を流れる液で，血管からにじみ出た液体である．

3. 筋組織（図 1-5）

筋組織は収縮する特徴をもつ**筋細胞（筋線維）**

表 1-5　血液とリンパ

	細胞成分	細胞外マトリックス（液体）
血液	赤血球，白血球，血小板	血漿
リンパ	リンパ球	リンパ漿

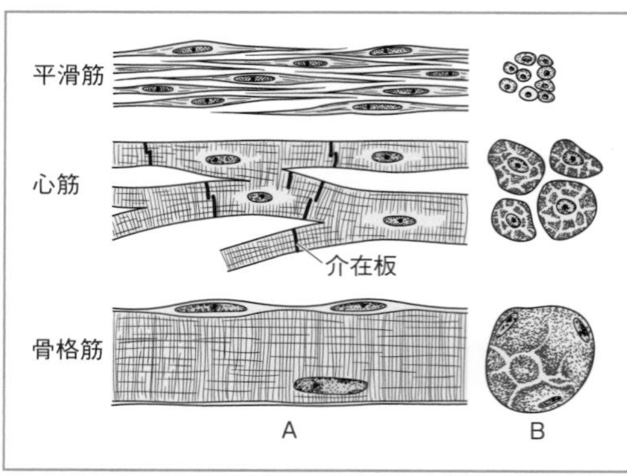

図 1-5　筋組織の種類[2)]
A：縦断像，B：横断像

が集まってできる．

筋細胞には**筋原線維（ミオフィラメント）**が多量に含まれる．筋の収縮と弛緩は筋原線維を構成する細いアクチンフィラメントと太いミオシンフィラメントの結合と離開により起こる．

筋は，筋線維に横縞の模様のある**横紋筋**と縞模様のない**平滑筋**に分けられ，横紋筋はさらに骨格筋と心筋に分類される．自分の意思で動かすことのできる骨格筋を**随意筋**とよび，意思では動かせない心筋と平滑筋を**不随意筋**とよぶ．

1）骨格筋

筋細胞は単核の細胞が融合してできた多核の細胞である．そのため，骨格筋では核は筋線維の表面に偏って存在する．骨格筋線維の細胞質に豊富に含まれる筋原線維中に屈折の異なる領域が交互に存在するために横紋が見える．この横紋構造は**明帯（I 帯）**と**暗帯（A 帯）**によってできる．なお，明帯の中央は**Z 帯**とよばれ，Z 帯と Z 帯の間を**筋節**とよぶ（**図 1-6**）．

2）心筋

骨格筋同様，横紋構造をもつが，骨格筋線維と異なり，いくつもの心筋線維が網をつくるようにつながっている．枝分かれした筋繊維のつ

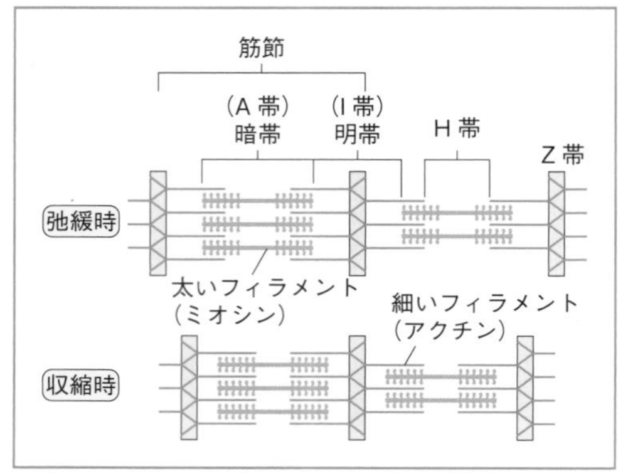

図 1-6　筋原線維と滑走[3)]
筋原線維は，太いフィラメント（ミオシン）と細いフィラメント（アクチン）からつくられている．収縮に際しては，ミオシンフィラメントの側にアクチンフィラメントが引き込まれるような移動（滑走）がある．

なぎ目を**介在板**とよぶ．心筋細胞は単核の細胞が多い．

3）平滑筋

中央に細長い 1 つの核をもつ細長い平滑筋細胞の集まりで，内臓の壁（内臓筋）や血管壁に存在する．フィラメントの配列は不規則なため，横紋はみられない．

4．神経組織

脳と脊髄（中枢神経）およびそこから出る神経（末梢神経）をつくる．神経組織の細胞には神経細胞と支持細胞がある．神経細胞は情報伝達や処理を担当し，支持細胞は神経細胞の栄養や神経細胞の働きを助ける役割をする．

Ⅲ　細胞

生物体を構成する最小の基本単位で，**核**と**細胞質**からなり，**細胞膜**で取り囲まれている．細胞の機能によって形，大きさ，構造が変化する．一般的に，活発に機能していない細胞は扁平で，活発な活動をしている細胞は背丈が高い．人体は約 37 兆個の細胞でできているといわれ，またその大きさは直径 5 ～ 30 μm（マイクロメーター，1,000 μm＝1 mm）であり，赤血球で約 7.5 μm，卵細胞で 200 μm，神経細胞では 1 m 以上の突起をもつものもある．

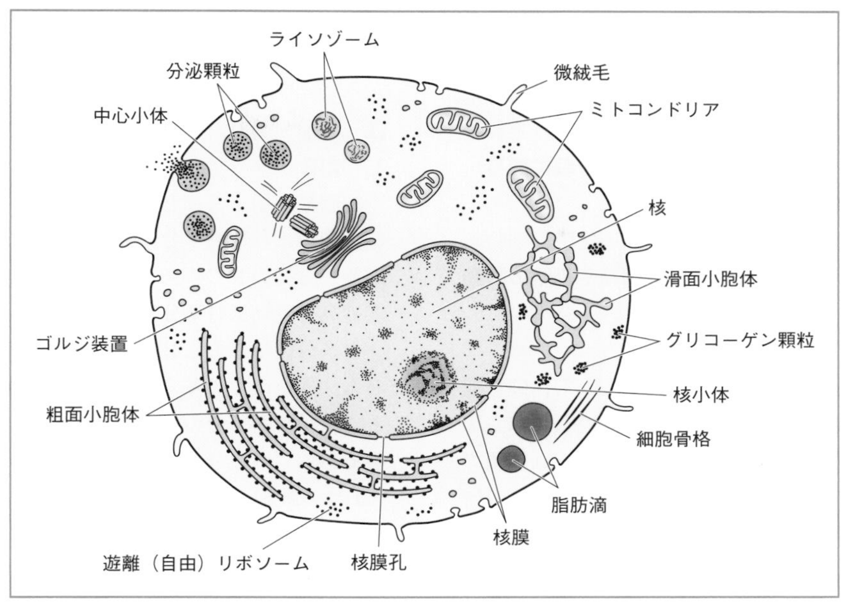

図 1-7　細胞の構造[3)]

1．細胞膜

細胞膜は細胞内外を隔てる膜で，厚さは約 7.5 nm（ナノメーター，1,000 nm＝1 μm）である．電子顕微鏡下では**3 層構造**に見える．この 3 層構造は細胞小器官などの膜や核膜にも共通なので，これを**単位膜**という．細胞膜はリン脂質とタンパク質からできており，その表面には**糖衣**がついている．

2．細胞小器官・核（図 1-7）

1）小胞体

細胞内で網目状に広がる扁平な袋状の小器官である．小胞体は表面にリボソームがついている**粗面小胞体**とついていない**滑面小胞体**がある．

粗面小胞体は**細胞外に分泌するタンパク合成**を活発に行う細胞でよく発達する．合成されたタンパクはゴルジ装置へ運ばれる．一方，滑面小胞体は脂質である**ステロイドホルモン（性ホルモンなど）や電解質，糖などの代謝**に関与する．筋細胞の小胞体は Ca^{2+} を貯蔵・放出し，筋の収縮と弛緩に関わる．

2）リボソーム

タンパクを合成する．小胞体に付着するもののほかに細胞質内に散在するものもあり，これを**遊離（自由）リボソーム**といい，細胞が自家消費するタンパクの合成にあたる．

3）Golgi〈ゴルジ〉装置

ゴルジ体ともよばれ，核の近くにある扁平な袋が何枚か重なり，そこに小胞が集まった形をしている．小胞体で合成されて運ばれてきたタンパク質を集め，**濃縮・加工し，分泌顆粒として送り出す**．分泌顆粒は細胞膜に運ばれ，中身のタンパク質は細胞外へ放出される（開口分泌という）．さらに，**糖鎖の合成やタンパクの修飾と選別を行う**．

4）ミトコンドリア

内外の 2 枚の膜で囲まれた棒状の構造物で，内部にクリスタとよばれるヒダがある．ミトコンドリアは**細胞が活動するためのエネルギー源となる ATP（アデノシン三リン酸）を産生**する．また細胞の**呼吸の場**でもある．分泌や吸収などエネルギー消費の激しい働きをする細胞に多くみられる．ミトコンドリアは独自の DNA をもち，自己複製可能である．

5）ライソゾーム（リソソーム，水解小体）

1 枚の膜で包まれた球状の小器官で，加水分解酵素をもち，**異物や不要物を消化・分解**する．マクロファージや破骨細胞などの吸収（貪食）系の細胞で発達する．

6）中心小体

微細管（微小管）からなる円筒形の構造で，2個1組の中心小体が核の近くに存在する．有糸分裂の時に中心小体は細胞の両端にそれぞれ移動して，染色体を引っ張る（**細胞分裂に関与**）．

7）細胞骨格

細い管状あるいは線維状の構造物で，細胞の骨組みをつくる．**細胞の形の保持や細胞の移動**に働く．

8）核

細胞は通常1個の核をもつ．しかし，破骨細胞など**複数の核をもつ細胞**や，成熟した赤血球や血小板など**核のない細胞**もある．核は**核膜**で包まれ，核膜には**核膜孔**があり，ここは核の内部と外の細胞質を結ぶ通路である．核膜の内部を**核質**とよび，核質はDNA（デオキシリボ核酸）を含む**染色質**と，リボソームのもととなるリボソームRNAをつくる**核小体**で構成される．

すべての遺伝情報はDNAに含まれている．DNAはヒストンというタンパクと結合して核の中の染色質に存在している（ミトコンドリアも独自のDNAをもつ）．ヒトの体細胞が分裂する時には，これが凝集して46本の染色体となる．

DNAはリン酸と糖と塩基でできたヌクレオチドとよばれる鎖状の分子で，2本のDNAが相補的な結合によって**二重らせん構造**をつくる．DNAの塩基の並び方（塩基配列）によって遺伝情報を蓄え，3つの塩基で1個のアミノ酸に対応している．DNAのすべての塩基配列を**ゲノム**といい，多くの塩基配列によって1つの遺伝情報を示すものを**遺伝子**という．

DNAの遺伝情報からタンパク質が合成される際に，DNAの2本鎖がほどけて，1本鎖となり，この1本鎖DNAの塩基配列に相補的に合成されるヌクレオチドがmRNA（メッセンジャーRNA）である．mRNAと，読み取った遺伝暗号（コドン）に対するアミノ酸を運ぶtRNA（トランファーRNA），タンパクを合成する場であるリボソームをつくるrRNA（リボソームRNA）の共同作業によりタンパクが合成される．DNAからmRNAに遺伝情報が転写され，tRNAとrRNAによりmRNAが翻訳され，タンパクが合成される一連の流れは全生物に共通の原理であるため，**セントラルドグマ**とよばれる．

3．増殖・分化・細胞死

1）増殖

細胞数が増えることを**増殖**といい，細胞は細胞分裂により増殖する．細胞分裂には有糸分裂と無糸分裂の2つがあるが，ヒトを含めほとんどの高等動物は有糸分裂で増殖する．

有糸分裂はさらに2種類に分けられる．すなわち，体をつくる多くの細胞が行う**体細胞分裂**と，精子や卵子をつくる生殖細胞が行う**減数分裂**である（減数分裂はp.37参照）．

1つの細胞が分裂して2つの細胞に増殖し終わるまでのサイクルを**細胞周期**とよぶ．細胞周期は**分裂間期**と**分裂期**に分けられる．分裂間期は分裂のための準備期間で，DNAが合成され，DNA量が2倍になる．分裂期は前期，中期，後期，終期の4期に分けられ，分裂間期で2倍に増えたDNAが2つの細胞に半分ずつ分配され，元の1つの細胞のDNA量に戻る．

2）分化

分裂を終えた細胞で成熟に向かうものは，細胞に固有の構造，特徴や機能が備わっていく．この現象を**分化**という．分化は一般に不可逆的である．ただし，iPS細胞のように，ある種の遺伝子を導入して，元の未分化な細胞に戻ることがあり，これを脱分化という．

3）細胞死

細胞にも一定の寿命があり，増殖と**細胞死**がバランスよく起こることで，生体の正常な形態と機能が保たれている．細胞死には，**アポトーシス（プログラム細胞死）**と**ネクローシス（壊死）**がある．アポトーシスはプログラム（予定）された細胞死で，ネクローシスは異常な原因で起こる細胞死である．

SECTION 2 循環器系

循環器系（脈管系）は，全身の組織への栄養供給，組織からの老廃物の回収，ホルモンの標的器官への運搬に働いている．心臓，動脈，静脈，毛細血管からなる**血管系**と，リンパを回収する**リンパ管系**からなる．

血管壁は**内膜**，**中膜**，**外膜の３層構造**からなり，内膜は１層の内皮細胞，中膜は筋層（平滑筋），外膜は結合組織からできている．

I 心臓

心臓は心膜に包まれ，左右の肺の間の前下部で，横隔膜の上に位置する．心臓はやや左側に偏在している．大きさは握り拳大で，成人では200〜300 g の重さである．

心臓は血液を肺に送る肺循環（小循環）に関わるポンプ（右系）と全身に送る体循環（大循環）に関わるポンプ（左系）からなる．このポンプは動脈性の部分（**心室**）と静脈性の部分（**心房**）からなる．したがって，心房より心室の壁のほうが厚く，左心室の壁が最も厚い．

1．心筋

心臓壁は**心内膜**，**心筋層**，**心外膜**の３層からなる．心房の心筋層は２層で，心室は３層からなる．心房の筋と心室の筋は独立している．

心筋線維には心臓を収縮させるほかに，心臓の興奮を心筋内に伝える**特別な筋線維**があり，これを**特殊心筋線維**という．

2．構造

1）心臓の内部構造（図 1-8）

心臓は心房中隔と心室中隔で，右心房と左心房，右心室と左心室に分けられる．心房中隔には卵円孔のなごりである**卵円窩**がある．

(1) 右心房

心臓の右上部を占め，上大静脈と下大静脈が注いでいる．

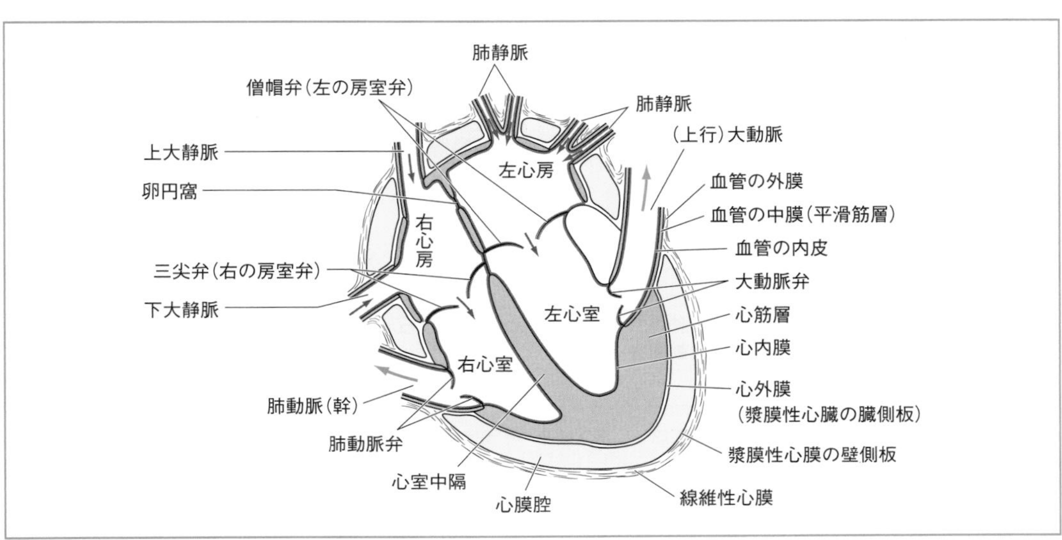

図 1-8　心臓の内部構造[2)]
矢印は血液の流れる方向を示す．

(2) 右心室

心臓の最下部にあり，右房室口で右心房と交通する．肺動脈に連なり（肺動脈口），肺に静脈血を送る．

(3) 左心房

心臓の後上部にあり，左心房の壁は右心房より，やや厚い．左右肺から各２本，計４本の肺静脈が注ぎ，房室口で左心室と交通している．

(4) 左心室

心臓の左下部を占め，左房室口で左心房と交通し，大動脈に連なる（大動脈口）．体循環に血液を送り出すため，右心室に比べ，壁は厚く，また外形も大きい．

2) 心臓の弁

房室弁と動脈弁（半月弁）がある（**表 1-6**）．

3) 心臓の血管

心臓を栄養する血管を**冠状動脈**といい，左右1対の冠状動脈は大動脈の根元から出て，心臓を取り巻くように分布する．冠状動脈は典型的な**終動脈**である．

心臓の静脈を冠状静脈といい，静脈血は**冠状静脈洞**に集まり，右心房に注ぐ．

4) 拍動の調節

心臓の拍動を調節する仕組みとして，心臓外からの調節と心臓内からの調節（刺激伝導系）がある．

(1) 心臓外からの調節

心臓は**交感神経**と**副交感神経（迷走神経）**で支配され，これらは**心臓神経叢**をつくっている．

(2) 刺激伝導系（図 1-9）

刺激伝導系は心臓内から拍動の調節を行う．これは電気的興奮を心臓全体に伝え，心房と心室の収縮の歩調をとる．

Ⅱ 血管系

全身から心臓に集まった血液を肺に導き，肺でガス交換後，心臓に送り返す循環系を**小循環（肺循環）**といい，心臓から動脈を経て全身の末梢に血液を送り，再び，末梢から静脈を経て心臓に戻る血液を運ぶ循環系を**大循環（体循環）**という．また，胎児の血液循環は出生後のものとはかなり異なり，これを**胎児循環**という．

動脈と静脈の違いとして，①血流方向の違い，②血管壁（中膜）の厚さの違い（静脈は壁が薄い），③静脈には弁が存在する（特に下半身で発達），④静脈は変異に富む，などがあげられる．

1．動脈

1) 小循環

肺動脈は右心室から起こり，大動脈弓の下で左右の肺動脈に分岐し，左右の肺門部で分枝しながら肺内に進入する．

2) 大循環（図 1-10）

心臓から出た大動脈は**上行大動脈→大動脈弓→下行大動脈**と名前を変える．

(1) 上行大動脈

左心室から起こる大動脈の基部で，左右の**冠状動脈**を出す．

(2) 大動脈弓

上に凸の弓状を示す．右から**腕頭動脈**，**左総頸動脈**，**左鎖骨下動脈**が出る．腕頭動脈は**右総**

表 1-6　心臓の弁

房室弁	右房室弁：三尖弁 左房室弁：二尖弁または**僧帽弁**	心室から心房への血液の逆流防止
動脈弁（半月弁）	右心室：肺動脈弁 左心室：**大動脈弁**	動脈から心室への血液逆流防止

洞房結節（Keith-Flack の結節）〈キース・フラック〉 → 心房筋 → 房室結節（田原の結節） → 房室束 → His 束〈ヒス〉 → Purkinje 線維〈プルキンエ〉 → 心室筋

洞房結節 ＝ 歩調とりを行う

図 1-9　刺激伝導系

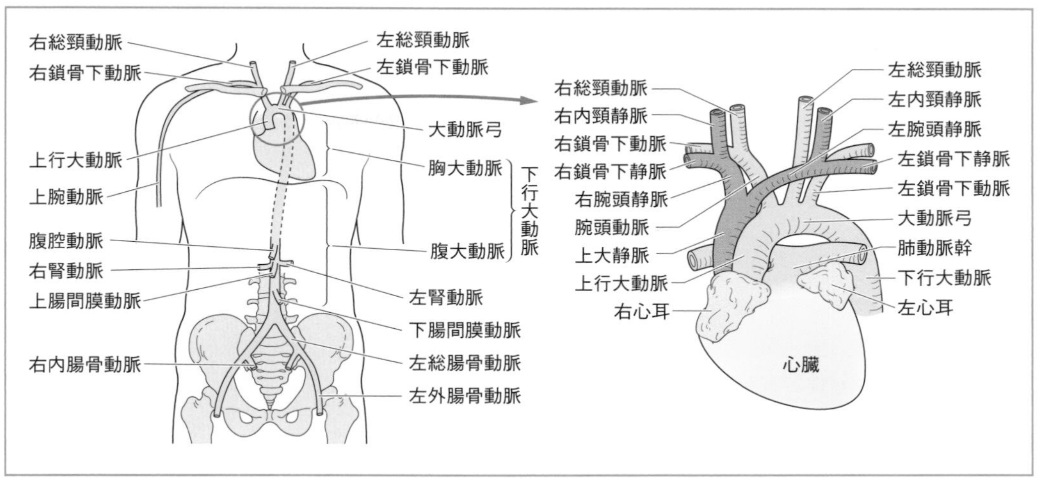

図 1-10　胸部の血管系 [3)]

頸動脈と**右鎖骨下動脈**に分かれる．左右の総頸動脈は頭頸部に行く動脈の本幹で，甲状軟骨の上縁の高さで，頭蓋の外に血液供給する**外頸動脈**と，頭蓋内に血液供給する**内頸動脈**に分かれる．鎖骨下動脈は上肢に血液を供給する．

(3) 下行大動脈

大動脈弓に続き，横隔膜（大動脈裂孔）を貫いて腹腔内に入る．胸部では**胸大動脈**，腹部では**腹大動脈**とよばれる．腹大動脈はさらに左右の**総腸骨動脈**に分かれ，骨盤内に分布する**内腸骨動脈**と自由下肢に行く**外腸骨動脈**に枝分かれする．腹大動脈からは**腹腔動脈**，**上腸間膜動脈**，**下腸間膜動脈**が出る．また臓器の数により**無対枝**，**有対枝**に分けられる．

2. 静脈

静脈系は，大静脈系，奇静脈系，門脈系に分けられる．

1）大静脈系

深在性の静脈と浅在性の静脈に分けることができる．

(1) 深在性の静脈

動脈に沿って走り（伴行静脈），**上大静脈**または**下大静脈**に注ぐ．上大静脈は主に上半身からの血液を回収し，頭，脳からの血液を運ぶ**内頸静脈**と上肢からの血液を運ぶ**鎖骨下静脈**がある．腕頭静脈は左右ともに内頸静脈と鎖骨下静脈からの血液を受ける．内頸静脈と鎖骨下静脈が合する部位を**静脈角**といい，左の静脈角に**胸管**が注ぎ込む．下大静脈は主に下半身からの血液を回収する．

(2) 浅在性の静脈

皮下を走るので，**皮静脈**という．皮膚と浅いところにある筋からの静脈血を回収する．また，皮静脈は静脈系の迂回路（うかいろ）となる．頭頸部の皮静脈として**外頸静脈**がある．

2）奇静脈系

胸大動脈の枝が分布する領域の静脈血を回収し，最終的に上大静脈に回収される．

3）門脈系

腹大動脈の枝である腹腔動脈，上腸間膜動脈，下腸間膜動脈の分布域の静脈血を回収する．門脈系の特徴は毛細血管を 2 度通る．すなわち，内臓の毛細血管を通った後，門脈となり，その後，肝臓の毛細血管を通る．門脈には弁がほとんど存在しないので，門脈圧が高まると，迂回路（側副循環路：食道周囲，へそ周囲，肛門周囲）を通って静脈血が回収される．

3. 胎児循環

胎生期には肺呼吸や腸管での栄養摂取が行われず，ガス交換や栄養の摂取などはすべて胎盤を通して行われているので，胎児の血液循環は出生後とはかなり異なっている．胎児を養うすべての血液は動脈血と静脈血の混合である．

このため，胎児に特有の構造として**動脈管**

(Botallo〈ボタロー〉管)，**卵円孔**，**静脈管(Arantius〈アランチウス〉管)**，**臍動脈**，**臍静脈**がある．生後には，動脈管は動脈管索，卵円孔は卵円窩，臍静脈は肝円索，静脈管は静脈管索，臍動脈は臍動脈索となる．卵円孔，動脈管は出生後に閉鎖しないことがある．これをそれぞれ卵円孔開存，ボタロー管開存という．

Ⅲ リンパ系

リンパ管とリンパ性器官からなる．リンパ管は毛細血管から漏れ出した組織液の排出路であり，リンパ管内を流れる液体をリンパといい，液体成分と細胞成分（主にリンパ球）からなる．また，腸からのリンパは脂肪を含み白く見えるので，**乳び**という．

リンパ性器官のうち，骨髄や胸腺などリンパ球の産生・分化・成熟に関与するものを**一次性（中枢性）リンパ性器官**（**胸腺**や**骨髄**）といい，免疫担当細胞が免疫応答を起こすものを**二次性（末梢性）リンパ性器官**（**脾臓，リンパ節，扁桃**など）という．また，胸腺は胸腺由来リンパ球（T 細胞）の産生にあたり，脾臓は老朽化した赤血球の破壊に関わるとともに，リンパ球の産生にあたる．

1. リンパ循環

リンパ管は，毛細リンパ管から始まり，次第に集合して下半身と左上半身のリンパ管は**胸管**，右上半身からのリンパ管は**右リンパ本幹**に集まり，それぞれ左右の**静脈角**に注ぐ．

2. リンパ管とリンパ節

毛細リンパ管は 1 層の非常に扁平な内皮細胞でできている．毛細リンパ管は腸でよく発達し，これを**中心乳び腔**といい，吸収した脂肪を収容・運搬する．

リンパ管は血管同様，3 層構造だが，各層の境界は不明瞭で，ところどころに弁がある．

リンパ管の途中には**細網**（さいもう）**組織**でできたリンパ節がある．リンパの**濾過装置**で，**リンパ球の産生**も行う．輸入リンパ管と輸出リンパ管が出入りする．

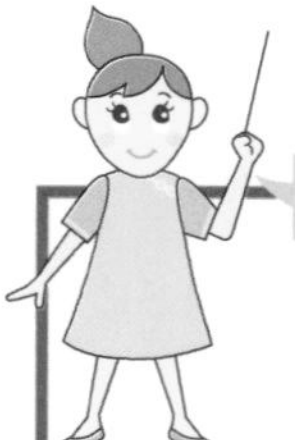

国試に出題されています！

問　心筋層が最も厚いのはどれか．（第 28 回 /2019 年）

a　右心房
b　左心房
c　右心室
d　左心室

答　d

SECTION 3 呼吸器系

呼吸器系は生体に必要な酸素を外界から取り込み，二酸化炭素を外界に排出する働きを担う．また，発声，嗅覚に関係する．

I 呼吸器の構造

呼吸器系は鼻腔・副鼻腔，咽頭，喉頭，気管・気管支，肺からなる．

1．鼻腔・副鼻腔・咽頭・喉頭

1）鼻腔

鼻腔は外鼻孔から後鼻孔までの腔で，**呼吸部**と**嗅部**に区別される．呼吸部は**多列線毛上皮**で，静脈叢が発達し，空気の温度と湿度の調節を行っている．嗅部は鼻腔上部にあり，多列円柱上皮で，嗅覚の受容細胞である**嗅細胞**が存在する．

鼻腔は**鼻中隔**により左右に分けられ，左右の鼻腔は上・中・下鼻甲介により，**上・中・下鼻道**に分けられる．鼻甲介と鼻中隔の間は**総鼻道**という．

2）副鼻腔

p.75 参照．

3）咽頭・喉頭

p.75 参照．

3．気管・気管支・肺（図 1-11）

1）気管・気管支

気管は喉頭の輪状軟骨から続き，心臓の後ろで左右の**気管支**に分かれる．気管の骨組みは後方が開いたU字状の**気管軟骨**で硝子軟骨でできている．後壁は軟骨を欠き，平滑筋がある（**膜性壁**）．粘膜は**多列線毛上皮**で，多数の粘液細胞がある．気管支の平滑筋が痙攣を起こすのが気管支喘息である．

右の気管支は左のものより太く短く，ほぼ垂直に走っている．気管支は肺に入って木の枝状に枝分かれを繰り返し，**肺胞**をつくる．

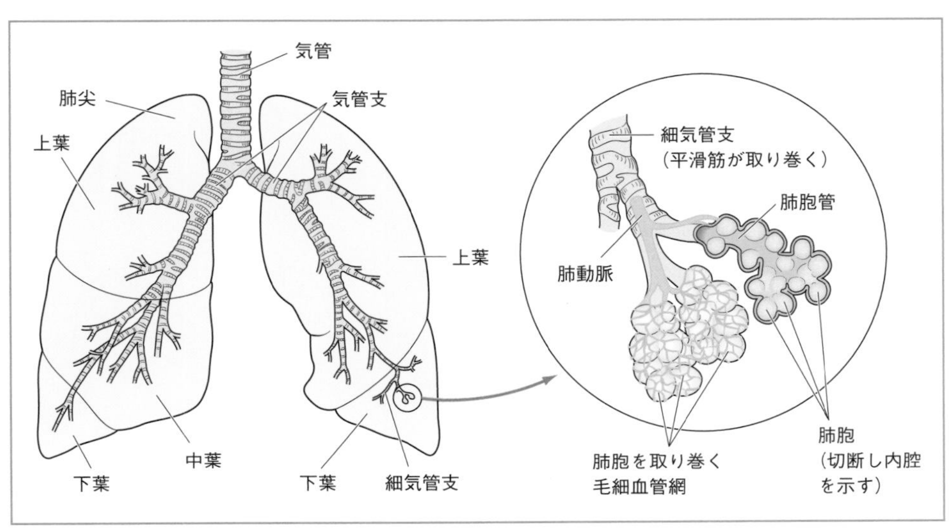

図 1-11　気管と気管支・肺の構造[3)]
左肺に中葉がないのは，縦隔（左右の肺の間の領域）にある心臓が体幹の中心よりも左に寄っており，その分，左側のスペースが小さいためである．

2) 肺

1 対の実質性器官で，表面は胸膜で覆われる．左には心臓があるので，右肺のほうが大きい(右肺：約 1,200 mL，左肺：約 1,000 mL)．右肺は上・中・下葉の **3 葉**に，左肺は上・下葉の **2 葉**に分かれる．肺門部に気管支，肺動脈，肺静脈，気管支動脈，気管支静脈，リンパ管が通る．肺の栄養血管は**気管支動脈**である．

気管支が肺に入ると，気管支をつくる軟骨の消失，上皮の変化などが起こり，最終的に肺胞となる．肺胞では肺胞上皮と毛細血管を含む薄い結合組織だけとなる．

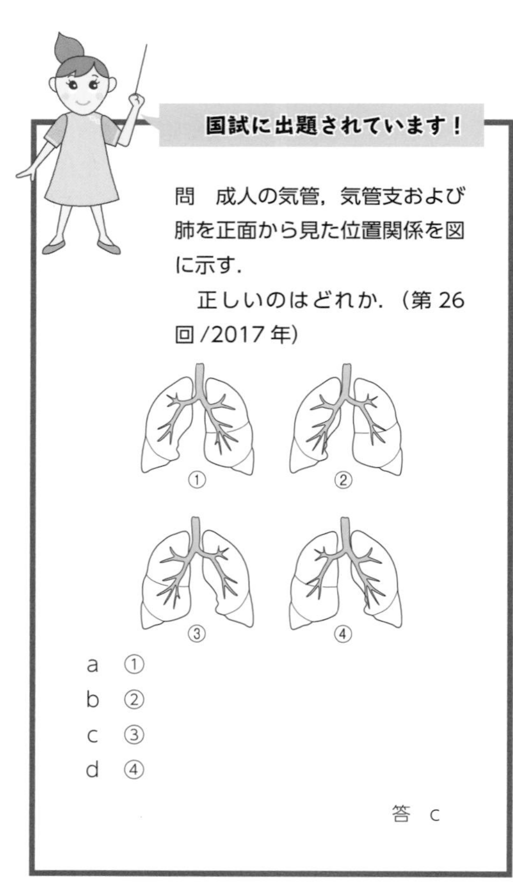

SECTION 4 運動器系

Ⅰ 骨格

人体には約200個の骨があり，靭帯によって連結され，骨格をつくっている．骨格は体幹（頭蓋，脊柱，胸郭）と体肢（上肢・下肢）に分けられる．

骨の機能として，体の支柱，運動器，臓器の保護，カルシウムやリンの貯蔵，骨髄での造血がある．

1．骨の形態と構造

1）骨の形態

外形から，長骨，短骨，扁平骨，不規則骨に分類される．内部に空洞をもつものを含気骨（例：上顎骨，蝶形骨，篩骨など）という．

長骨は両端が膨らんだ円筒形で，両端部を**骨端**，中央部を**骨幹**という．骨端部は関節をつくり，**関節軟骨**で覆われている．内部には**骨髄腔**があり，骨髄を入れる．表面は骨の成長や新生に関与し，**骨膜**で覆われる（骨髄腔に面する表面の膜は骨内膜という．また，骨膜は **Sharpey〈シャーピー〉線維**で骨とつなぎとめられる）．骨髄は造血機能が活発な時期は赤く見え（赤色骨髄），年をとり脂肪に置き換わると黄色く見える（黄色骨髄）．

2）骨の構造（図1-12）

骨組織は骨基質と骨の細胞群から構成される．

（1）骨基質

主にコラーゲン線維（**Ⅰ型コラーゲン**）とリン酸カルシウム（**ハイドロキシ（ヒドロキシ）アパタイト結晶 $Ca_{10}(PO_4)_6(OH)_2$**）からなるので，硬い．ほかにオステオポンチンやオステオカルシンなどの有機成分もわずかに含まれる．

骨は**緻密骨（緻密質）**と**海綿骨（海綿質）**に分けられ，緻密骨は骨の表層部（皮質）にあり，よく石灰化した緻密な骨で，海綿骨は長骨などの内部を占めるスポンジ状の骨である．緻密骨，海綿骨の中には骨細胞が入っている小部屋があり，これを**骨小腔**という．骨小腔どうしをつなぐ**骨細管**を通して，骨細胞が突起を伸ばして，

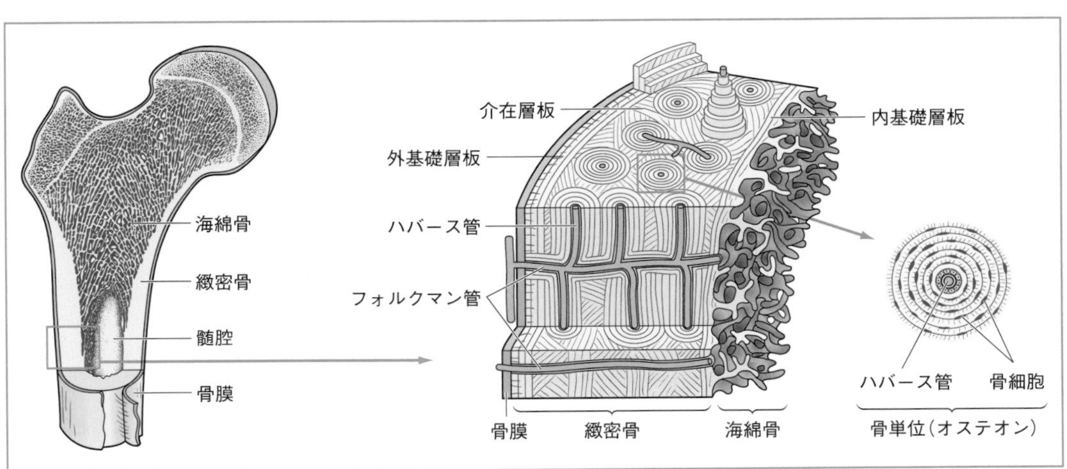

図1-12　骨の断面図の組織像[2)]

骨細胞どうしがつながっている．

顕微鏡的に緻密骨は**骨層板（Haverse〈ハバース〉層板）**でできている．この骨層板は木の年輪のように同心円状に並び，その中心には血管を入れている**Haverse〈ハバース〉管**がある．このハバース管を中心にした円筒構造を**骨単位（オステオン）**という．ハバース管は骨の長軸に平行に縦に走る血管を入れ，これと交差して骨を横切る方向に走る血管を入れる**Volkmann〈フォルクマン〉管**がある．

骨単位と骨単位の間は**介在層板**で埋められ，骨膜と骨内膜直下では骨層板が骨表面に平行に配列し，それぞれ**外基礎層板**，**内基礎層板**とよばれる．

(2) 骨の細胞群

骨芽細胞，**骨細胞**，**破骨細胞**がある．

①骨芽細胞

骨の表面に位置し，コラーゲン線維をはじめとする骨基質タンパクをつくる．また**基質小胞**を分泌し，骨基質の石灰化を誘導する．

②骨細胞

骨細胞は骨芽細胞が骨基質を産生し，その骨基質の中に埋め込まれた細胞である．

③破骨細胞

破骨細胞は単球由来の多核の大型の細胞で，**吸収窩（Howship〈ハウシップ〉窩）**に収まっている．酸（H^+）と基質分解酵素を分泌し，骨のミネラルの溶解，有機質の消化吸収を行う．

2. 骨の形成・吸収・改造〈リモデリング〉

1) 骨の形成と吸収

(1) 骨の形成

骨芽細胞によって骨がつくられる．骨芽細胞はコラーゲン線維を分泌し，そこに石灰化を誘導する．また骨芽細胞は基質小胞を産生し，この小胞内にリン酸カルシウム結晶がつくられ，周囲のコラーゲン線維に石灰化が波及していく．

(2) 骨の吸収

マクロファージ系の破骨細胞が骨を吸収する．石灰化した骨基質に酸（H^+）を分泌し，リン酸カルシウムを溶解する．溶解した骨基質ではコラーゲン線維が露出するが，これは破骨細胞が分泌する基質分解酵素によって分解される．

(3) 骨化様式

骨のでき方には，**膜内骨化**と**軟骨内骨化**がある．膜内骨化は未分化な結合組織の膜が形成され，この中に骨組織がつくられるもので，この様式でつくられた骨を**膜性骨**という．膜性骨には頭蓋冠の骨，多くの顔面骨，鎖骨などがある．一方，最初に軟骨がつくられ，これが骨組織と置き換えられる様式を軟骨内骨化といい，できた骨を**置換骨**という．人体の多くの骨がこの方式でつくられる．

2) 骨改造（骨リモデリング）

骨組織は絶えず一部で壊され，一部でつくられている．古い骨基質は破骨細胞により吸収され，そこに骨芽細胞が新しい骨基質をつくり，骨基質の置き換えが行われている．これは成長過程のみならず，成人でもみられ，この現象を**骨改造（リモデリング）**とよぶ．

骨改造によって，骨の力学構造を保ち，骨と血液中のカルシウム濃度がコントロールされている．古い骨が壊されると，骨に蓄えられていたカルシウムが血液中に放出される一方，血液中の余分なカルシウムは新しく骨に蓄えられる．

血液中カルシウム濃度は，**上皮小体（副甲状腺）ホルモン**（パラトルモン［PTH］：上皮小体［副甲状腺］から分泌）とビタミンD_3により上昇し，**カルシトニン**（甲状腺から分泌）により減少する（p.33 参照）．生体ではカルシウムは，**神経細胞や筋細胞の興奮**，**分泌細胞の分泌・放出**，**血液凝固**などに関わる．

3. 頭蓋

(p.76 参照)

4. 脊柱・胸郭（図 1-13，表 1-7）

1) 脊柱

体の支柱となる骨格で，上下に連結した椎骨からできる．

椎骨は**椎体**と**椎弓**からなり，その間を**椎孔**という（**図 1-14**）．椎孔が連なって**脊柱管**をつくり，その中に脊髄を入れる．椎弓には**棘突起**，

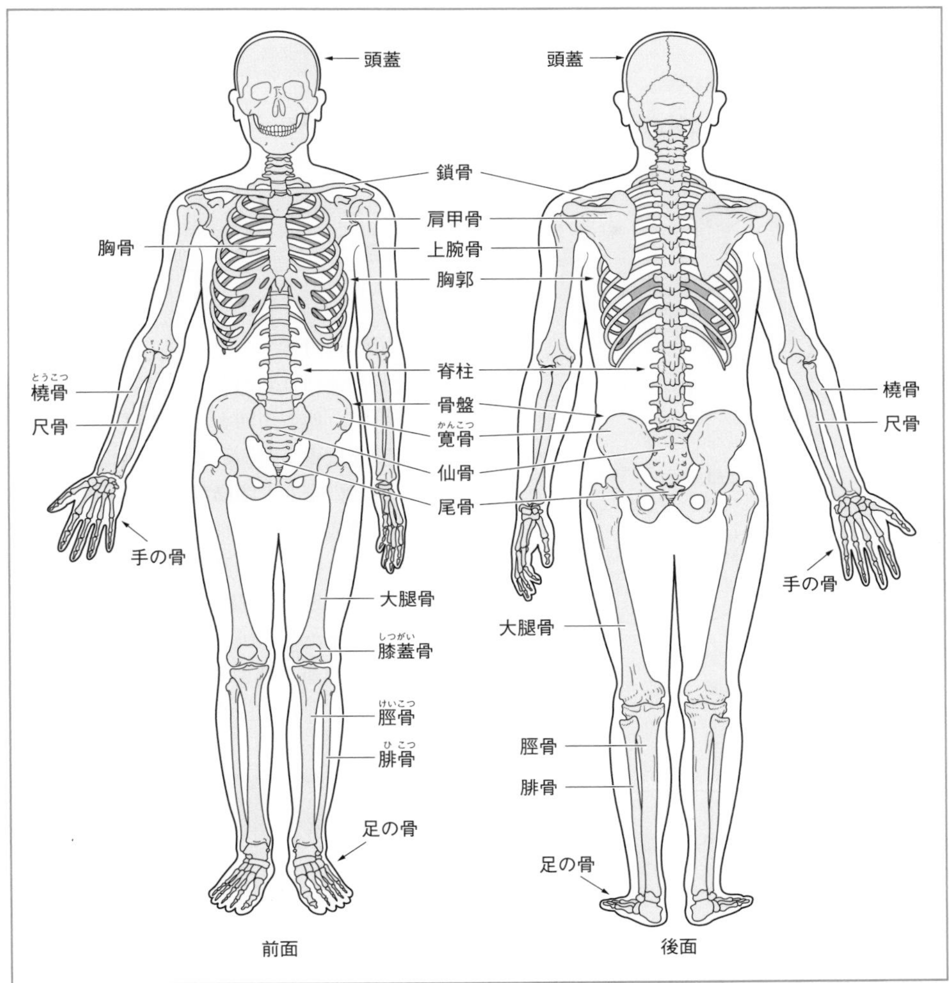

図 1-13　全身の骨格[4)]

左右の**横突起**，左右の**上関節突起**，左右の**下関節突起**，すなわち４種類７個の突起が出ている．下位の椎骨の上椎切痕と上位の椎骨の下椎切痕で**椎間孔**がつくられ，ここから脊髄神経が出る．また，上下の椎体の間には**椎間円板**がある．

脊柱は前後方向から見ると，ほぼ直線的であるが，横から見ると，頸部と腰部で前方に凸彎，胸部，仙骨尾骨部で後方に凸彎し，全体としてゆるやかなＳ字状を示す．

2) 胸郭（図 1-13）

12 個の胸椎，12 対の肋骨，1 個の胸骨でつくられる．息を吸うと（吸気），肋骨の先端が上がることで，胸郭の容積が増える．

表 1-7　椎骨の種類

名称	個数
頸椎	7 個
胸椎	12 個
腰椎	5 個
仙椎	5 個（癒合して 1 個の仙骨となる）
尾椎	3 ～ 5 個（癒合して 1 個の尾骨となる）

5. 上肢・下肢（図 1-13）

上肢の骨は自由上肢骨と上肢帯の骨に，下肢の骨は自由下肢骨と下肢帯の骨に分けられる（**表 1-8**）．

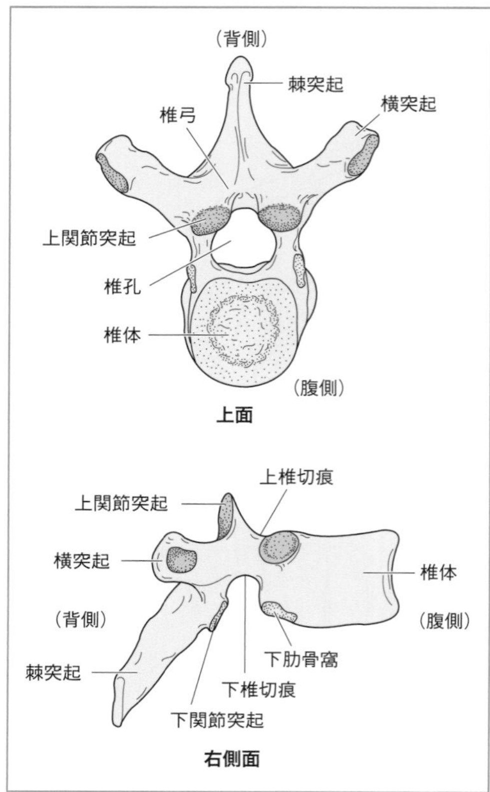

図 1-14　椎骨（胸椎）[3]
棘突起には脊柱をつなぐ筋がつく．横突起にも肋骨がつく．上・下の関節をつくり，この間の穴（椎孔）には脊髄から出る神経が出る．

表 1-8　上肢・下肢の骨

上肢の骨		下肢の骨	
上肢帯の骨	鎖骨，肩甲骨	下肢帯の骨	寛骨（腸骨，坐骨，恥骨が癒合したもの）
自由上肢骨	上腕骨	自由下肢骨	大腿骨
	橈骨，尺骨		脛骨，腓骨，膝蓋骨
	手根骨，中手骨，指骨		足根骨，中足骨，指骨

Ⅱ　骨の連結

不動性連結と可動性連結がある．

1．不動性連結

表 1-9 参照．

表 1-9　不動性連結の種類

分類		例
線維性の連結	靭帯結合	脛骨と腓骨の遠位端など
	縫合	矢状縫合，冠状縫合など
軟骨性の連結		蝶後頭軟骨結合，恥骨結合など
骨結合		寛骨，仙骨など

2．可動性連結

可動性連結は**関節**とよばれる．一方が凸面（**関節頭**）で，他方が凹面（**関節窩**）をつくり，表面は**関節軟骨**で覆われる．周囲は**関節包**で包まれ，内部の空間を**関節腔**といい，潤滑油の役割をする**滑液**で満たされている．

関節は２個の骨の間でつくられる単関節（肩関節など）と，３個以上の骨の間でできる複関節（肘関節など）がある．また，関節面の形により，球関節，蝶番関節，楕円関節，鞍関節，軸関節などに分けられる．

Ⅲ　筋系

1．筋の形状と作用

中央部を**筋腹**，端部を**筋頭**または**筋尾**という．腱で骨に付着する．筋の形状により，紡錘状筋，羽状筋，半羽状筋，鋸筋，輪筋などに分けられる．また筋頭，筋腹の数により，二頭筋，三頭筋，二腹筋，多腹筋などに分けられる

筋の両端のうち，動きの少ないほう，あるいは体の中心に近いほうを**起始**という．また，動きの多いほう，あるいは体の中心に遠いほうを**停止**という．筋の中には表情筋のように皮膚に付着するもの（**皮筋**）や，関節包に付着するものもある．

運動様式により，筋は屈筋，伸筋，外転筋，内転筋，括約筋，散大筋，挙筋，下制筋，張筋，輪筋などに分けられる，

2．骨格筋

全身の筋は，頭部，頸部，背部，胸部，腹部，上肢，下肢の７群に分けられる．

1）頭部の筋（詳細は p.79 参照）

顔面筋（**表情筋**）と**咀嚼筋**に分けられ，前者の運動は顔面神経（第Ⅶ脳神経）で，後者は三叉神経（第Ⅴ脳神経）の下顎神経で支配される．顔面筋は浅頭筋，咀嚼筋は深頭筋ともよばれる．また，目を動かす筋（外眼筋：動眼・滑車・外転神経支配）や舌を動かす筋（舌下神経支配）などがある．

2）頸部の筋（詳細は p.80 参照）

浅頸筋，深頸筋の2群に分けられる（**表1-10**）．

表 1-10　頸部の筋の分類

分類	筋
浅頸筋	**胸鎖乳突筋**（副神経と頸神経の二重支配） 広頸筋 **舌骨上筋群**（顎二腹筋，茎突舌骨筋，顎舌骨筋，オトガイ舌骨筋） **舌骨下筋群**（胸骨舌骨筋，肩甲舌骨筋，胸骨甲状筋，甲状舌骨筋）
深頸筋	斜角筋群，椎前筋群

3）背部の筋

浅背筋（僧帽筋，広背筋など）と深背筋（固有背筋など）に分けられる．

4）胸部の筋

上肢の運動や呼吸運動に関与する．浅胸筋群（大胸筋など），深胸筋群（外肋間筋，内肋間筋），**横隔膜**（腹式呼吸に関与）に分けられる．横隔膜には大動脈裂孔，大静脈孔，食道裂孔があり，それぞれ大動脈と胸管，下大静脈，食道と迷走神経が通る．

5）腹部の筋

前腹筋（腹直筋），側腹筋（内・外腹斜筋，腹横筋），後腹筋（腰方形筋）に分けられ，腹壁の運動にあたる．

6）上肢の筋

上肢帯の筋，上腕の筋，前腕の筋，手の筋に大別される．

7）下肢の筋

下肢帯の筋，大腿の筋，下腿の筋，足の筋に大別される．

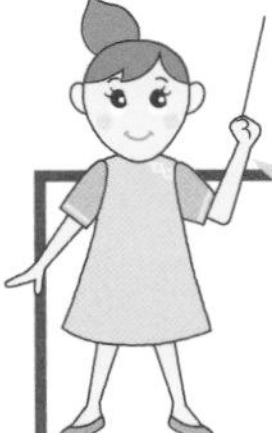

国試に出題されています！

問　骨改造〈リモデリング〉で，脱灰して骨基質を吸収するのはどれか．（第 25 回 /2016 年）

a　骨細胞
b　骨芽細胞
c　破骨細胞
d　マクロファージ

答　c

SECTION 5

神経系

体の外部（外部環境）や内部（内部環境）からのさまざまな刺激を中枢に伝え，これに反応して中枢で起きた興奮を身体各部に伝える．刺激を受容するところを受容器，反応を起こすところを効果器とよぶ．

神経系は末梢からの刺激に対し興奮を起こす**中枢神経系**と，中枢神経系と体の各部を連絡し刺激や興奮を伝導する**末梢神経系**に分けられる（**表 1-11**）．中枢神経系は脳と脊髄，末梢神経系は**脳神経**，**脊髄神経**，**自律神経**からなる．また末梢神経は刺激の伝わる方向により，**求心性神経（感覚神経）**と**遠心性神経**に区別される．**運動神経**は遠心性神経に含まれる．

表 1-11　神経系の分類

中枢神経系	脳と脊髄		
末梢神経系	脳神経，脊髄神経	求心性神経	感覚神経
		遠心性神経	運動神経
	自律神経	求心性神経	内臓求心性神経
		遠心性神経	交感神経
			副交感神経

Ⅰ　神経組織

神経組織は**神経細胞（ニューロン）**と**神経膠細胞（グリア細胞）**からなる（**図 1-15**）．

1．神経細胞〈ニューロン〉

神経細胞は細胞体と，そこから出る突起をもっている．神経細胞体の中央には大きな核があり，その周りに **Nissl〈ニッスル〉小体**（粗面小胞体）がある．すなわち神経線維の骨格や神経伝達物質などの合成が活発な細胞である．

神経細胞は1～数本の短い**樹状突起**（求心性）と，1本の長い**神経突起**（または軸索：遠心性）をもつ．すなわち，神経細胞は樹状突起で情報を受け取り，電気的な興奮を起こし，この興奮は神経突起（軸索）の末端へと伝わる．

神経線維はその周りを**髄鞘（ミエリン鞘）**で包まれることがあり，髄鞘をもつ神経線維を有髄神経線維，欠くものを無髄神経線維という．髄鞘は脂質を含んでいるので，アルコールに浸すと白く見える．有髄神経線維で，髄鞘が途切れている場所を **Ranvier〈ランヴィエ〉の絞輪**とよぶ．電気的な興奮は絞輪から絞輪へと伝わる（**跳躍伝導**）ので，有髄神経線維は早い伝導速度をもつ．伝導速度は神経細胞の大きさ，神経線維の太さに比例する．

神経線維の末端からはさまざまな**神経伝達物質**が出され，次の神経細胞・線維や効果器などに興奮が伝えられる．この接合する場所を**シナプス**という．

脳や脊髄の中枢神経系では，神経細胞体の集まるところを**灰白質**，神経線維の集団を**白質**とよび，また白質中の神経細胞の集合部を**核（神経核）**という．一方，末梢神経系での神経細胞の集合部を**神経節**という．感覚神経，自律神経は神経節をもつが，運動神経は神経節をもたない．

2．神経膠細胞

神経膠細胞は神経組織の支持・栄養にあたり，中枢神経系と末梢神経系に存在するもので名称，機能が異なり，**表 1-12** のように分けられる．

Ⅱ　中枢神経系

中枢神経系は1本の管（神経管）から発生し，神経管の頭端が膨らんでできたものが，脳である．

1．脳（図 1-16）

下方から，延髄，橋，中脳，間脳，大脳（終

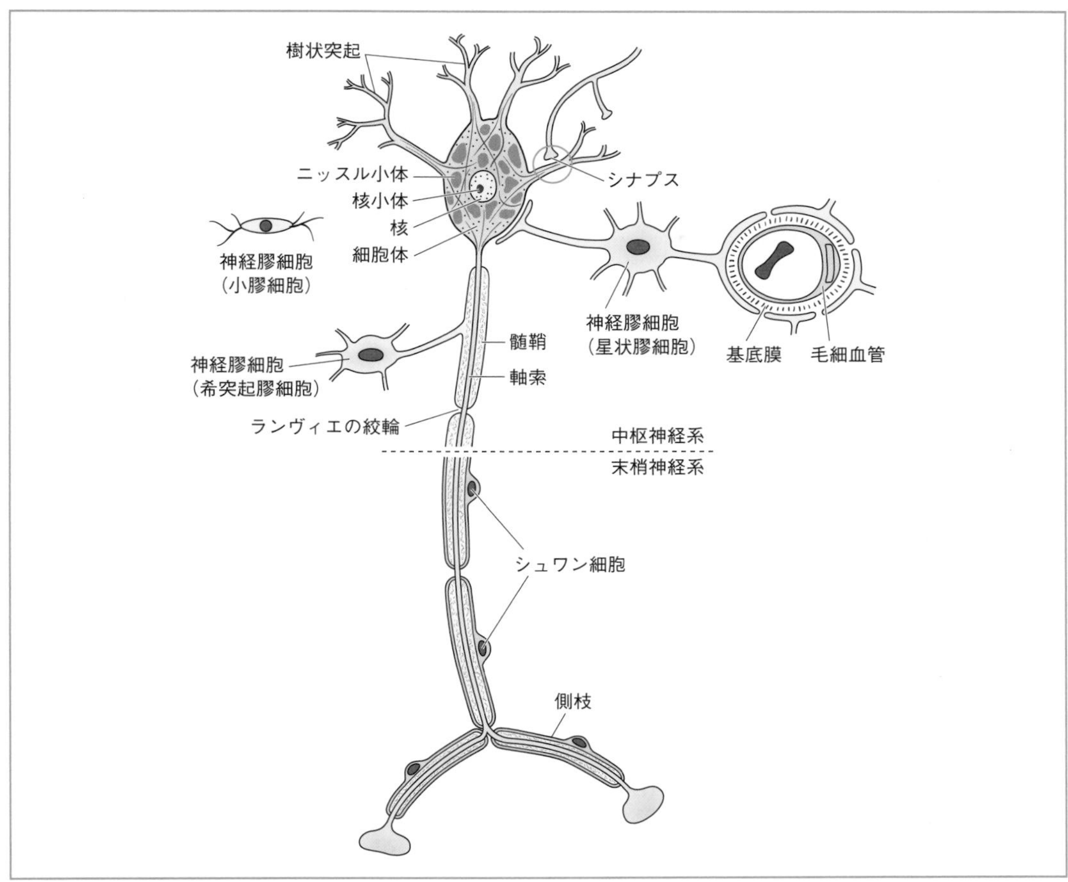

図 1-15　神経細胞と神経膠細胞[5)]

表 1-12　神経膠細胞の分類

存在部位	名称	機能
中枢神経系	星状膠細胞（アストロサイト）	血液脳関門の形成
	希突起膠細胞（オリゴデンドロサイト）	髄鞘の形成
	小膠細胞（ミクログリア）	貪食能による異物処理
	上衣細胞	脳室と脊髄中心管の表面の被覆
末梢神経系	Schwann〈シュワン〉細胞	髄鞘の形成
	衛星細胞（外套（がいとう）細胞）	神経節の神経細胞の支持・栄養

脳）に分けられ，橋と延髄の背側には小脳がある．

1）延髄

脊髄に続く部位で，生命の維持に必要な循環中枢，呼吸中枢，唾液分泌中枢（下唾液核）などの自律神経を調整する部位が存在する．また，**咀嚼中枢**，**嚥下中枢**，味覚の入力場所である孤束核も存在する．

2）橋

三叉神経，顔面神経が起こる．唾液分泌中枢（上唾液核），排尿中枢がある．

3）中脳

視覚中枢，聴覚中枢，平衡感覚中枢がある．

4）小脳

体平衡と姿勢の維持に働き，**協働運動の中枢**である．

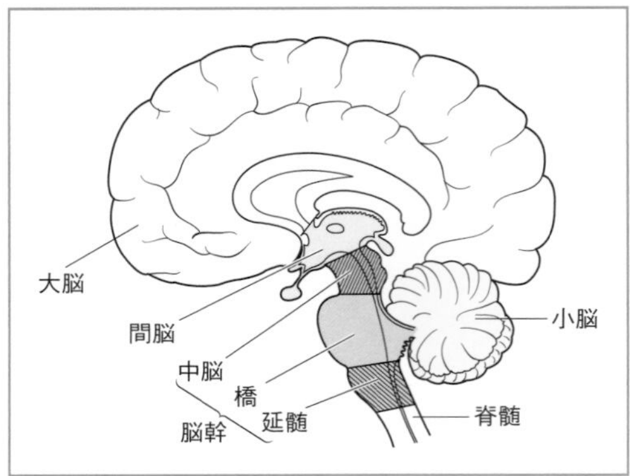

図 1-16　中枢神経系の区分（正中矢状断模式図）[2)]

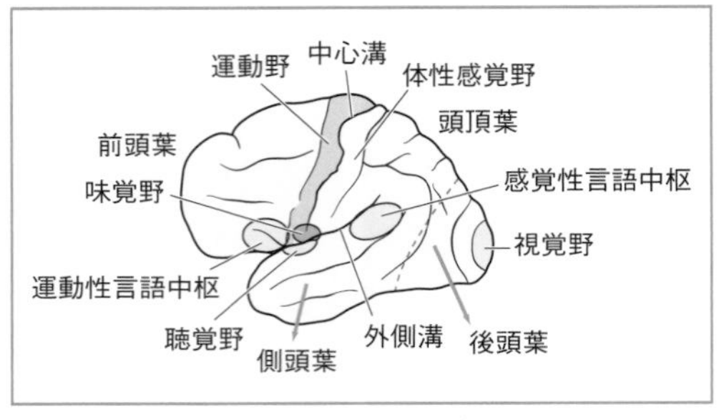

図 1-17　大脳の外景と機能局在[6)]

5) 間脳

視床（感覚神経の中継点）と**視床下部（自律神経系の最高中枢）**がある．また，視床下部では体温調節中枢，飲水中枢，摂食中枢がある．

6) 大脳

左右の**大脳半球**に分かれ，**大脳皮質**（灰白質）と髄質（白質）からなる．髄質には大脳基底核がある．大脳表面には大脳溝と大脳回があり，場所により，異なる機能を有している（機能局在）．体性感覚野には**運動性言語中枢（Broca〈ブローカ〉中枢）**，**感覚性言語中枢（Wernicke〈ウェルニッケ〉中枢）**などがある（**図 1-17**）．

脳は外側から，硬膜，クモ膜，軟膜で包まれ，クモ膜と軟膜の間をクモ膜下腔といい，脳脊髄液で満たされている．また，脳は内頸動脈と椎骨動脈がつくる**大脳動脈輪**（**脳底動脈輪**または**Willis〈ウィリス〉の動脈輪**）の枝で養われる．

2．脊髄

椎孔が連なってできる脊柱管にある．横断すると中央に中心管があり，中心部はＨ型の灰白質で，周辺部は白質である．灰白質は前角，側角，後角に区別され，前角は運動性，側角は自律性，後角は感覚性である．側角は胸髄，腰髄で発達する（交感神経が起こる）．

脊髄も硬膜，クモ膜，軟膜で覆われる．

Ⅲ 末梢神経系

1．脳神経（**表 1-13**）

脳神経は末梢神経系に属し，脳から直接出入

表 1-13　脳神経

名称	性質	通る骨の穴
嗅神経（Ⅰ）	感覚性	篩骨の篩板
視神経（Ⅱ）	感覚性	視神経管
動眼神経（Ⅲ）	混合性（運動性＋副交感性）	上眼窩裂
滑車神経（Ⅳ）	運動性	上眼窩裂
三叉神経（Ⅴ）	混合性（感覚性［眼神経，上顎神経］＋運動性［下顎神経］）	眼神経：上眼窩裂 上顎神経：正円孔 下顎神経：卵円孔
外転神経（Ⅵ）	運動性	上眼窩裂
顔面神経（Ⅶ）	混合性（運動性＋副交感性［中間神経］，味覚線維を含む）	茎乳突孔
内耳神経（Ⅷ）	感覚性	内耳孔
舌咽神経（Ⅸ）	混合性（感覚性＋運動性＋副交感性，味覚線維を含む）	頸静脈孔
迷走神経（Ⅹ）	混合性（感覚性＋運動性＋副交感性，味覚線維を含む）	頸静脈孔
副神経（Ⅺ）	運動性	頸静脈孔
舌下神経（Ⅻ）	運動性	舌下神経管

りする神経で 12 対ある．Ⅰ～Ⅻのローマ数字で番号が付され，感覚性，運動性，混合性に分けられる．脊髄神経はすべて同じ成分を含むが，脳神経では神経ごとに含まれる成分が異なる．

2. 脊髄神経

脊髄から直接出る神経で 31 対ある．各脊髄神経は**椎間孔**から椎骨の外に出る．神経が出入りする高さによって，次の 5 つに分けられる．

頸神経（8 対）（第 1 ～ 8 頸神経：C_1~C_8）
胸神経（12 対）（第 1 ～ 12 胸神経：Th_1~Th_{12}）
腰神経（5 対）（第 1 ～ 5 腰神経：L_1~L_5）
仙骨神経（5 対）（第 1 ～ 6 仙骨神経：S_1~S_5）
尾骨神経（1 対：Co）．

脊髄神経は脊髄の前方から出る前根と後方から出る後根が合わさってつくられ，後根は椎間孔の中で**脊髄神経節**（感覚性）をつくる．椎間孔を出ると前根と後根は合し，体幹の前壁，側壁および上肢・下肢の筋と皮膚に分布する**前枝**と体幹の背部の筋（固有背筋）と皮膚に分布する**後枝**に分かれる．筋に分布するものを**筋枝**，皮膚に分布するものを**皮枝**という．

前枝は**頸神経叢**，**腕神経叢**，**腰神経叢**，**仙骨神経叢**をつくる．腕神経叢は上肢に，腰神経叢と仙骨神経叢は下肢に分布する．

3. 自律神経系

循環・呼吸・消化・分泌・生殖などを調節・支配する．

自律神経は交感神経と副交感神経に分けられるが，通常，1 つの器官は，交感神経と副交感神経の両方の支配を受ける（**二重支配**）．また，同じ器官に対する交感神経と副交感神経の作用は拮抗する（**拮抗支配**）．

交感神経は胸髄と腰髄から起こり（**胸腰系**），脊柱のわきで交感神経幹をつくり，動脈に沿って分布する．副交感神経は脳と仙髄から起こり（**頭仙系**），一部の脳神経（動眼神経，顔面神経，舌咽神経，迷走神経）および仙骨神経を経て，末梢に分布する．効果器の近くで神経節をつくる．

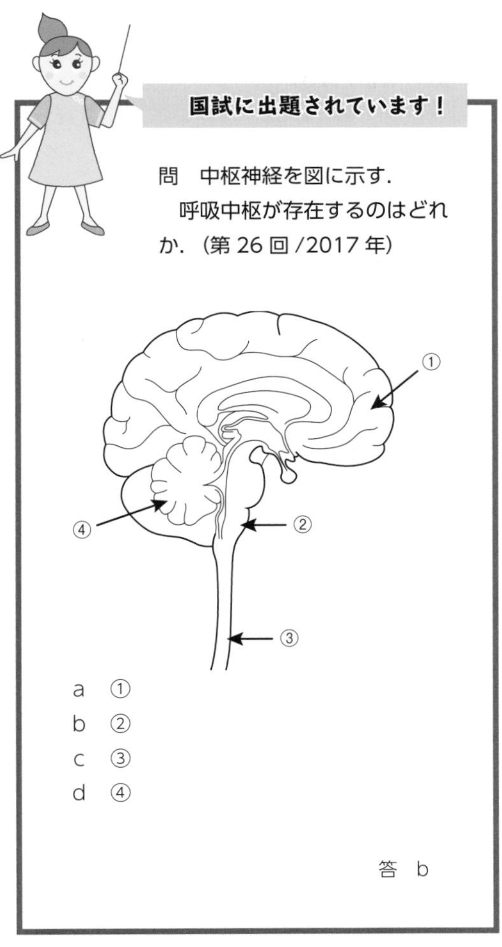

SECTION 6

感覚器系

感覚器は皮膚など身体の全域に分布する一般体性感覚器と，特殊感覚器に分けられる．

I 特殊感覚器の構造

特殊感覚器には視覚器（眼），聴覚器（耳），平衡器（耳），嗅覚器（鼻），味覚器（舌など）がある．

1．視覚器

視覚器は眼球と眼瞼・結膜・涙器・眼筋などの眼球付属器（副眼器）からなる．

1）眼球（図 1-18）

眼球壁は外膜，中膜，内膜の 3 層からなり，内部に眼房水，水晶体，硝子体を入れている．

（1）眼球外膜

前方 1/6 部に無色透明の**角膜**が，後方 5/6 部に強靱な**強膜**がある．角膜は光を眼球に入れるとともに屈折させる．強膜は眼球の形を維持している．

（2）眼球中膜

強膜を裏打ちする**脈絡膜**（ブドウ膜）と前方に位置する**毛様体**と**虹彩**からなる．脈絡膜は血管と色素細胞に富む．毛様体の内部に平滑筋である**毛様体筋**があり，水晶体を引っ張っている．水晶体の膨らみを変えることにより，**遠近調節**している．虹彩の中央の穴を**瞳孔**とよび，虹彩の中にある平滑筋（瞳孔括約筋［動眼神経（III）支配］と瞳孔散大筋）により，眼に入る光の量を調節している．

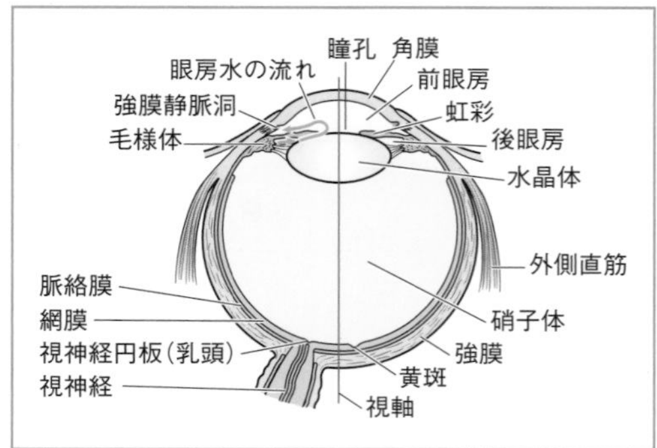

図 1-18 ヒトの右眼球の水平断面を上から見た模式図[2)]

（3）眼球内膜（網膜）

網膜は光を感じる視細胞層と視細胞の興奮を中枢に伝える神経細胞層に大別できる．視細胞には**杆状体細胞**（かんじょうたい）と**錐状体細胞**（すいじょうたい）があり，杆状体細胞は明暗を，錐状体細胞は色を感受する．網膜にはものを最も明瞭に見ることができる**黄斑**があり，この中心部を**中心窩**という．また，神経が眼球から出ていく場を**視神経円板（乳頭）**といい，ここでは光を感じない．

（4）眼房水

前眼房（虹彩の前方）と後眼房（虹彩の後方）を満たす液体で，水晶体，虹彩，角膜などを栄養する．眼房水は毛様体上皮で産生され，**強膜静脈洞（Schlemm〈シュレム〉管）**に吸収される．

（5）水晶体

水晶体は透明な両凸レンズで，彎曲率を変化させることで，焦点を合わせる．

（6）硝子体

水晶体と網膜の間のゼリー状物質であり，その 90％は水分である．

2．平衡聴覚器（図 1-19）

平衡聴覚器（耳）は，身体の位置変化や重力変化を感受する平衡覚器と，音を感受する聴覚器からなる．平衡覚器は内耳にあり，外耳，中耳，内耳は聴覚器として働く．

1）外耳

集音器である耳介と外耳道（軟骨性外耳道と骨性外耳道）からなる．

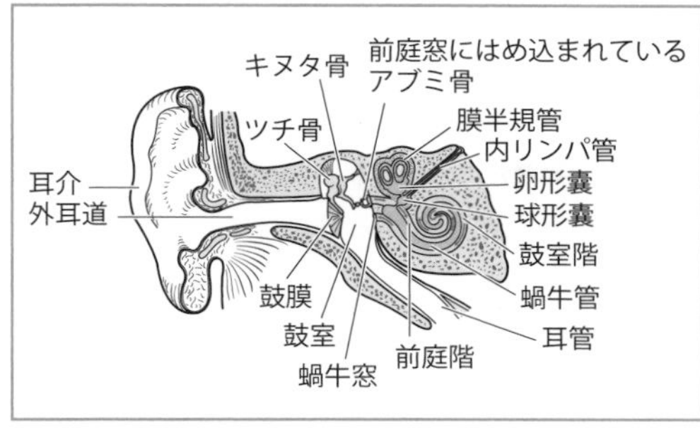

図 1-19　外耳，中耳，内耳の模式図[2)]

2）中耳

鼓膜より内部を中耳（**鼓室**）という．鼓室は耳管で咽頭鼻部（上咽頭）にある**耳管咽頭口**と連絡する．中耳にはツチ骨，キヌタ骨，アブミ骨の３つの**耳小骨**がある．耳小骨は鼓膜の振動を増幅して，内耳に伝える．

3）内耳

骨質内にある**骨迷路**とその内部にある**膜迷路**で構成される．膜迷路内部は内リンパで，骨迷路と膜迷路の隙間は外リンパで満たされる（**図 1-20**）．骨迷路は前庭，骨半規管，蝸牛（かぎゅう）に分けられ，これらに対応して膜迷路には卵形嚢，球形嚢，膜半規管と蝸牛管がある．

4）聴覚器

聴覚は蝸牛管の**ラセン器［Corti〈コルチ〉器］**で感受される．ラセン器の感覚細胞を**有毛細胞**という．外耳を経て空気の振動として鼓膜に伝えられた音は，鼓膜の振動として耳小骨を介し内耳に伝えられる．この機械的振動は外リンパの振動に変換され，ラセン器が刺激され，ラセン器の**有毛細胞**が興奮し，聴覚が感受される．

5）平衡覚器

卵形嚢と球形嚢に卵形嚢斑，球形嚢斑があり，合わせて**平衡斑**という．平衡斑の表面を覆う平衡砂膜にずれが生じることにより，**有毛細胞**が興奮し，平衡感覚（直線加速度）が感受される．また，**膨大部稜**でも感受され，平衡斑同様，有毛細胞の興奮により，運動時の加速度（回転加速度）が感知される．平衡斑と膨大部稜を合わせて**前庭器**という．

3．嗅覚器

鼻腔上部の嗅部に存在する嗅細胞が嗅覚を受容する．嗅細胞の先端の嗅小毛でニオイ物質を感受する．

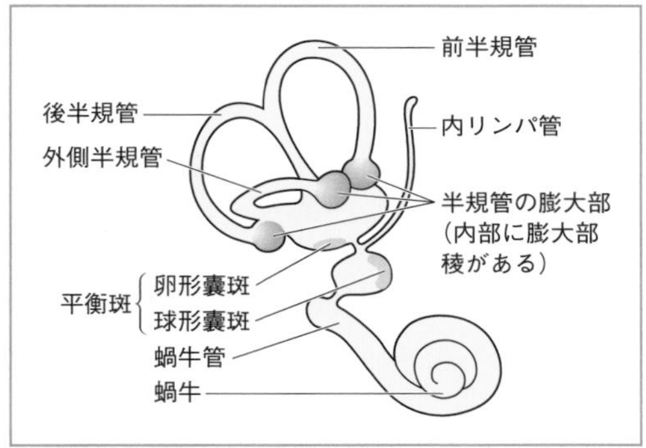

図 1-20　膜迷路[2)]

4．味覚器

味覚の受容装置は**味蕾**（みらい）であり，主として舌のほか，口蓋，咽頭にも存在する．味蕾の味細胞の味毛が，味蕾の上端の味孔とよばれる小孔内に伸び出している．味毛の表面に味物質の受容体がある．味蕾の細胞の寿命は約 10 日といわれ，常に新しい細胞に更新されている．

特殊感覚装置の存在部位と名称を**表 1-14** にまとめる．

表 1-14　特殊感覚装置の存在部位と名称

感覚	存在部位	感覚装置（感覚受容細胞）
視覚	網膜	杆状体細胞 錐状体細胞
聴覚	蝸牛管（ラセン膜）	コルチ（ラセン）器（有毛細胞）
平衡覚	卵形嚢斑 球形嚢斑	平衡斑（有毛細胞）
	膜半規管	膨大部稜（有毛細胞）
嗅覚	嗅上皮	嗅細胞
味覚	有郭乳頭， 葉状乳頭など	味蕾（味細胞）

Ⅱ　一般体性感覚器の構造

1．皮膚の感覚受容器（表 1-15，図 1-21）

皮膚の感覚受容器は２種に大別される．自由神経終末と特殊な構造をもつ受容器（特殊神経終末）である．

2. 深部感覚受容器

感覚器には筋，腱，関節などからの意識にのぼらない感覚を受容する深部感覚受容器（固有受容器）がある．**筋紡錘**などがある．

筋紡錘は筋の伸展を受容する．これは結合組織の被膜に包まれた特殊な筋線維（紡錘内線維）には感覚性神経線維が分布し，筋の長さ情報を中枢に伝える．また，細い運動神経線維も分布する．繊細な運動をする筋で多く分布するという．

表 1-15　皮膚の感覚受容器

名称		受容する感覚
自由神経終末		痛覚，触覚，温覚
特殊神経終末（**図 1-21**）	メルケル小体	持続的な圧刺激
	マイスネル小体	触覚
	ファーター-パチニ小体	圧覚・振動
	クラウゼ小体	機械刺激
	ゴルジ-マッツォーニ小体	機械刺激
	ルフィニ小体	膠原線維の伸展

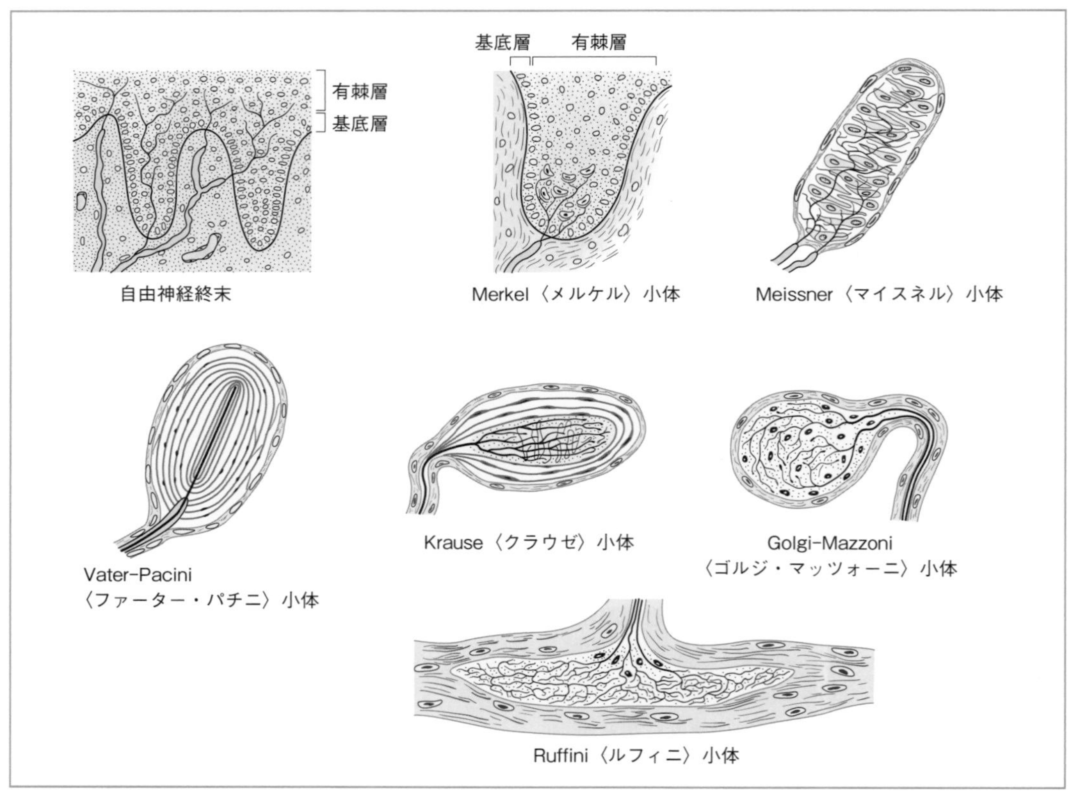

図 1-21　皮膚感覚受容器の模式図[7)]

SECTION 7 消化器系

食物を消化し，栄養分と水分を吸収する器官系で，消化管と消化腺からなる．消化管は口腔，咽頭，食道，胃，小腸（十二指腸，空腸，回腸），大腸（上行結腸，横行結腸，下行結腸，S 状結腸，直腸）からなり，付属する消化腺として，唾液腺，肝臓，膵臓がある．

粘膜上皮は口腔から食道下端までと直腸下部（肛門）は**重層扁平上皮**で，胃や腸は**単層円柱上皮**である．粘膜固有層は結合組織の層で，粘膜下組織は疎性結合組織の層であり，粘膜下神経叢（Meissner〈マイスナー〉の粘膜下神経叢）が存在する．粘膜固有層と粘膜下組織の間に**粘膜筋板**がある（口腔にはない）．

筋層は基本的に平滑筋で**内輪外縦**であるが，咽頭，食道は横紋筋でできている．筋層の調節を行う筋間神経叢（Auerbach〈アウエルバッハ〉の筋間神経叢）がある．

漿膜は**単層扁平上皮**からなり，消化管が周囲組織の中に埋め込まれることもある．

I 消化器系の構造

消化管の部位によって構造は異なるが，共通した中空性器官の基本構造をもっている．

1. 口腔

p.72 参照．

2. 咽頭

p.75 参照．

3. 食道

第 6 頸椎の高さから始まり，横隔膜を貫き（食道裂孔），胃（噴門）に連なる．粘膜上皮は重層扁平上皮で，食道腺（粘液腺）がある．筋層上部は**横紋筋**（ただし，不随意筋），下部は平滑筋である．

4. 胃

胃の入口を噴門とよび，幽門で十二指腸に連なる．胃は**胃体**と**幽門部**に大別される．胃体の J の字の上の彎曲を小彎（しょうわん），下の彎曲を大彎（たいわん）という．粘膜には**胃粘膜ヒダ**があり，この中に胃底腺が開口する**胃小窩**というくぼみがある．

粘膜は単層円柱上皮で，粘膜固有層には胃体部では**胃底腺**が，幽門部では**幽門腺**がある．筋層は**3 層**で（内斜・中輪・外縦）で，幽門では幽門括約筋がある．

胃底腺には**主細胞（ペプシノーゲンの分泌）**，**壁細胞（塩酸の分泌）**，**副細胞（粘液の分泌）**があり，幽門腺では粘液に加え，胃酸の分泌を促進する**ガストリン**というホルモンが G 細胞から分泌される．

5. 小腸

十二指腸，空腸，回腸の順に 3 部分に分けられる．小腸では胆汁，膵液，腸液で消化がさらに進み，栄養分を吸収する．

1）十二指腸

幽門から続く C 字の形をし，後腹壁に埋まっている（**腹膜後器官**）．十二指腸には膵臓と肝臓でつくられた消化液（膵液と胆汁）が流れ出る．この部位を**大十二指腸乳頭**（Vater〈ファーター〉乳頭）といい，ここに膵管と総胆管が合わさって開く（**図 1-22**）．大十二指腸乳頭には **Oddi〈オッディ〉の括約筋**があり，胆汁や膵液の分泌量を調節している．

2）空腸，回腸

はじめ 2/5 が空腸，残り 3/5 が回腸で，空腸と回腸の境界線は特にない．**腸間膜**で後腹壁に固定されている．回腸の終わりは大腸と直角に交わってつながり，ここでは回腸が大腸の中へ突き出て（**回盲弁**），回腸への逆流防止に働いている．

3）小腸壁の構造

粘膜には**輪状ヒダ**が発達する．輪状ヒダには**絨毛**（じゅうもう）が，また細胞表面には**微絨毛**が発達し，栄養を吸収する面積を大きくしている．絨毛の中には毛細血管と毛細リンパ管（**中心乳び腔**）が走り，栄養分はこの中に吸収される．

粘膜上皮は**単層円柱上皮**で，**腸腺**（Liebekühn〈リーベルキューン〉腺）という腸液を分泌する腺をつくる．十二指腸の粘膜下組織には**十二指腸腺**（Brunner〈ブルンネル〉腺：粘液腺）がある．また粘膜にはリンパ小節が発達し，回腸ではリンパ小節が集まって**Peyer〈パイエル〉板**をつくる．筋層は内輪外縦の2層であり，空腸と回腸では漿膜が合わさって腸間膜となる．

6．大腸

盲腸，結腸，直腸に大別され，水分を吸収して便をつくる．

1）盲腸

回盲弁より下の行き止まりの部分で，**虫垂**が出る．虫垂の中にはリンパ組織（リンパ小節）が発達する．

2）結腸

走行により，上行結腸，横行結腸，下行結腸，S状結腸に分けられる．

3）直腸

腹壁に固定され，肛門につながる．肛門上部に内肛門括約筋（平滑筋；不随意筋）が，内肛門括約筋の外側には外肛門括約筋（横紋筋；随意筋）がある．

4）大腸壁の構造

大腸の粘膜内面に**半月ヒダ**がある．粘膜上皮は単層円柱上皮であり，腸腺に加え，粘液を出す**杯**（さかずき）**細胞**がある．直腸下端部では上皮は重層扁平上皮となる．筋層は内輪外縦であるが，縦走筋が発達し，**結腸ヒモ**（大網ヒモ，間膜ヒモ，自由ヒモ）をつくる．3本の結腸ヒモは虫垂に集まる．結腸の外表面は，結腸ヒモに引っ張られ，膨らみ，**結腸膨起**（ぼうき）がある．

横行結腸とS状結腸は腸間膜をもつが，上行結腸と下行結腸の後面は後腹壁に埋め込まれる．

7．肝臓・胆嚢（図1-22）

1）肝臓

肝臓は横隔膜下の右上腹部にあり，1 kgを超える実質性器官である．肝臓は**4葉**（右葉，左葉，方形葉，尾状葉）に分けられ，下面には**肝門**がある．肝門を通るのは，肝臓の栄養血管の**固有肝動脈**，消化管から栄養を含んだ血液を集める**門脈**，胆汁を消化管へ運ぶ**肝管**，リンパ管，神経である（肝静脈は肝門を通らない）．

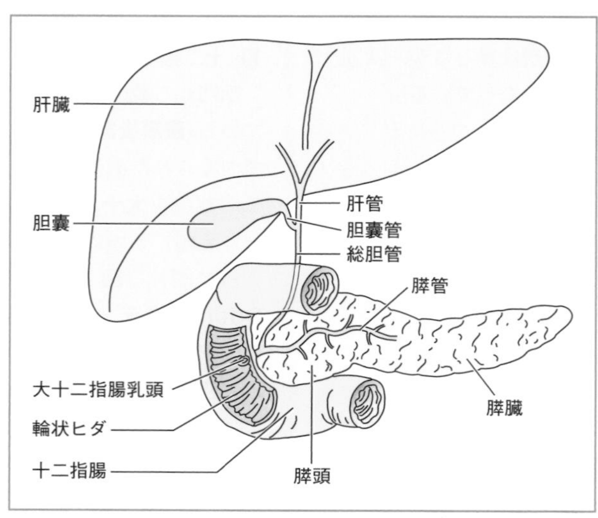

図1-22　十二指腸，肝臓，胆嚢，膵臓の関係[3)]

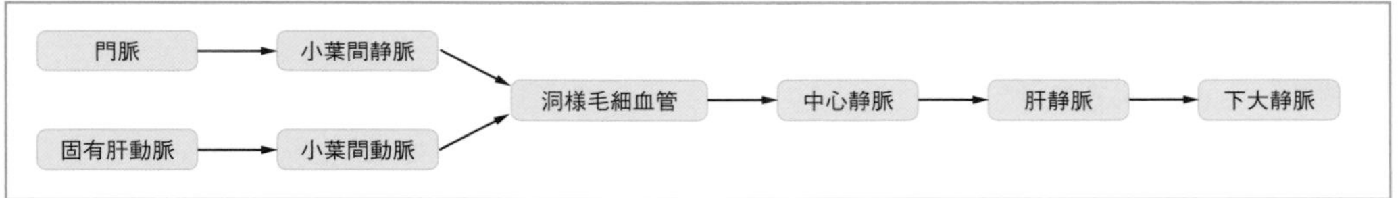

図 1-23　肝臓の血流[3)]

肝実質は**肝小葉**からなる．肝小葉は中心に中心静脈があり，そこから肝細胞が放射状に配列する（肝細胞索）．肝小葉間は小葉間結合組織で仕切られ，ここに小葉間動脈，小葉間静脈，小葉間胆管が通る（**肝の 3 つ組み**）．肝細胞索の間には，**洞様毛細血管（類洞）**が走る．肝臓の血液の流れを**図 1-23** に示す．

肝臓は脂肪の消化に関わる**胆汁**をつくる．また活発な代謝活動を行い，解毒，グリコーゲンの貯蔵，血漿タンパク（アルブミンなど）やさまざまな酵素をつくる．

2）胆嚢

肝臓の下面にある小さいナス状の器官である．胆嚢から出る**胆嚢管**は肝臓から出た肝管と合わさり，**総胆管**となる．胆汁は胆嚢の中で濃縮・貯蔵され，総胆管を通って十二指腸に放出される．

8. 膵臓（図 1-22）

膵臓は腹腔の後壁にある細長い器官（**腹膜後器官**）で，膵頭，膵体，膵尾に区分される．

十二指腸へ消化液を分泌する消化腺（外分泌腺）であると同時に，ホルモンを分泌する内分泌腺である．膵頭は十二指腸の C の字の中央にあり，**膵管**が出ている．

外分泌部は，耳下腺に似た構造をしており，消化酵素を含んだ顆粒をもつ細胞が集まり（腺房），膵液を分泌する．外分泌性組織の中に，ところどころ明るい色調の細胞集団が島状に存在し，これが **Langerhans〈ランゲルハンス〉島（膵島）**である．インスリンなどのホルモンを分泌する内分泌腺である（p.32 参照）．

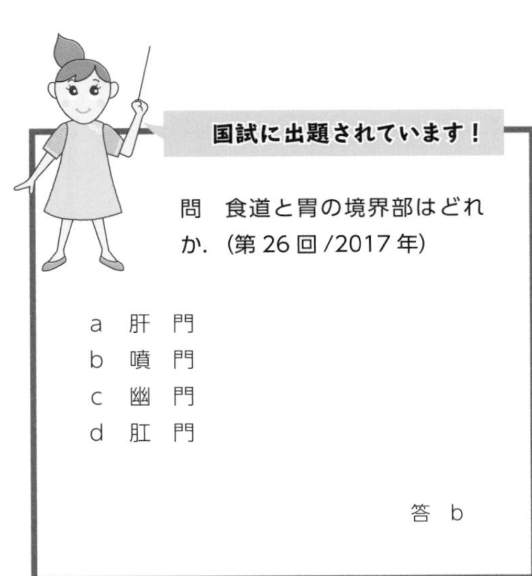

国試に出題されています！

問　食道と胃の境界部はどれか．（第 26 回 /2017 年）

a　肝　門
b　噴　門
c　幽　門
d　肛　門

答　b

SECTION 8

泌尿器系

泌尿器系は，尿の産生，運搬，貯蔵，排泄を行う器官系で，腎臓，尿管，膀胱，尿道からなる．

I 泌尿器系の構造

1．腎臓

脊柱の両側で後腹壁に埋め込まれたソラマメのような実質性器官である（**腹膜後器官**）．副腎とともに脂肪被膜で包まれる．**腎門**には腎動・静脈，神経，リンパ管に加え，**尿管**が出入りする．

腎臓は表面の皮質と内部の髄質に区別される．髄質には**腎錐体**があり，その頂点を**腎乳頭**，間に侵入した皮質を**腎柱**という．腎乳頭は**腎杯**（じんぱい）にはまり込み，集合して**腎盂**（じんう）（**腎盤**（じんばん））をつくり，尿管に続く．皮質には主に尿の産生装置である腎小体が，髄質には尿細管や集合管など尿を運ぶ管がある．

腎臓は血管系と尿管系からつくられる（**図1-24**）．腎動脈は枝分かれして，輸入細動脈，

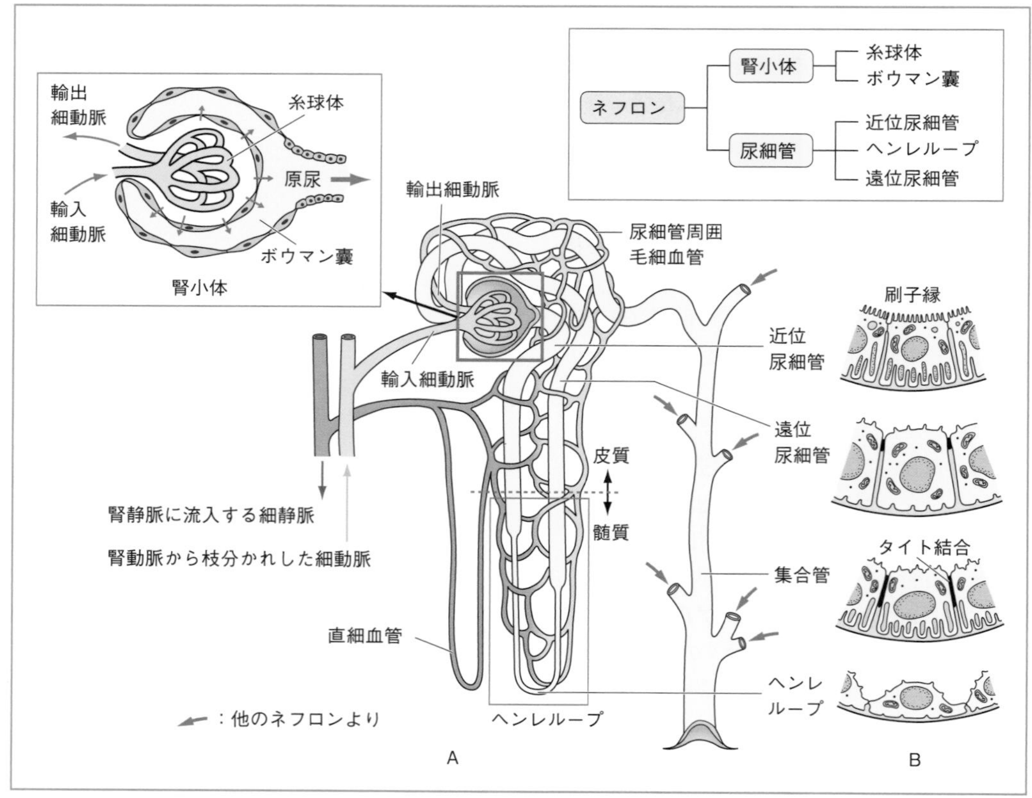

図1-24　ネフロンの構成要素と構造[8)]

ボウマン嚢に溜められた原尿は近位尿細管−ヘンレループ−遠位尿細管の順に尿細管を流れ，その間に体に必要な物質が再吸収され，尿細管周囲毛細血管から再び血中に取り込まれる．

毛糸玉状の毛細血管（**糸球体**），輸出細動脈となる．この糸球体を包む上皮の袋が**Bowman〈ボウマン〉嚢**で尿細管に連続している．この2つを合わせて**腎小体**（Malpighi〈マルピギー〉小体）といい，1個の腎小体とそれに続く1本の尿細管を尿の生産と輸送の機能単位とみなし，これを**ネフロン**（**腎単位**）という．尿細管は近位尿細管，Henle〈ヘンレ〉ループ（ヘンレのわな），遠位尿細管，集合管と続く．腎小体で濾過された尿（原尿；1日に170～200L）は，尿細管の通過中に99％が再吸収され，血液中に戻る．

腎臓は尿を産生し，有害物質の排出，体液の恒常性の維持に働くばかりでなく，**レニン**（血圧上昇），**エリスロポエチン**（造血を促す）などを産生する．レニンは分解酵素で，ホルモンではない．

2．尿管・膀胱・尿道

1）尿管

長さ約30cmほどの管で，左右の腎盂から起こり，膀胱に開口（尿管口）する．**移行上皮**をもつ．

2）膀胱

男性では直腸の前，女性では子宮と膣の前にある袋状の器官である．左右の尿管口と内尿道口でできる三角形の部位を**膀胱三角**といい，ここは尿が溜まっても伸縮しない．粘膜は，移行上皮で覆われ，筋層は**3層構造**（内縦，中輪，外縦）である．内尿道口では中輪筋が発達して**内尿道括約筋**（平滑筋；不随意性）となる．なお，その下方には尿道を取り巻く横紋筋性の**外尿道括約筋**（随意性）がある．

3）尿道

尿を膀胱から体外に運ぶ管であるが，その長さは男女で異なり，男性のほうが長い．上皮ははじめ**移行上皮**であるが，尿道出口では**重層扁平上皮**である．途中は個人差，男女差がある．粘液腺に富む．

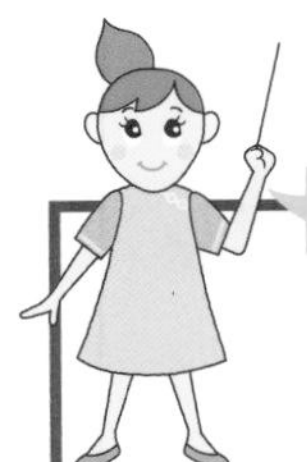

国試に出題されています！

問　左右で対になっているのはどれか．（第24回/2015年）

a　肝　臓
b　心　臓
c　腎　臓
d　膵　臓

答　c

SECTION 9

内分泌系

I 内分泌器官の構造（図 1-25）

内分泌腺は導管がないので，内分泌腺の周囲には毛細血管網が発達する．分泌物は**ホルモン**とよばれ，血流によって遠くに位置する標的器官・細胞に作用する．

内分泌腺には，下垂体，甲状腺，上皮小体（副甲状腺），膵臓（のランゲルハンス島），副腎，性腺（精巣と卵巣），松果体があり，消化管などには明確な腺構造をつくらない内分泌細胞がある．

1. 下垂体

下垂体は間脳からぶらさがり，トルコ鞍（下垂体窩）にのっている．由来の異なる下垂体前葉（腺性下垂体）と下垂体後葉（神経性下垂体）に区別される．

1）下垂体前葉

大部分の下垂体前葉ホルモンは他の内分泌器官に働く（刺激ホルモン）．

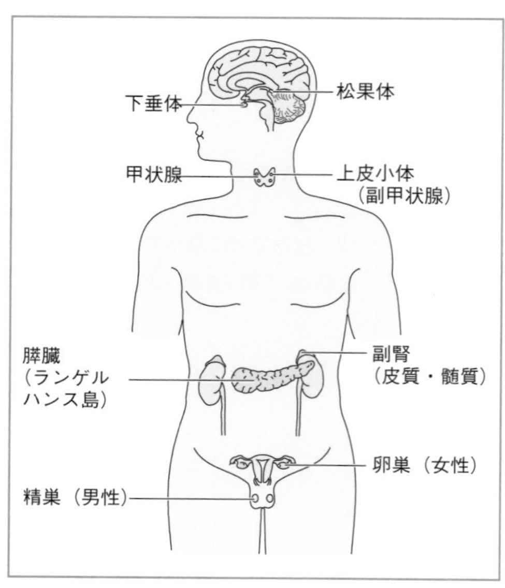

図 1-25　内分泌腺の位置[3)]

2）下垂体後葉

下垂体後葉ホルモンは視床下部にある神経細胞でつくられ，神経線維を通って，下垂体後葉に運ばれ，分泌される（**神経分泌**）．

2. 甲状腺

喉頭の前面で甲状軟骨の上にある．濾胞（ろほう）（小胞）の内部にコロイドで満たされている．濾胞の間には傍濾胞細胞があり，カルシトニンを分泌する．

3. 上皮小体（副甲状腺）

甲状腺の裏側にあり，米粒大の大きさで，上下各 1 対で計 4 個ある．

4. 膵臓（の Langerhans〈ランゲルハンス〉島）

膵液（消化液）を外分泌するとともに，Langerhans〈ランゲルハンス〉島（膵島）からホルモンが分泌される．Langerhans〈ランゲルハンス〉島の細胞には A 細胞，B 細胞，D 細胞があり，インスリンは B 細胞から分泌される．

5. 副腎

腎臓の上にベレー帽のようにのっており，腎表層の皮質と中心部の髄質に分けられる．

6. 性腺（精巣と卵巣）

1）精巣

精巣は精細管からできており，精細管と精細管の間にある Leydig〈ライディッヒ〉細胞（間（あいだ）細胞）がテストステロン（男性ホルモン）を分泌する．

2）卵巣

卵胞からは卵胞ホルモン（エストロゲン）が，

また黄体からは黄体ホルモン（プロゲステロン）が分泌される．

7．松果体

間脳の背面に突き出している．松果体細胞（神経細胞の仲間）がメラトニンを分泌する．

8．その他のホルモン

消化管には内分泌細胞がある．これらはガストリン，セクレチン，コレシストキニン-パンクレオザイミンなどを分泌する．

内分泌器官と産生されるホルモンを**表 1-16** にまとめる．また血中カルシウム濃度を調節する内分泌器官のまとめを**表 1-17** に示す．

表 1-16　内分泌器官と産生されるホルモン

内分泌器官		産生するホルモン
下垂体	前葉	・成長ホルモン ・乳腺刺激ホルモン（プロラクチン） ・甲状腺刺激ホルモン ・副腎皮質刺激ホルモン ・卵胞刺激ホルモン ・黄体形成ホルモン（黄体化ホルモン）
	後葉	・バソプレシン ・オキシトシン
甲状腺		・甲状腺ホルモン（チロキシンまたはサイロキシン） ・カルシトニン
上皮小体（副甲状腺）		・上皮小体（副甲状腺）ホルモン（パラトルモン：PTH）
膵臓 （ランゲルハンス島）		・グルカゴン ・インスリン ・ソマトスタチン
副腎	皮質	・ミネラル（電解質）コルチコイド ・グルコ（糖質）コルチコイド ・性ホルモン
	髄質	・ノルアドレナリン ・アドレナリン
性腺	精巣	・テストステロン（男性ホルモン）
	卵巣	・卵胞ホルモン（エストロゲン） ・黄体ホルモン（プロゲステロン）
松果体		・メラトニン

表 1-17　血中カルシウム濃度を調節する器官，ホルモン，標的組織，作用[3)]

器官	ホルモン	標的器官	作用
上皮小体（副甲状腺）	パラトルモン	骨	骨吸収の促進
		腎尿細管	Ca^{2+}再吸収，活性型ビタミン D_3 の産生
甲状腺	カルシトニン	骨	骨吸収の抑制

SECTION 10

生殖器系

生殖細胞の産生，性ホルモンの分泌に関与する器官系で，性腺（生殖腺）と付属器官からなる．

Ⅰ 女性生殖器系の構造

主体は卵巣で，卵管，子宮，膣，外生殖器からなる（**図 1-26**）．

卵巣は皮質と髄質に区分するがその境界ははっきりしない．卵巣内の卵子は卵胞上皮で包まれており，これを**卵胞**という．卵巣の表層（皮質）にはさまざまな発生・成熟段階にある卵胞がある．卵胞が発育し，大きな液腔をもつようになった卵胞を**成熟卵胞**（**Graaf〈グラーフ〉の卵胞**）といい，**卵胞ホルモン**（**エストロゲン**）をつくる．成熟卵胞が大きくなると破れて，中にあった卵母細胞が排出される（**排卵**）．排卵後の卵胞は黄体となり，**黄体ホルモン**（**プロゲステロン**）をつくる．

卵管の一端は子宮とつながり，他端は卵巣近くで腹腔に開いている．卵管の上皮は線毛をもつ単層の円柱上皮（円柱線毛上皮）である．

子宮は子宮体と子宮頸に区分される．子宮粘膜（子宮内膜）は円柱上皮で粘液を出す子宮腺が発達する．子宮の筋層は約 1 cm の平滑筋層である．

膣はグリコーゲンを含んだ重層扁平上皮で覆われ，粘膜下に静脈叢が発達する．

卵巣 ── 卵管＝子宮＝膣＝膣前庭

図 1-26　女性生殖器の構造

Ⅱ 男性生殖器系の構造

主体は精巣（睾丸）で，精路，付属線（精嚢，前立腺，尿道球腺），外生殖器からなる（**図 1-27**）．

精巣は厚い緻密な結合組織の層（**白膜**）で覆われ，その一部が精巣の実質の中に伸び，小葉をつくる．小葉は曲がりくねった精細管がある．精細管の間には**男性ホルモン**（**テストステロン**）を産生する **Leydig〈ライディッヒ〉細胞**（**間細胞**）がある．**精細管**の上皮は精上皮といい，ここで精子を産生する．精細管は集まって，精巣網をつくり，精巣上体管に連なる．精巣上体管は精管となり，前立腺の中で射精管となり，尿道に開く．

精路に付属する腺に精嚢と**前立腺**がある．精嚢は 1 対の袋で粘液を分泌する細胞がある．前立腺は栗の実ほどの大きさで，乳白色のアルカリ性の分泌液をつくる．尿道球腺は無色透明な粘液を分泌する．

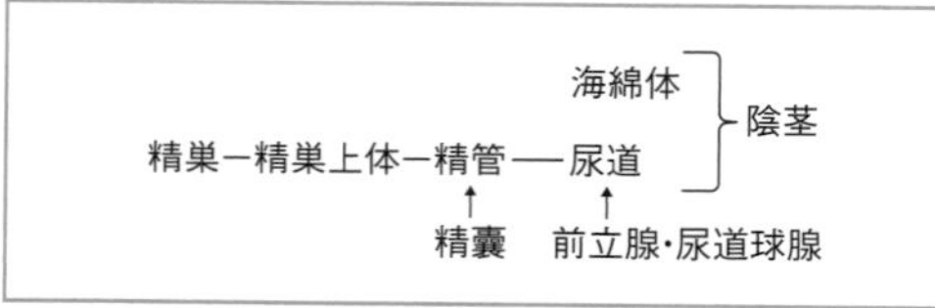

図 1-27　男性生殖器の構造

全身

I 体表

1．人体の部位と区分

人体は，大きく体幹，体肢に分けられ，さらに以下のように分けられる．

1）体幹

頭（頭，顔），頸（頸，項），胸，腹，背（骨盤の後面上方を腰，下方を殿部）

2）体肢

上肢（上腕，前腕，手），下肢（大腿，下腿，足）

わきの下を腋窩（えきか），上腕と前腕の後面の境を肘（ひじ），その前面の凹みを肘窩（ちゅうか）という．また，手首を手根，手のひらを手掌（しゅしょう），手の甲を手背という．

太腿と下腿の移行部を膝，その後面の凹みを膝窩（しっか）という．また，足は足根，中足，指に分けられ，足の上面を足背，下面を足底という．

2．皮膚と粘膜の構造

1）皮膚の構造（図 1-28）

皮膚は外胚葉由来の**表皮**と中胚葉由来の**真皮**および**皮下組織**からなる．

表皮は**重層扁平上皮**からなり，深部から基底層，有棘層，顆粒層，淡明層，角質層の５層に分けられ，ケラチンを多く含む．

真皮は，膠原線維（コラーゲン線維）が密な結合組織で，血管と神経に富む．

皮下組織は疎性結合組織で，脂肪組織（皮下脂肪）を含む．

皮膚の付属器には毛，爪，皮膚腺がある．毛と爪は表皮の一部が特殊化した角質器である．

皮膚腺には脂腺，汗腺，乳腺がある．脂腺は毛に皮脂を分泌する．汗腺にはエクリン腺とアポクリン腺（腋窩，乳輪，肛門など）がある．乳腺は乳房を形成する皮膚腺である．

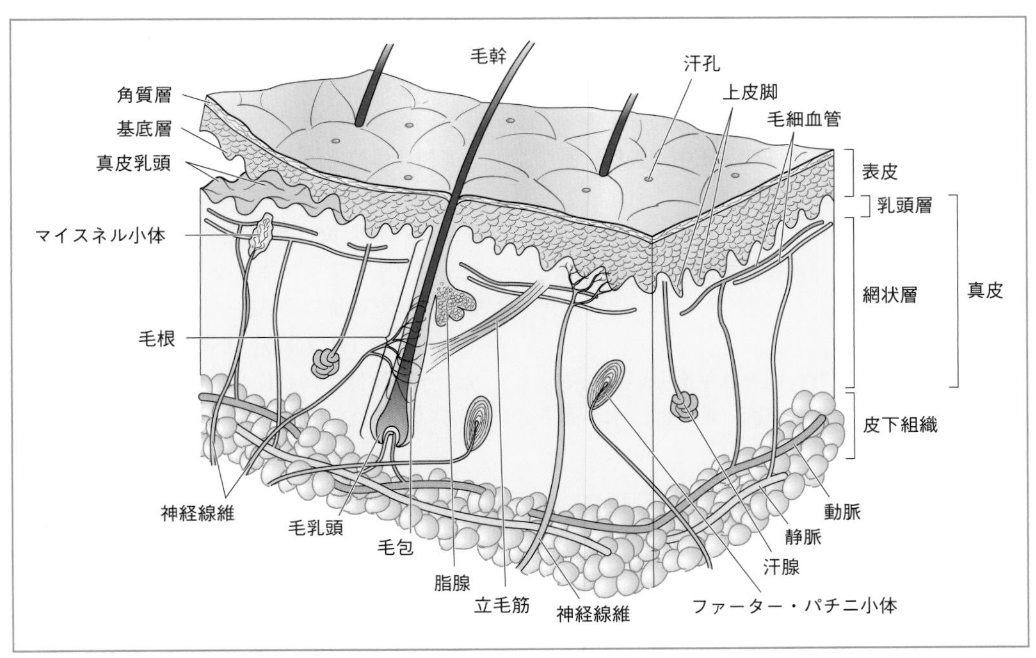

図 1-28　皮膚を構成する３層の横断面模式図 [3)]

2) 粘膜の構造

粘膜の表面は常に分泌液によって潤されている．粘膜は表面から粘膜上皮，粘膜固有層，粘膜下組織の3層に分けられる．器官の種類と部位により，その性状が異なる．粘膜上皮が表皮，粘膜固有層が真皮，粘膜下組織が皮下組織に対応する．粘膜の上皮は必ずしも重層扁平上皮ではない．また，粘膜には毛が生えない．

皮膚と粘膜の違いを**表1-18**に示す．

表1-18　皮膚と粘膜の違い[3)]

	皮膚	粘膜
上皮	重層扁平上皮	部位によって異なる
角化	表層が角化	ほとんど角化しない
表面の状態	乾燥	湿潤
メラニン色素	ある	ほとんどない
腺	汗腺，脂腺，乳腺	さまざまな種類の腺

Ⅱ 断面と方向用語

まっすぐ立ち，左右の上肢を横に下げ，手のひらが正面を向いた体勢を**解剖学的正位**という．

1) 矢状（しじょう）

身体を前後に貫く方向．この線を含む鉛直面を**矢状面**という．矢状面の内体を左右に折半するものを**正中面**といい，その面の方向を正中という．矢状面は無数にあるが，**正中（矢状）面**は1つである．

2) 前頭

矢状面に垂直な鉛直面を**前頭面**といい，その方向を前頭という．

3) 水平

直立して地面に平行な面を**水平面**といい，その方向を水平という．矢状面，前頭面，水平面は互いに直交する．

4) 内側と外側

2点のうち正中面に近いものを内側，遠いものを外側という．

5) 内と外

2点のうち，体あるいは器官の中心に近いものを内，遠いものを外という．同義語として浅と深がある．

6) 前と後

解剖学的正位の前面を前，後面を後という．

7) 上と下

直立位で上下のことをいう．同義語として頭側と尾側がある．

8) 近位と遠位

主として体肢に用いられ，2点のうち体幹に近いものを近位，遠いものを遠位という．

歯科に特有な方向用語として，近心と遠心，唇側と舌側，頰側と口蓋側，切縁側，歯冠側，歯頸側，歯根側，根尖側などがある．

Ⅲ 姿勢

立位（立つ姿勢），座位（座る姿勢），臥位（がい）（寝る姿勢）に分けられる．臥位には，うつぶせに寝る**腹臥位**（ふくがい），仰向けに寝る**仰臥位**（ぎょうがい），横向きに寝る**側臥位**（そくがい）がある．

また医療や介護の場で，体の位置や姿勢のことを特に**体位**（たいい）という．体位にはTrendelenburg〈トレンデレンブルグ〉(体) 位，Fowler〈ファウラー〉(体) 位（半座位），Sims〈シムズ〉体位，ジャックナイフ体位などがある．トレンデレンブルグ体位は仰臥位で頭部より下半身を高くする姿勢（骨盤高位）である（**図1-29**）．ファウラー体位は仰臥位で上半身を45度程度上げる（半座位，**図1-30**）．

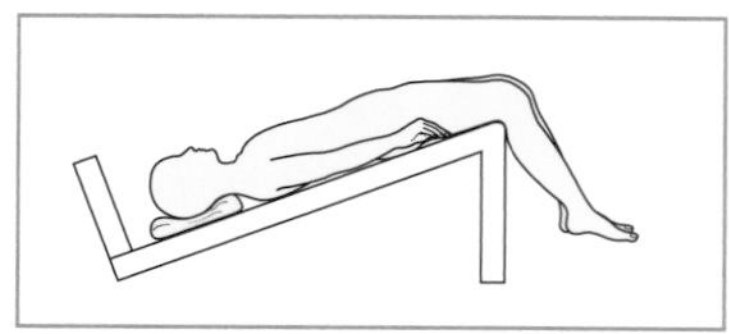

図1-29　トレンデレンブルグ体位[3)]

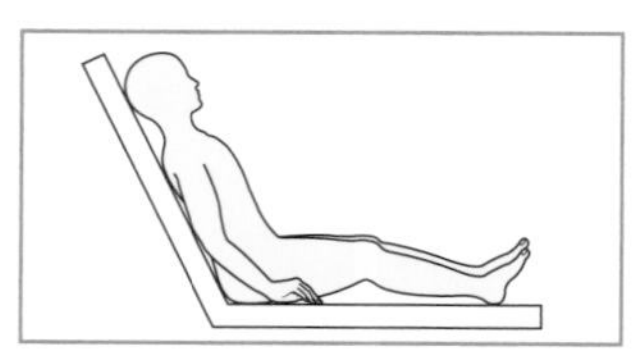

図1-30　ファウラー体位[3)]

SECTION 12 発生

I 受精と着床

ヒトの発生は受精によって開始する．受精は**卵管膨大部**で起こり，受精卵は卵管内で分裂（卵割）しながら移動し，2,4 細胞期を経て，桑実（そうじつ）胚（はい），胚盤胞（はいばんほう）（内部に液体を満たした空洞がある）となり，子宮粘膜（内膜）に**着床**する（**図 1-31**）．

染色体は**常染色体**と**性染色体**（X 染色体，Y 染色体）に分けられ，ヒトの場合，常染色体は 22 対 44 本，性染色体（男性 XY，女性 XX）の計 46 本（2 倍体）である．男性の生殖子である精子は **22+X** または **22+Y**（1 倍体），女性の生殖子である卵子は **22+X**（1 倍体）である．精子，卵子の形成過程では 2 回の**減数分裂**（**成**

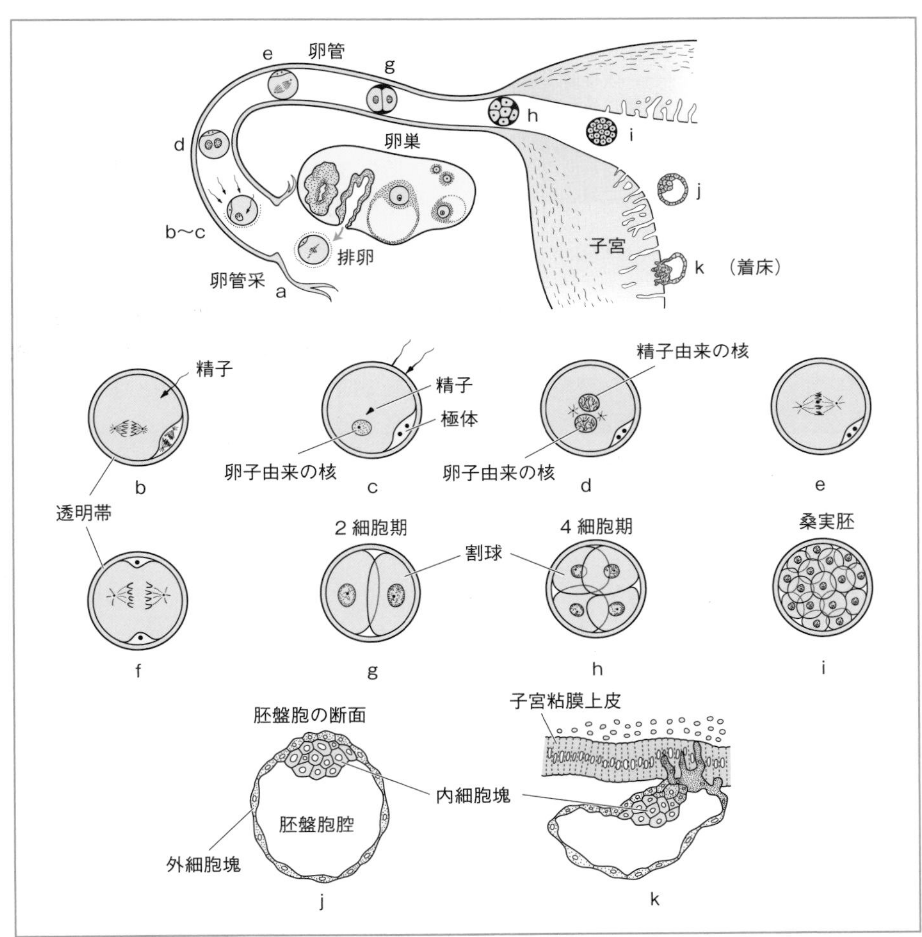

図 1-31　排卵から着床までの過程と受精卵の変化 [3)]

排卵された卵細胞は卵管で受精し，子宮に移動して着床する．受精によって卵割が始まり，約 1 週間で胚盤胞となって着床する．

熟分裂）により，染色体数が半減するが，染色体数の半減は1回目の分裂で起こり，2回目の分裂では染色体数の半減は起こらない．したがって，受精すると，男性の場合，44+XY，女性の場合，44+XXとなる（**図1-32**）．

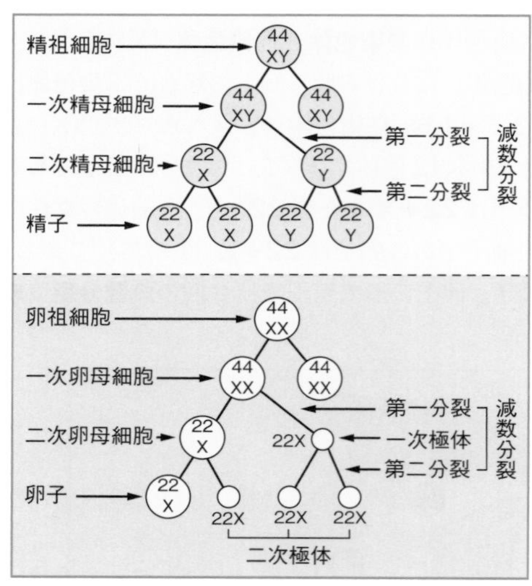

図1-32　精子発生と卵子発生[3)]
減数分裂によって精子と卵子はつくられるが，精子発生では分裂で生じる細胞のすべてが精子になる一方，卵子発生では1つだけが卵子となる．

Ⅱ 胚葉

胚盤胞は将来，胎児になる**内細胞塊**と胎盤になる**外細胞塊**からなる．この内細胞塊から樹立され，無限増殖能をもつ未分化な細胞を**胚性幹細胞（ES細胞）**という．皮膚などの生体の細胞に人工的に遺伝子を導入して，このような性質をもつようにつくられた細胞を**人工多能性幹細胞（iPS細胞）**という．

胚盤胞は着床後，内細胞塊は2層の細胞層となる（**二層性胚盤**）．その後，2層の細胞の間に新しい細胞層ができ，胚盤は**外胚葉，中胚葉，内胚葉**の3層からなる**三層性胚盤**となる．

外胚葉からは，体の表面を覆う上皮と神経系の組織ができる（皮膚表皮と神経系）．

中胚葉からは，骨や筋，結合組織，血管，血液，泌尿生殖器がつくられる（支持組織と泌尿生殖器系）．

内胚葉からは，消化管の上皮や付属腺，呼吸器系がつくられる（消化器・呼吸器系）．

Ⅲ 胎児の発育

胎生3週〜8週までを**胚子期**，胎生3カ月〜出生を**胎児期**とよぶ．実際の妊娠期間は38週程度である．

胚子期では，多くの器官の発生が集中する時期（器官発生期）で，**先天的な形態異常（奇形）や形成障害などのリスクが高い（図1-33）**．

胎児期では，器官の成熟と身体全体の著しい成長が起こる．胎生7カ月のはじめまでは呼吸器や中枢神経系の発育は不十分で，子宮外の生活は難しい．

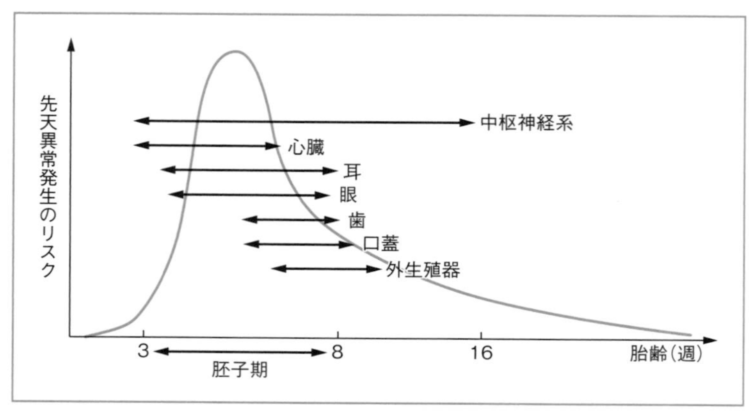

図1-33　器官形成の時期と奇形の危険度との関係[3)]
胚子期は器官形成期であり，異常発生のリスクが高い．しかし，胎児期になると危険度は減少する．

SECTION 13 加齢・老化

Ⅰ 器官・組織の形態変化

加齢とは生物が生まれてから死ぬまでの時間経過過程である．よく知られた加齢変化として，胸腺の脂肪化，骨髄の脂肪髄化（赤色骨髄→黄色骨髄）がある．また，血管系では弾性の低下，呼吸機能の低下，筋では筋線維数の減少と萎縮による筋肉量の低下，骨では骨密度と骨量の低下がある．一方，加齢に伴って生体機能が低下し，個体の恒常性を維持することが難しくなることを**老化**という．また，老化には生理的なものである生理的老化と治療の対象となる病的老化に区別される．

SECTION 14 人体の構成成分

生命現象の目的は**ホメオスタシス**（**生体恒常性**）を保つことである．生体は体内（**内部環境**），体外（**外部環境**）の環境の変化を感じ，個々の細胞や器官の機能を調節することで，生体内の環境を一定に保つ能力をもつ．

I 内部環境と外部環境

1．内部環境

細胞の生活環境となる細胞外液のこと．実体として体液，体温，pH，イオン，ガス，浸透圧などがあげられる．

2．外部環境

人体の周囲の環境のこと．

II 体液と恒常性維持

- 体液は成人の体重の 60％を占める．
- **細胞外液**と**細胞内液**から構成される（**図 1-34**）．

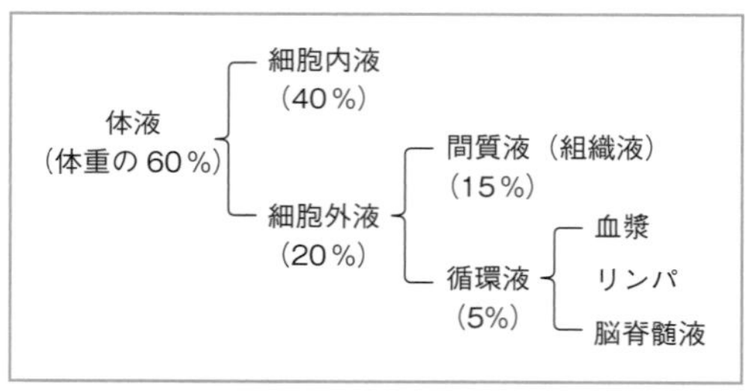

図 1-34　体液の構成

- **摂取**：食事，飲水．**排泄**：尿，汗，不感蒸散．

III 体液の無機質，有機質

細胞内液と細胞外液は**細胞膜**によって隔てられる．

細胞内外のイオン組成は異なる（**表 1-19**）．

1．細胞外液

［組成］（食塩の成分に近い）

1）陽イオン

ナトリウムイオン（Na^+），カルシウムイオン（Ca^{2+}）など．

2）陰イオン

塩素イオン（Cl^-），重炭酸イオン（HCO_3^-）など．

2．細胞内液

［組成］

1）陽イオン

K^+，Mg^{2+}など

2）陰イオン

タンパク質，HPO_4^{2-}など

表 1-19　哺乳類での細胞内外のイオン組成

	細胞外濃度（mM）	細胞内濃度（mM）
ナトリウムイオン（Na^+）	145	10
カリウムイオン（K^+）	5	140
塩素（Cl^-）	110	10

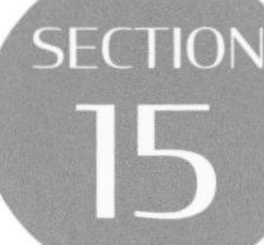

細胞の生理機能

Ⅰ　細胞の構造

細胞は生物を構成する形態および機能上の最小基本単位である．**単細胞生物**では生命現象のすべてが1個の細胞内で営まれるが，**多細胞生物**では，種々の細胞が多数集まって構成される．細胞は**細胞膜**，**細胞質**，**核**から構成される．

Ⅱ　細胞の機能

1．細胞膜の半透性と選択的透過性

細胞膜は，水を自由に透過させるが溶質は通過させない**半透膜**である．よって細胞内は常に一定の**浸透圧**で保たれている．浸透圧は，その中に溶けている物質の濃度に比例して高くなる．ヒトの細胞や体液は，0.9％食塩水の浸透圧に等しい．よって0.9％食塩水のことを**生理食塩水**という．

細胞膜は半透膜としての性質のほかに，ある物質は透過しやすいが，ほかの物質は透過しにくいといった，**選択的透過性**をもつ．これは，膜に物質分子を選択的に透過させるチャネル（膜タンパク質）が存在するためである．

細胞膜自体は脂溶性の分子（脂肪酸など）を透過できるが，水溶性分子を透過しない．よって水溶性分子（イオン，グルコースなど）は，膜タンパク（チャネル，トランスポーターなど）を介して細胞内に輸送される．

細胞膜を隔てた物質の輸送には以下の様式がある．

1）拡散

物質を濃度の高いほうから低いほうへ移動する現象．エネルギーを必要としない．

2）浸透

溶質濃度の異なる溶液を半透性のある膜で隔てると，膜を通過できない溶質は拡散できない．よって水分子が溶質濃度の低いほうから高いほうへ移動する．エネルギーを必要としない．

3）濾過

単純に水や小分子のものを通過できるが，大きい粒子は通過できない現象．エネルギーを必要としない．

4）能動輸送

細胞膜には濃度勾配に逆らって物質を移動させる**能動輸送**の仕組みがあり，特殊な膜タンパク質がエネルギー（ATP）を使って物質を輸送する．これを**膜ポンプ**という．

5）エンドサイトーシスとエキソサイトーシス

前者は分子を細胞内に取り込む仕組みのこと．後者は細胞内のタンパク質などを細胞外に放出する仕組みのこと．

2．物質代謝

生体が生命を維持するには，生体活動に必要なエネルギーと生体を構築するための成分が必要である．これを栄養素という．ヒトが必要とする栄養素は**糖質**，**脂質**，**タンパク質**などである．これらは酵素などによって生体内で変化させることで，エネルギーは産生される．これら一連の物質の変化を**代謝**という．細胞内の物質代謝は，主としてミトコンドリアで行われる．

3．電気現象（静止膜電位，活動電位）（図1-35）

細胞の周りには電解質や有機物質を含んだ溶液が存在する．細胞外液と内液は細胞膜によって隔てられており，各液の組成は同じではない．細胞膜は**選択的透過性**をもつことから，細胞外液と内液ではイオンの組成が異なる（p.40，**表1-19**参照）．細胞外液には Na^+（ナトリウムイオン），塩素イオンが多く，細胞内液は K^+（カ

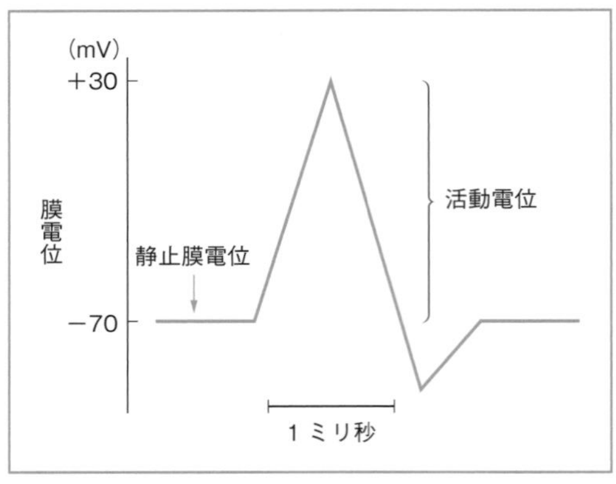

図 1-35　活動電位

リウムイオン）が多い．このため，刺激が加わっていない**静止状態**では，細胞膜を挟んで細胞内は負の電位（約−70 mV）を帯びている．これを**静止（膜）電位**という．

細胞に**刺激**を加えると，細胞は**興奮**する．つまりナトリウムイオン（Na^+）に対する細胞膜の透過性が増大する．その結果，Na^+は細胞外から細胞内へナトリウムチャネルを通って流入する．この現象が**活動電位**を発生させる原動力になる．この時，細胞内のK^+は細胞外へ流出する．興奮が終わると，ナトリウムポンプが働いて細胞内のNa^+を細胞外へ排出し，K^+を細胞内へ取り入れ，元の静止電位の状態に戻る．

以上のように刺激を受けて興奮し，活動電位を発生する細胞を**興奮性細胞**という．逆に活動電位を発生しない細胞を**非興奮性細胞**という．興奮性細胞には神経細胞，筋細胞，腺細胞の3つがあり，非興奮性細胞は，それ以外の細胞である．以上の細胞における電気現象を利用した臨床検査法が筋電図，心電図，脳波測定であり，興奮性細胞の活動電位を反映したものである．

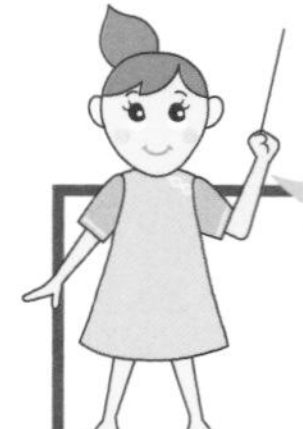

国試に出題されています！

問　細胞膜を構成するリン脂質二重層を容易に通過するのはどれか．（第25回/2016年）

a　脂肪酸
b　グルコース
c　ヘモグロビン
d　ナトリウムイオン

答　a

SECTION 16 血液

Ⅰ 血液の組成と機能

1. 組成（図 1-36）

体内の血液量は3〜5Lでおおむね体重の1/13である．

血液は**血漿**（液体成分 約55％）と**血球**（細胞成分 約45％）からなる．血球には赤血球，白血球，血小板が含まれる．pHは**弱アルカリ性**（pH＝7.4）である．血漿からフィブリノーゲンなどの血液凝固因子を除いたものを**血清**という．

2. 血液の機能

1）運搬

・赤血球による酸素，二酸化炭素の運搬．

・血漿による栄養素，代謝産物，ホルモンの運搬．

2）体温調節

高温臓器（筋肉，内臓など）から低温臓器（体表）へ熱を運搬する．

3）体液の恒常性の維持

・緩衝系（pHを中性付近に保とうとする機能）によるpHの維持．

・血漿中のイオン，タンパク質濃度による浸透圧の維持．

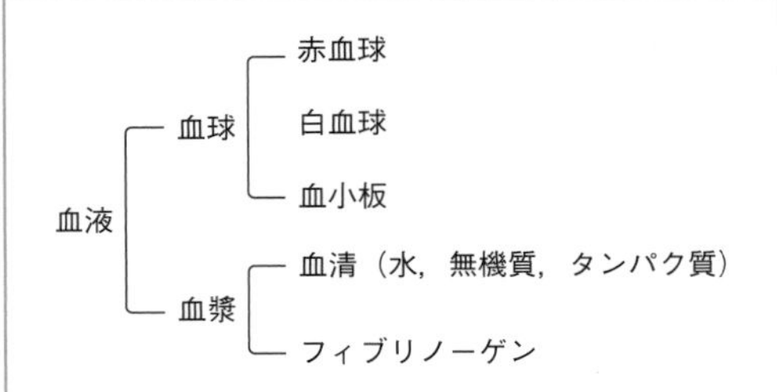

図 1-36　血液の成分

4）異物処理，感染防御

・白血球による食作用，抗体産生による感染防御．

5）止血作用

・血小板，フィブリノーゲンによる血液凝固．

3. 赤血球

1）構造と数

赤血球の形状は中央が凹んだ円盤形である．血液1 mm^3（1 mL）中の数は，**成人男性**で約**500万個**，**成人女性**で約**450万個**である．

2）造成と崩壊

骨髄でつくられる．成熟するにつれ細胞内にヘモグロビンができ，核が消失し（**無核**），赤血球となる．寿命は約120日で，肝臓や脾臓で破壊される．

3）ヘマトクリット値

血液中に占める全血球の容積の割合を**ヘマトクリット値**（％で表示する）という．正常値は**成人男性**で約**45％**，**成人女性**で約**40％**である．脱水などで血液が濃くなるとヘマトクリット値は大きくなる．

4）血色素（ヘモグロビン）

赤血球内にある，**鉄**を含む**赤色**のタンパク質である．酸素と結合し運搬を行う．血液中の酸素分圧が大きくなると，酸素との結合が促進し，酸素分圧が低下すると解離が促進する（p.49参照）．血液100 mL（＝1 dL）中の量は，成人男性で約16 g，成人女性で約14 gである．

4. 白血球

有核である．（参考：赤血球，血小板は**無核**）

血液1 mm^3中の白血球の数は約7,000個/mm^3（5千〜1万個/mm^3）である．

1）種類

細胞質に存在する顆粒の有無から，顆粒球（好中球，好酸球，好塩基球）と無顆粒球（単球，リンパ球）に区分する．

2）機能

（1）顆粒球

①好中球

顆粒は中性色素に染まる．白血球の約 50 ％を占める．食作用により細菌処理を行う．化膿性疾患では著しく増加する．

②好酸球

顆粒は酸性色素に染まる．アレルギー反応や寄生虫の感染で増加する．

③好塩基球

顆粒は塩基性色素に染まる．ヒスタミンやセロトニンを有する顆粒を細胞質にもつ．即時型アレルギー反応を引き起こす．

（2）無顆粒球

①単球

白血球で最も大きい．食作用に加え，リンパ球に免疫反応を誘起する物質を分泌する．血管外に出るとマクロファージとなる．

②リンパ球

T リンパ球と **B リンパ球**がある．好中球に次いで多い．T リンパ球は病原体に感染した細胞を殺す働きをする．B リンパ球は病原体を認識する抗体をつくりだして，形質細胞へ分化し，**抗体**を産生する．

3）造成と崩壊

顆粒球は骨髄で，リンパ球は骨髄や胸腺で，単球は骨髄と脾臓でつくられる．白血球の寿命は約 4 週間で，肝臓で破壊される．

5．血小板

1）構造と数

無核，不定形の細胞である．細胞内部の顆粒を含む．血液 1 mm^3 中に約 10～40 万個含まれる．骨髄でつくられ，脾臓で破壊される．寿命は約 7 日である．

2）機能

止血に関与する．

Ⅱ 血液型と輸血

1．ABO 式血液型

A 型の血液の赤血球には A 抗原，B 型は B 抗原，AB 型は両方の抗原を有し，O 型は両方の抗原をもたない．この抗原に対する抗体（凝集素）は血清にある．A 型の血清には B 抗体，B 型には A 抗体を有し，O 型は両方の抗体をもつ．AB 型の血清は両方の抗体をもたない．血液型の判定は血球の抗原（A，B，AB）と血清中の抗体（A 抗体，B 抗体）による凝集試験によって判定される．

参考：A 型の血液に B 型の血液を混ぜるとどうなるのか？

A 型の赤血球にある A 抗原に B 型の血清に含まれる A 抗体が混ざることになる．結果，A 抗原と A 抗体が抗原抗体反応を起こす．そして血液は凝集，破壊され，血液の正常な機能が低下し危険な状態となる．

2．Rh 因子

ABO 式血液型のほかに，臨床的に問題になる重要な血液型は **Rh 式血液型**である．Rh 因子をもつものを Rh（＋），もたないものを Rh（－）という．

3．輸血

ABO 式血液型では，原則として同型血液型間で行われる．輸血を行う際は，事前に ABO 式血液型，Rh 式血液型検査を行う．

Ⅲ 止血と出血性素因

血管が損傷を受けると，血管は収縮し，血小板がその部位に粘着，凝集して，血小板血栓ができる．最終的に血液凝固が形成され，出血が阻止される．これを**止血**という．一般に止血するまでに必要な時間は 2～3 分である．これを**出血時間**という．外傷など特別な原因がないのに自然に出血がみられる，またはひとたび出血すると止血が容易ではない病的な状態を出血傾向という．体質的に止血する傾向を示さない疾患を**出血性素因疾患**という．血友病，紫斑病，

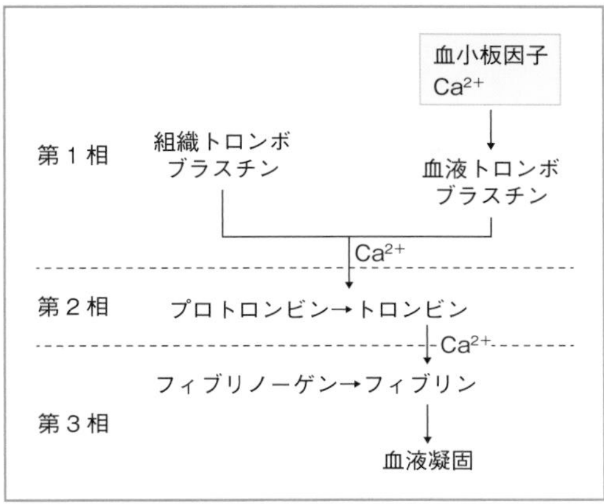

図 1-37　血液凝固の 3 段階

白血病などがあげられる.

Ⅳ 血液凝固（図 1-37）

出血すると，血漿に含まれるタンパク質である**フィブリノーゲン**が不溶性の**フィブリン**に変わり，赤血球をフィブリンの網に閉じ込め，血餅となる．これを血液の凝固という．フィブリンが形成するまでには**図 1-37** に示すような 3 つの段階の変化を経なければならない．そしてこの変化にはカルシウムイオンが必要である．血管外に出た血液は通常，10〜15 分で凝固する．この血液が固まるのに必要な時間を**凝固時間**という．

Ⅴ 線溶系

止血のため形成された血栓は，損傷が治ると不要となり分解，除去される．これを線維素融解現象といい，プラスミンというタンパク分解酵素を中心とする**線溶系**が行う．

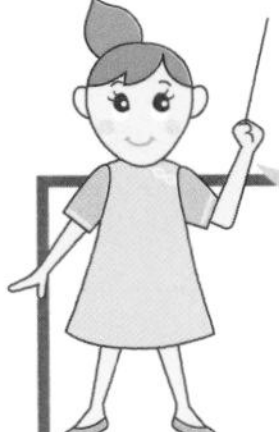

国試に出題されています！

問　体重 65kg の成人男性の血液量はどれか．（第 25 回 / 2016 年）

a　1L
b　2L
c　5L
d　10L

答　c

SECTION 17

循環の生理機能

生体内を体液が流れることを循環という．その生理学的意義は酸素，栄養，代謝物を全身に運搬し，細胞機能を正常に維持することである．循環系は**脈管**（血管，リンパ管）と**心臓**から構成される．

Ⅰ 循環系

循環系には血液循環とリンパ循環がある．

1．血液循環と血管

血液は**血管**によって身体各部に運ばれる．血液を心臓から送り出す血管を**動脈**といい，血液を心臓に送り返す血管を**静脈**という．**体循環**（大循環）と**肺循環**（小循環）に区分される（**図1-38**）．

1）体循環

酸素や栄養に富む血液を全身に供給する．血液は左心室→大動脈→細動脈→毛細血管→静脈→右心房，を通過する．安静時で約60秒，運動時で約10秒である．

2）肺循環

右心室から肺経由で左心房に戻る血液循環である．血液を肺に運んで**ガス交換**（酸素を取り込み，二酸化炭素を排出する）を行う．血液は右心室→肺動脈→肺毛細血管→肺静脈→左心房の順に通過する．よって肺静脈から左心房の血液は酸素を多く含んでいる．

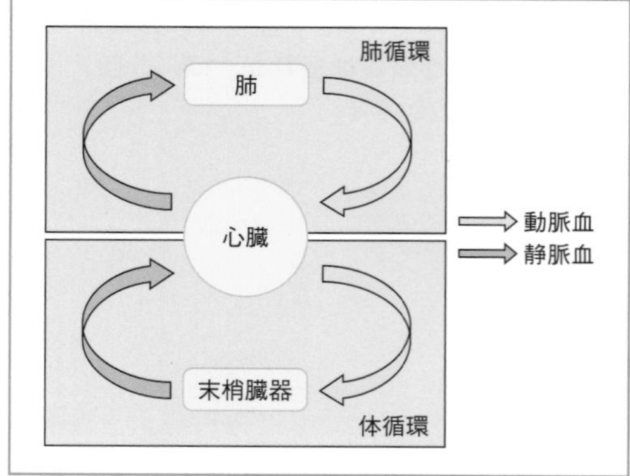

図1-38　体循環と肺循環

3）動脈血と静脈血

肺で酸素を受け取った血液を**動脈血**といい，体循環により組織細胞の酸素を与え，二酸化炭素や代謝産物を受け取った（汚れた）血液を**静脈血**という．よって大動脈には動脈血，大静脈には静脈血が流れる．しかし**肺動脈**では**静脈血**，**肺静脈**では**動脈血**が流れるので注意が必要である．

2．リンパ循環

1）構成

リンパ管とリンパ性器官（リンパ節，胸腺，扁桃，脾臓，虫垂など）からなる．

2）機能

毛細血管から滲出した血液の液状成分は，組織間を流れ，細胞と物質交換を行う．この液を**組織液**という．物質交換を終えた組織液は，一部は毛細血管に吸収されるが，大部分はリンパ毛細管に入る．リンパ毛細管は集まって，**リンパ管**となり，この中を流れるリンパ液（組織液と同じもの），最終的に身体左側の**胸管**と右側の**右リンパ本幹**を経て，大静脈に流入して，心臓に入る．リンパ管の途中にはリンパの濾過装置であるリンパ節があり，ここで細菌や異物が濾過される．また，リンパ節はリンパ球を生成し，免疫反応にも関与する．

Ⅱ 心臓

全身に血液を循環するためのポンプとしての役割をもつ．一定のリズムで，心筋を収縮/弛緩

（拡張）させることで，全身に血液を循環させることができる．

1．構造

左右の心房，**左右の心室**から構成される．左右の房室間と肺動脈，大動脈には**弁**があり，血液の逆流が防止される．

2．機能

1）自動能

心臓は支配神経を切っても自発的に拍動を持続できる．つまり自動的に心筋の興奮が生じる．この性質を**自動能**または**自動性**という．心臓の興奮は**洞房結節**から始まり，心房全体が興奮し，収縮する．この結果，心房の血液は心室へ流入する．次いで興奮は**房室結節**に伝わり，さらに**His〈ヒス〉束**を通過し，心室へ到達する．続いて興奮は心室中隔の**左脚**，**右脚**を伝わり，**Purkinje〈プルキンエ〉線維**に伝導され，心筋が興奮，続いて心筋が収縮する．以上の一連の興奮伝導経路を**興奮伝導系**（刺激伝導系）とよぶ．この興奮伝導に伴って，心臓は規則正しく収縮を繰り返すことができる．

2）心周期

心臓の収縮は心房から始まる（心房収縮期）．続いて心房が弛緩する（心房弛緩期）と同時に心室の収縮が始まる（心室収縮期）．このあと心房，心室ともに弛緩する休止期がある．血液が心房に流れ込むと，再び心房の収縮から同じことを繰り返す．この心拍動の周期を**心周期**という．

3）血液の拍出

心臓の1分間あたりの拍動数を**心拍数**という．正常な成人の安静時の心拍数は約70回である．1回の拍動によって心臓から送り出される血液量を1回拍出量という．

4）弁と心音

心臓から血液を送り出すとき，血液が逆流しないように弁がついている．

(1) 左心房/左心室間→**僧帽弁**（二尖弁）
(2) 右心房/右心室→**三尖弁**
(3) 大動脈→**大動脈弁**（半月弁）
(4) 肺動脈→**肺動脈弁**（半月弁）

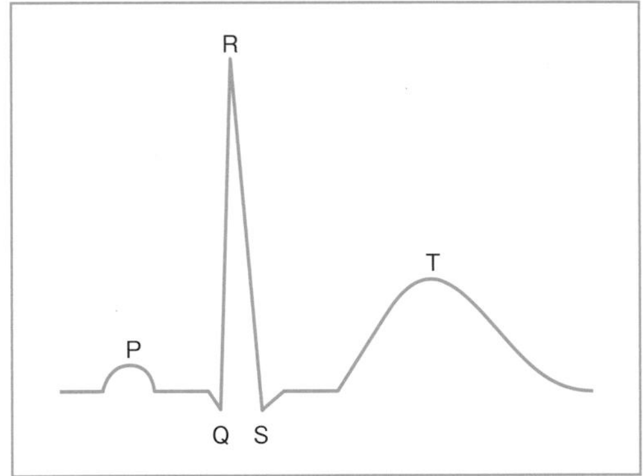

図1-39　心電図

これらの弁が閉じる際，発生する音を**心音**という．

Ⅲ　血圧

血液が血管壁に及ぼす側圧力を血圧という．一般に動脈圧をさす．心臓が収縮したときの血圧を最高血圧（収縮期血圧），弛緩したときの血圧を最低血圧（拡張期血圧）といい，両者の差を脈圧という．通常，上腕動脈で測定する．成人の正常値は，最高血圧がおおむね120 mmHg前後，最低血圧が80 mmHg前後である．

Ⅳ　心電図（図1-39）

心臓の電気的な活動（興奮，活動電位）とその移動を体表面に装着した電極から記録したもの．この活動電位の変化を調べることで心臓の状態や異常を知ることができる．心電図の波形にはPからはじまるアルファベットの名前が付けられている．P波，R波はそれぞれ心房，心室の興奮を示す．よって心房筋や心室筋の収縮はそれぞれP波，R波の後に引き起こされる（＝P波やR波はそれぞれ**心房，心室の興奮**をとらえたもので，心房筋，心室筋の収縮を直接的に示すものではない）．

Ⅴ　ショック

体内を循環する血液の不足，あるいは配分の不均衡により，重要臓器（脳，肝臓，心臓など）

を循環する血液が不足して，機能失調になることを**ショック**という．ショック時，循環機能を維持するためには，頭部を低く，足を高くするなどして，脳，心臓など重要臓器への血流量を増加させることが重要である．

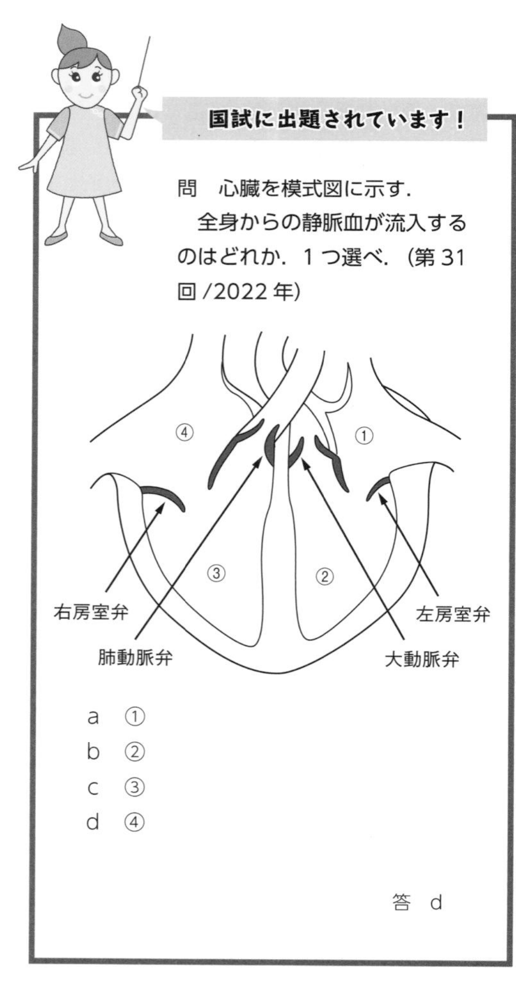

国試に出題されています！

問　心臓を模式図に示す．
　全身からの静脈血が流入するのはどれか．1 つ選べ．（第 31 回 /2022 年）

a　①
b　②
c　③
d　④

答　d

SECTION 18 呼吸の生理機能

酸素を取り込み，物質代謝の結果，生じた二酸化炭素を排出する働きを呼吸という．息を吸うことで外界の空気（**吸気**）を肺に取り入れ（**吸息**），二酸化炭素の多い肺の空気（**呼気**）を排出（**呼息**）することを**換気**といい，呼吸運動によって行われる．安静呼吸と努力呼吸がある．

呼吸器官により体内に酸素を取り入れ，二酸化炭素を排出することを**ガス交換**という．

I 外呼吸と内呼吸

血液と肺胞内の空気とのガス交換を**外呼吸**，血液と組織細胞との間のガス交換を**内呼吸**という．

II 呼吸運動

1．呼吸運動に関連する筋

安静**吸気**：**外肋間筋**，**横隔膜**の収縮．

安静**呼気**：外肋間筋，横隔膜の弛緩．努力性呼気では，内肋間筋や腹筋も活動する．

2．吸息筋

吸息筋（主に**外肋間筋**）を収縮させることで肋骨を挙上させると，胸郭は拡大する．さらに横隔膜を収縮させることによって，横隔膜は下降する．これらの現象によって胸腔容積は拡大する．したがって，胸腔内は陰圧になり，空気は受動的に肺に流入する．これを**吸息運動**という． 続いて，吸息筋の弛緩，横隔膜の挙上によって胸郭は縮小し，さらに肺胞の弾性（膨らんだ肺胞が元に戻ろうとする）により空気が肺から押し出される．これを**呼息運動**という．胸郭の運動による呼吸を**胸式呼吸**，横隔膜の運動による呼吸を**腹式呼吸**という．

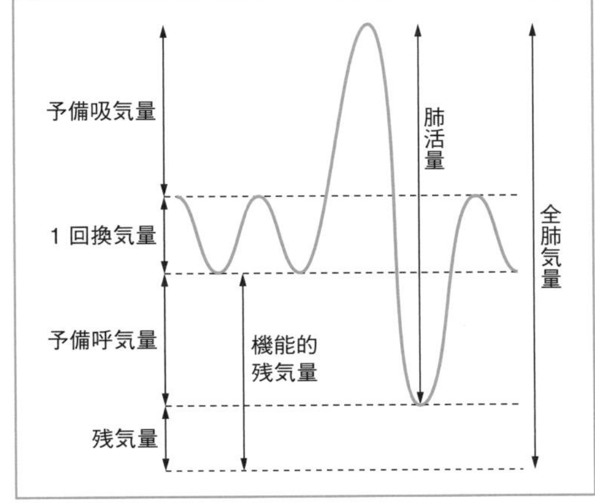

図 1-40　肺気量

III 肺気量（図 1-40）

安静時，1 回の呼吸で肺へ出入りする空気の量は成人では約 500 mL で，これを **1 回換気量**という．最大吸気によって吸入された肺の全空気量のことを**全肺気量**という．全肺気量から呼出しうる最大呼気量を**肺活量**という．

肺活量は成人男子で約 4,000〜4,500 mL，女子で約 3,000〜4,000 mL である．

IV 血液ガス運搬

酸素は血漿にはほぼ溶けない．そのため血中の酸素は赤血球に含まれる**ヘモグロビン**によって運搬される．ヘモグロビンと酸素は血漿中の酸素分圧が高いほど，よく結合する（ヘモグロビン酸素解離曲線，**図 1-41**）．二酸化炭素は血液に溶けやすく，約 90 %は重炭酸イオンの形で溶けている．

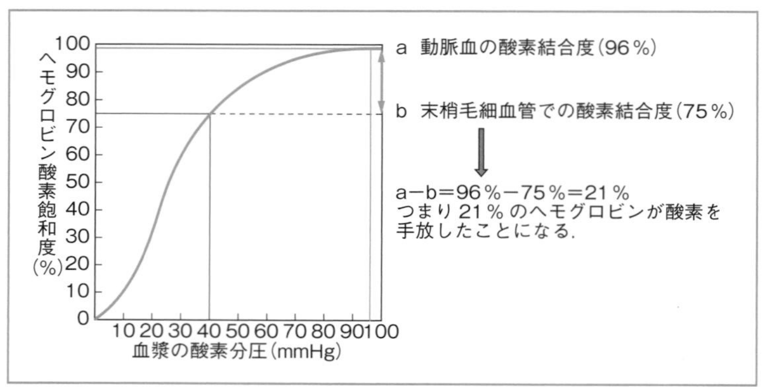

図 1-41 ヘモグロビン酸素解離曲線

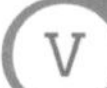

V 呼吸の調節

1. 呼吸中枢

呼吸中枢は脳幹の**延髄**にあり，吸息中枢と呼息中枢から構成される．これらの部位からのリズミカルな命令によって自発的な呼吸が営まれる．また，橋にある呼吸調節中枢によっても調節を受ける．成人の呼吸数は，安静時で毎分16～20回である．延髄の中枢化学受容器は二酸化炭素分圧の上昇に対し，鋭敏に反応し，呼吸運動を促進する．

2. 自律的調節

末梢組織に存在する化学受容器が，血中の酸素や二酸化炭素濃度の変化を感知することで，呼吸運動を調節する．末梢では**頸動脈小体**，**大動脈小体**が，中枢神経では**延髄**の中枢化学受容器がその役割を担う．気管支壁に位置する肺伸展受容器は迷走神経に支配されており，肺の過膨張を防止するため肺が一定以上膨張すると吸息を抑制する（**ヘーリングブロイエル反射**）.

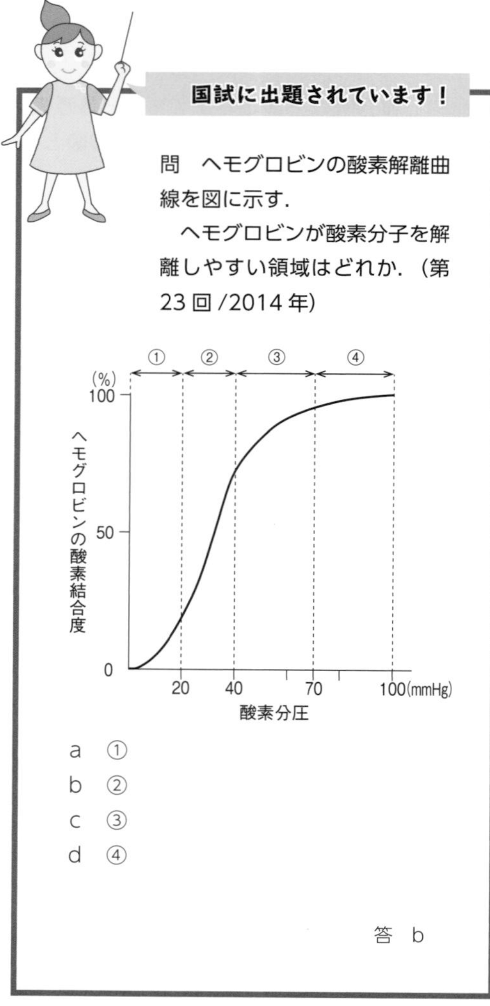

国試に出題されています！

問　ヘモグロビンの酸素解離曲線を図に示す．

ヘモグロビンが酸素分子を解離しやすい領域はどれか．（第23回 /2014年）

a ①
b ②
c ③
d ④

答 b

筋の生理機能

構造的に**横紋筋**と**平滑筋**の２種類，機能上からは**骨格筋**，**心筋**，**平滑筋**の３つに区別される．

筋の主な機能は収縮で，興奮性細胞である筋細胞からなる．筋細胞は収縮性をもち，その形状から**筋線維**とよばれる．筋細胞は活動電位によって活性化される収縮装置をもつ点が，同じ興奮性細胞である神経細胞と異なる．

Ⅰ 骨格筋

身体運動に関与する筋である．筋線維は**筋原線維**，**筋小胞体**，核，ミトコンドリアなどから構成され，周囲は**筋膜**で包まれる．筋原線維は筋フィラメントから構成される．筋原線維は暗く見える部分（**暗帯**，**A帯**）と，明るく見える部分（**明帯**,**I帯**）とが交互に規則正しく配列しており，筋線維全体として横紋をもっているように見える．このような筋線維から構成される筋を**横紋筋**という．

Ⅱ 心筋

心臓壁をつくる筋肉で，**横紋筋**である．心筋は**固有心筋**と**特殊心筋**に区分できる．固有心筋は心臓壁を構成し，ポンプ機能を，特殊心筋は興奮の伝導を担う．心筋細胞は，**ギャップ結合**とよばれる電気抵抗の低い構造物を介して隣接する筋細胞と連絡している（**図 1-42**）．よって心筋組織では１つの心筋細胞が興奮すると，ほぼ同時に周辺の心筋細胞が興奮し，あたかも１個の細胞のように興奮する．特殊心筋細胞は自動能をもつ．

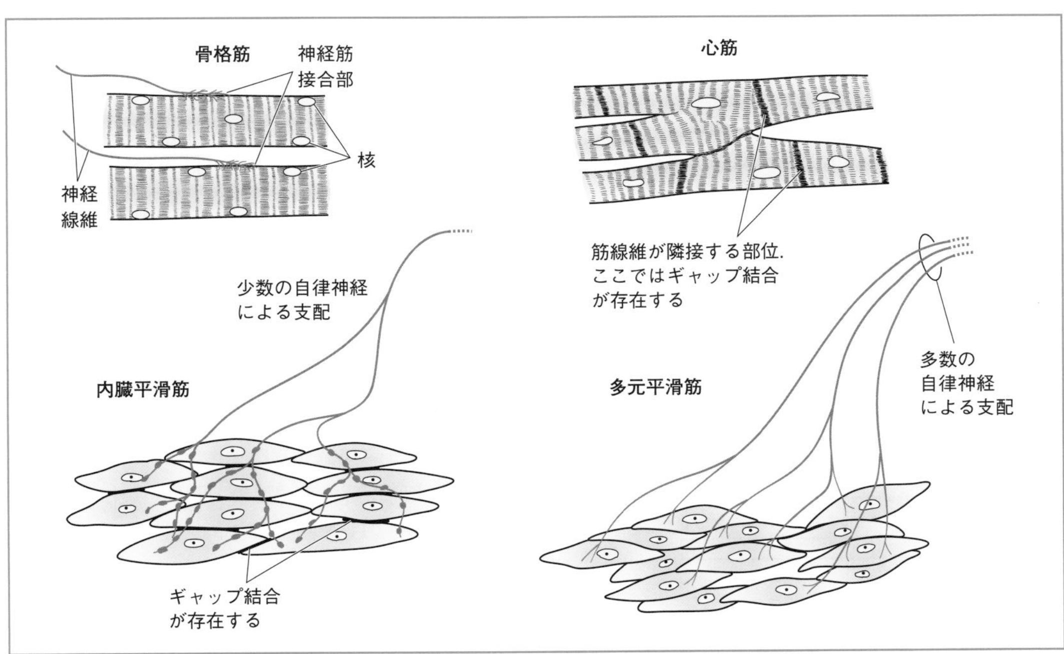

図 1-42　骨格筋と心筋の比較 [2)]

Ⅲ 平滑筋

内臓平滑筋（内臓や血管）と**多元平滑筋**（虹彩，立毛筋，太い血管）がある．いずれも**横紋筋ではない**．内臓平滑筋細胞間にはギャップ結合を介した電気的な連絡がある．よって，多数の平滑筋が同期して収縮することができる．多元平滑筋にはギャップ結合はない．

Ⅳ 筋の収縮 （図 1-43）

1．滑走説

筋原線維は太い線維（**ミオシンフィラメント**）と細い線維（**アクチンフィラメント**）から構成される．1本のミオシンフィラメントの周囲にアクチンフィラメントが取り囲んでいる．筋収縮時，アクチンフィラメントがミオシンフィラメントの間に滑り込むことにより，筋全体が短縮する．このとき，両フィラメントに連絡橋が形成される．両フィラメントの長さ自体が短くなるわけではない．

2．単収縮と強縮

単一の刺激に対し，筋は1回収縮する．これを**単収縮**という．次に2つの刺激を適当な間隔で筋に与えると，収縮の大きさは1回の刺激より大きくなる．これを**単収縮の加重**という．さらに2つ以上の刺激を適当な間隔で反復して与えると，収縮は加重により次第に大きくなる．

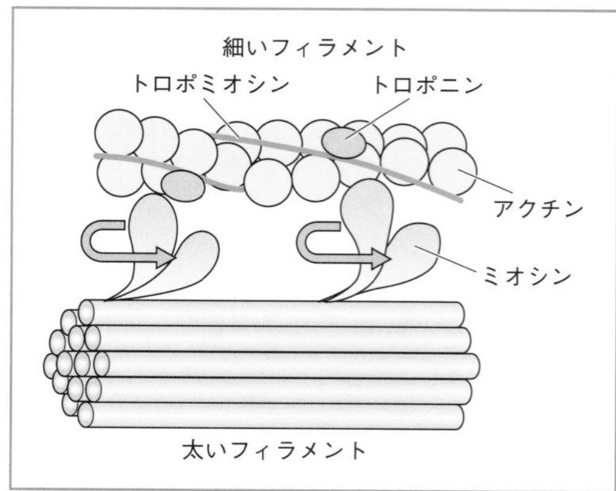

図 1-43　骨格筋の構造

これを**強縮**という．強縮には個々の単収縮が融合し鋸歯状を示す**不完全強縮**と，融合して一定の収縮状態を示す**完全強縮**とがある．**心筋は強縮を起こさない**．

3．収縮様式

2種類ある．

(1) **等尺性収縮**：筋の両端が固定された状態で収縮する．**筋の長さは変化しない**．

(2) **等張性収縮**：筋の一端が固定され，他方におもりが負荷された状態で収縮する様式．筋の張力は一定で**長さが変化する**．

4．筋肉の張力と負荷

張力：筋肉が収縮する際，筋肉が物体に及ぼす力である．

負荷：筋肉が収縮する際，物体が筋肉にかける力である．

5．興奮-収縮連関

筋線維に発生した興奮（活動電位）という電気現象が，筋の収縮という力学現象に至る過程のこと．

Ⅴ 筋収縮に伴う諸現象

1．化学変化

筋収縮に必要なエネルギーは**ATP（アデノシン三リン酸）**が分解される際，発生する．

以下の化学式によって得られる．

ATPの分解：**ATP** ⇄ ADP＋無機リン＋**エネルギー**

ATPの合成：

(1) ADP＋クレアチンリン酸⇄**ATP**＋クレアチン

(2) グルコースの分解による

無酸素時：解糖系によりATPが産生

有酸素時：TCA回路（クエン酸回路）と電子伝達系にてATPが産生

2．熱産生

収縮時，筋が遊離するエネルギーのうち，約

30％が機械的エネルギーとして利用され，残りは**熱**となる．その結果，筋運動時は体温が上昇する．骨格筋は身体組織中，最大の体熱を産生する．

3. 運動ニューロンと電気的変化

筋線維は興奮性細胞であり，筋収縮は活動電位の発生が引き金となる．筋細胞の興奮は**α運動ニューロン**とよばれる神経細胞によって制御される．四肢体幹の筋を支配するα運動ニューロンは脊髄に存在する．顎顔面部の筋肉（咀嚼筋，舌筋，表情筋など）は，脳幹の三叉神経運動核，舌下神経核，顔面神経核に存在する．

4. 神経筋接合部

α運動ニューロンの軸索は神経筋接合部とよばれるシナプスを介して収縮指令を筋に伝える．このシナプスではアセチルコチンが伝達物質となる．

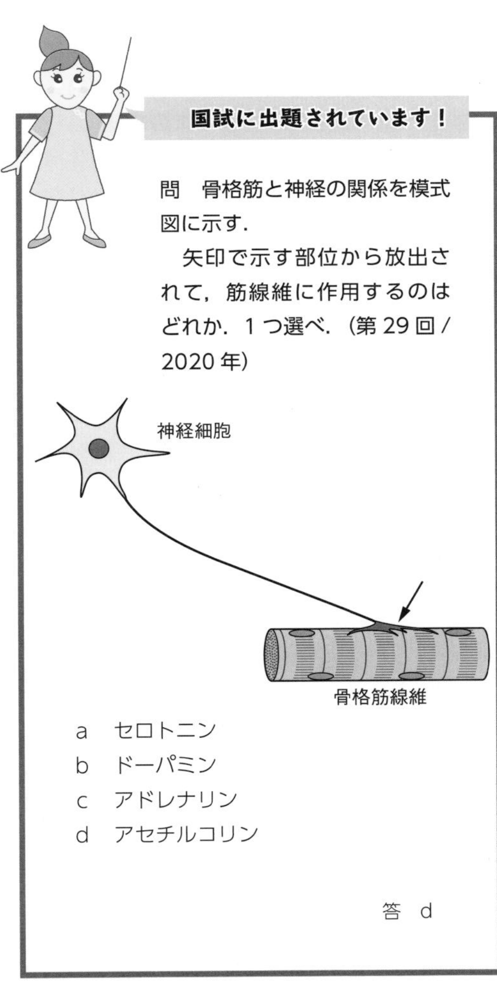

SECTION 20

神経機能

神経系は体外や体内で発生した多様な情報を処理し，対応する役割をもつ．神経系は神経細胞（ニューロン）とグリア細胞（支持細胞）からなる．

Ⅰ 神経細胞（ニューロン）の機能

神経系を構成する基本単位は**神経細胞（ニューロン）**である．神経細胞は**細胞体**，**軸索**，**樹状突起**からなる．軸索の周囲が**髄鞘**で包まれている神経を**有髄神経**，髄鞘のないものを**無髄線維**という．髄鞘はところどころくびれて消失しており，この部位を**ランヴィエの絞輪**という．樹状突起は刺激を受け取り，情報を細胞体へ伝える．軸索は受け取った情報（活動電位）を，ほかの神経細胞や筋細胞に伝える役割をもち，その先端部を**神経終末**という．

1．活動電位の発生

神経細胞は刺激によって，静止膜電位から膜電位の変化を引き起こす．神経細胞では膜電位は約−70 mV であるが，刺激によって膜電位が 0 mV に向かいはじめる（**脱分極**）．そして膜電位が一定値に達すると，一気に約+30 mV になる（**オーバーシュート**）．その後，速やかに静止膜電位に戻る（**再分極**）．これら一連の電位の変化を活動電位という．活動電位が発生する閾値以上の強さの刺激を加えても活動電位の大きさは変わらない．この性質を**全か無の法則**という．

2．興奮の伝導

神経線維の中を興奮が移動する現象を**興奮の伝導**という．興奮の実体は活動電位である．興奮の伝導には 3 つの法則がある．

1）絶縁性伝導

1 本の軸索（神経線維）を興奮が伝導する際，その興奮が隣の軸索に伝わることはない．

2）不減衰性伝導

軸索を興奮が伝導するとき，神経線維の直径が一定ならば，興奮の大きさと伝導速度は変化しない．

3）両側性伝導

神経線維の一部を刺激すると，興奮はその点から神経線維の両方に伝導する．

3．シナプスの伝達

興奮が 1 つのニューロンから次のニューロンに伝わる現象を**興奮の伝達**といい，ニューロンとニューロンの接合部をシナプスという．シナプスにおける興奮の伝達は**一方向性**である．また，シナプスは間隙であるため，この部位では電気的情報の伝達はできない．よって神経伝達物質を用いた化学的伝達が行われる．神経伝達物質にはグルタミン酸，GABA などがある．

Ⅱ 中枢神経系（図 1-44）

形態学的に以下のように区分できる．

1．脊髄

1）構造と機能

主な機能は反射と，末梢から脳へ（感覚情報），脳から末梢への（運動，自律神経情報）興奮伝導である．脊髄は表面に**白質**，内部の**灰白質**がある．白質は主に神経線維が，灰白質には神経細胞など細胞体が含まれる．灰白質は**前角**，**後角**，**側角**に区別できる．前角には運動性神経細胞，後角には感覚性神経細胞が存在する．

2）反射

主な脊髄反射をあげる．

（1）伸張反射

骨格筋を引き伸ばしたとき，その筋を収縮さ

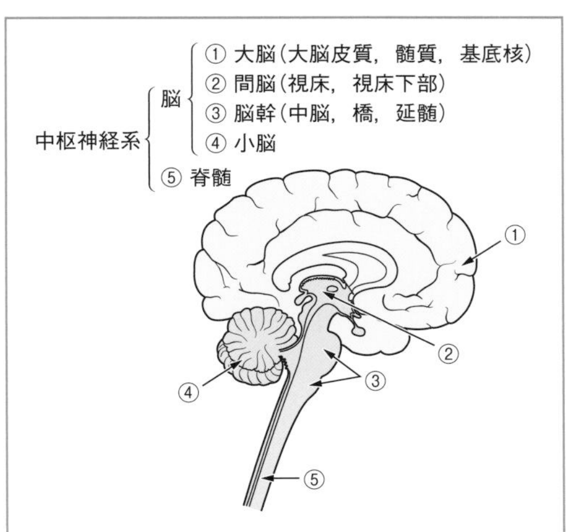

図 1-44　中枢神経系

せる仕組みである．膝蓋腱反射など．

(2) 屈曲反射

手足の皮膚を刺激したとき，手足を屈曲させて引っ込める仕組みである．

2．小脳

前庭器官からの平衡感覚，骨格筋などから固有感覚，大脳から情報を受け取る．これらの情報を視床などを介して大脳，脳幹，脊髄に送り，**身体の平衡，運動，姿勢の制御**を行う．

3．脳幹

中脳，橋，延髄からなる．**中脳**は姿勢を保持する姿勢反射の中枢をなす．**橋**，**延髄**は呼吸中枢，血圧調節中枢，唾液分泌中枢などがあり，生命維持に必要な自律性機能の統合を行う．

4．間脳

視床と**視床下部**に区分できる．視床は嗅覚を除くすべての感覚情報を大脳皮質に中継する部位である．視床下部は自律神経系の最高中枢であるとともに，情動行動の発現にも関与する．また，下垂体と神経連絡があり，下垂体のホルモン分泌を調節している．さらに体温調節，飲水調節，摂食調節などの中枢も視床下部に存在する．

5．大脳

大脳皮質と**大脳辺縁系**，**大脳基底核**に区分できる．

1）大脳皮質

前頭葉，頭頂葉，後頭葉，側頭葉に区分される．また大脳皮質は場所（領野）によって全く異なる機能をもち（機能局在），感覚野，運動野，連合野などから構成される．

2）大脳辺縁系

情動や本能行動に関係する．扁桃体や海馬が含まれる．

Ⅲ　末梢神経系

1．形態学的区分

脳神経と脊髄神経に区分される．

1）脳神経

脳に出入りする神経で 12 対ある（p.22 参照）．

2）脊髄神経

脊髄に出入りする神経で 31 対ある（p.23 参照）．脊髄神経は**前根**と**後根**が合わさってつくられる．前根は運動神経，後根は感覚神経である．これを**ベル・マジャンディーの法則**という．脊髄とそこから発する脊髄神経の支配領域との間には分節的関係があり，皮膚におけるものを**皮膚分節（デルマトーム）**という．

2．機能的区分

体性神経と自律神経に区分できる．

1）体性神経　（p.57 参照）

感覚神経と運動神経からなる．

2）自律神経

循環，呼吸，消化，分泌，生殖などの植物性機能を調節，支配する．これらの神経の調節は無意識で行われる．**交感神経**と**副交感神経**からなる．1 つの器官はこれら両者の**二重神経支配**を受けており，一方の神経によって活動が促進されれば，ほかの神経によって抑制されるという**拮抗作用**を受ける．

自律神経の遠心性線維は，中枢から出て支配器官に達するまでに神経節で，ニューロンを変える．神経節の中枢側のニューロンを**節前線維**，末梢側のニューロンを**節後線維**という．交感神経の節前ニューロンは胸髄と腰髄にあり，副交感神経の節前ニューロンは脳幹と仙髄にある．

交感神経節の節前線維はアセチルコリンを，節後線維はノルアドレナリンを放出する．副交感神経では節前，節後線維ともにアセチルコリンを放出する．

Ⅳ 神経伝導路

求心（上行，感覚性）路と遠心（下行，運動性）路からなる．求心路は下位中枢からの情報を高位中枢に伝え，遠心路は高位中枢から下位中枢へ向かう神経経路である．

1．求心性伝導路

感覚性経路が代表的である．皮膚の体性感覚は，**3個のニューロン**を経て**大脳皮質**に伝えられる．つまり皮膚の感覚受容器へ加わった体性感覚情報を脊髄後根神経節にある一次ニューロンが，脊髄後角の二次ニューロンに伝える．二次ニューロンは交叉して反対側を上行する．そして，視床で三次ニューロンとシナプス結合した後，大脳皮質感覚野のニューロンとシナプス結合する．頭頸部の皮膚感覚は三叉神経が伝えるが，原則は同じである．特殊感覚を伝える伝導路は，嗅覚を除き，原則的に視床を経由して大脳皮質に達する．

2．遠心性伝導路

運動性経路が代表的である．大脳皮質運動野から脊髄の運動ニューロンに至る下行性伝導路は**錐体路**と**錐体外路**からなる．

1）錐体路

大脳皮質運動野を発する一次ニューロン（ベッツの巨大錐体細胞）は延髄の**錐体交叉**で反対側を下行し，**脊髄前角**の運動性ニューロンとシナプス結合する．一方，脳幹では脳神経核（動眼，滑車，外転，三叉，顔面，舌咽，迷走，副，舌下神経核）の神経細胞とシナプス結合し，そこからの二次ニューロンが骨格筋に達する．随意運動に関係する．

2）錐体外路

姿勢制御の不随意性運動や円滑な随意運動の遂行に関与する．

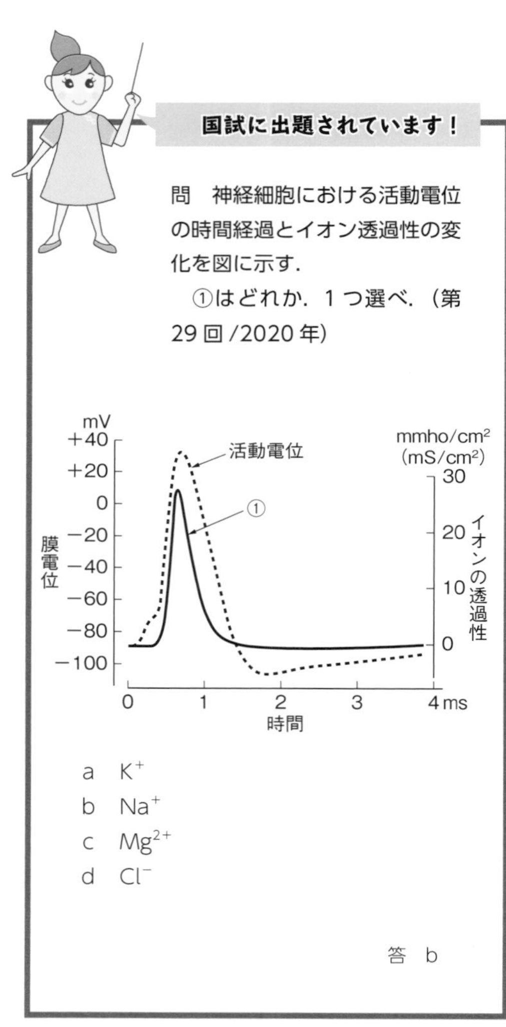

感覚機能

生体は生体内外で発生する環境の変化に対応しなければならない．その変化を**刺激**として受け入れる（受容する）のが感覚の役割である．

Ⅰ 感覚の基本的性質

1．感覚が成立するため必要な構造物

1）感覚器（受容器）

刺激を受け取る（受容する）．感覚器とは身体内外の刺激を受容する器官のこと（例，目，耳，皮膚など）．受容器とは感覚器の中で各種刺激を活動電位に変換する部分（例，網膜，筋紡錘など）．

2）感覚神経

刺激によって生じた興奮（活動電位）を中枢神経に伝える．

3）感覚中枢

感覚神経によって伝えられた情報を認知する．

2．刺激

感覚を発生させる最小の刺激の強さを**閾値**という．特定の受容器を最も低い閾値で興奮させることのできる特定の刺激を，その刺激に対する**適刺激**という．たとえば，視覚の適刺激は光である．閾値には強度の閾値だけではなく，2点に加えられた刺激を2点と感じる空間的（距離的）閾値も存在する．これを**二点弁別閾**という．唇や舌先で非常に小さく，四肢体幹では大きい．

3．感覚の順応

適刺激であっても刺激が加わる時間が長くなると，感覚が弱くなる．これを**順応**という．

Ⅱ 感覚の種類

刺激を受容する受容器の性質の違いによって体性感覚，内臓感覚と特殊感覚に区分できる．体性感覚は**皮膚感覚**と**深部感覚**がある．

1．体性感覚

1）感覚点

皮膚や粘膜には刺激によって種類の異なる感覚を生じる部位が点状に分布している．これを**感覚点**という．感覚点には触点，圧点，温点，冷点，痛点がある．感覚の鋭敏な部位ほど感覚点は多い（舌先など）．単位面積あたり最も多いのは痛点である．

2）受容器

感覚点にはそれぞれの刺激の種類に対応する受容器がある．

触，圧覚：ファーター・パチニ小体，マイスネル小体，メルケル小体，ルフィニ小体，クラウゼ小体．

温覚，冷覚，痛覚：自由神経終末．

3）痛覚の性質

（1）一次痛と二次痛

痛覚を起こす刺激を侵害刺激（生体の傷害を起こすような刺激）という．侵害刺激による興奮は伝導の速度の速い**Aδ線維**と伝導速度の遅い**C線維**によって伝えられる．よって侵害刺激が生体に加わるとAδ線維を経由する潜時の短い痛み（**一次痛**）とC線維を経由する潜時の長い鈍い痛み（**二次痛**）が発生する．これを二重痛覚という．

（2）関連痛

侵害刺激が内臓などの患部に加わっているにもかかわらず，患部から離れた皮膚に生じることがある．これを**関連痛**という．これは内臓からの感覚神経が皮膚からの体性神経と脊髄の同

Ⅰ編　人体の構造と機能

じ分節に入力されていることによる．

2．内臓感覚

・**内臓痛**と**臓器感覚**に区分できる．
・内臓痛は中空器官で起こり，受容器は自由神経終末である．
・臓器感覚とは飢餓，渇き，尿意，便意，性欲などの感覚である．

3．特殊感覚

視覚，聴覚，平衡覚，嗅覚，味覚からなる．

1）視覚

光によって起こされる感覚を視覚という．

（1）刺激

適刺激は光である．

（2）受容器

網膜に存在する２種類の視細胞で，円錐形の**錐状体**と円柱形の**杵状体**（かんじょうたい）がある．

①**錐状体**：色を感受する（色覚）．網膜の中心部に存在する．３種類ある錐状体細胞の興奮の度合いによって色覚が成立する．色覚異常（色盲）は錐状体の機能異常である．

②**杵状体**：明暗を感じる．網膜の周辺部に多い．

（3）目の調節作用

水晶体の屈折力を変化させることで，光を網膜上に結像させることを目の調節作用という．水晶体の屈折異常が生じると**近視**，**遠視**が生じる．**近**（遠）視では光が網膜の**前**（後）方で焦点を結んでしまう異常である．角膜の面が球面でない場合，**乱視**となる．

（4）加齢変化

老視：水晶体の弾力性の低下により焦点が網膜より後方になる．よって網膜上に像が正しく結ばれない．

2）聴覚（図 1-45，図 1-19 参照）

空気の振動である音波（以下，音）によって起こされる感覚を**聴覚**という．

（1）刺激

適刺激は音である．

（2）受容器

音を聴覚受容器である有毛細胞に伝導するために聴覚器が存在する．聴覚器外部から**外耳**，**中耳**，**内耳**の順で構成される．音受容器である

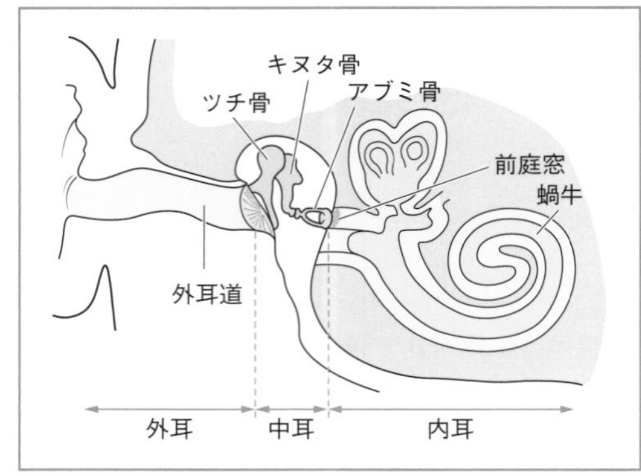

図 1-45　聴覚器

有毛細胞は内耳の蝸牛に存在する．音の伝導は**空気伝導と骨伝導**がある．

①外耳

耳介から鼓膜までの外耳道のこと．

②中耳

鼓膜と**鼓室**からなる．鼓膜は音を振動に変換する．音による鼓膜の振動は鼓室に存在する耳小骨（順にツチ骨，キヌタ骨，アブミ骨）に伝わり，続いて蝸牛の前庭窓を振動させ，内耳のリンパ液に伝えられる．

③内耳

前庭，骨半規管，**蝸牛**の３部からなる．このうち聴覚に関係するのは蝸牛である．蝸牛はリンパ液で満たされた３層構造（**前庭階，蝸牛管，鼓室階**）であり，前庭窓の振動がリンパ液を振動させ，最終的に蝸牛管のコルチ器にある**有毛細胞**を興奮させる．有毛細胞が興奮することが音受容のスタートになる．

3）平衡覚（前庭感覚）

平衡感覚の機能が低下するとめまい，ふらつきなどが生じる．

（1）刺激

身体の位置変化，運動による重力変化など．

（2）受容：有毛細胞

①有毛細胞

体が傾くと，骨半規管に含まれるリンパ液の流れが生じ，半規管の膨大部稜の中にあるクプラが変形する．するとクプラにある有毛細胞の平衡毛が折れ曲がり，電気的活動が生じる．その結果，前庭神経が興奮し，情報が中枢神経へ伝えられる．

②平衡斑

頭部が傾くことで，平衡砂が移動することで平衡砂膜が変形し，**有毛細胞**の平衡毛が変形する．

4）嗅覚

空気中に含まれる化学物質によって起こされる感覚を嗅覚という．

受容器は**嗅細胞**であり，鼻腔の上壁の**嗅上皮**に存在する．

鼻腔に吸い込まれた化学物質は，嗅細胞の線毛に吸着され，嗅細胞を興奮させる．

興奮は**嗅神経**を経て，大脳の**嗅覚野**に伝えられ，においが認知される．

非常に**順応**しやすい．

5）味覚（p.103 参照）

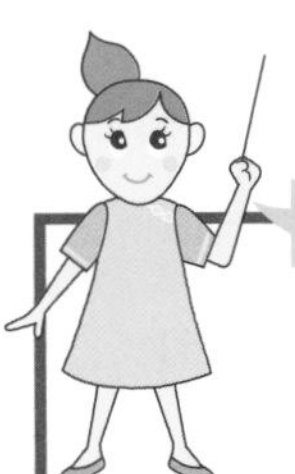

国試に出題されています！

問　感覚と受容器の組合せで正しいのはどれか．（第 28 回 / 2019 年）

a　視覚—有毛細胞
b　痛覚—自由神経終末
c　聴覚—ルフィニ小体
d　温覚—マイスナー小体

答　b

SECTION 22

消化吸収の生理機能

消化管とは，**口腔→食道→胃→小腸→大腸→肛門**をいう．これらの器官には唾液腺，肝臓，胆嚢，膵臓などが付属して，消化，吸収を助ける．副交感神経（迷走神経）の刺激によって消化液の分泌，消化管の運動が促進される．逆に交感神経が刺激されるとそれぞれ抑制される．

Ⅰ 摂食嚥下

口腔では**咀嚼運動**によって食物が粉砕され，さらに**唾液**を混ぜ**食塊**をつくる．そして**嚥下運動**によって食塊は咽頭から食道を通過して胃に送る．唾液は大唾液腺（耳下腺，顎下腺，舌下腺）と小唾液腺から分泌される． 唾液中に含まれるアミラーゼは糖質（デンプン）を麦芽糖（マルトース）とデキストリンに分解する．

Ⅱ 胃における消化

胃は食塊を粉砕し，胃液で攪拌することで後に小腸での消化，吸収を効率的に行う．胃における吸収はほぼない（例外:アルコール，水など）．

1. 胃液の性状

(1) 分泌量：約 1.5～2.5 L/日，無色透明
(2) pH:1.0～2.0（**強酸性**）
(3) **ペプシン（タンパク質分解酵素）**，**塩酸**（ペプシンの補助，殺菌），**粘液**（胃壁の保護）からなる．ペプシンはペプシノーゲンが酸に活性化されて生成される．

2. 胃の分泌腺

・**胃底腺**と**幽門腺**（幽門部付近に存在）がある．
・**胃底腺は主細胞，壁細胞，副細胞などからなる．**

［役割］
①胃底腺の主細胞：**ペプシノーゲン**の分泌
②胃底腺の壁細胞：**塩酸**の分泌
③胃底腺の副細胞，幽門腺：**粘液**の分泌
・**幽門腺**は粘液腺で，ガストリンを分泌する内分泌細胞がある．

3. 胃酸分泌の調節

1）分泌促進

３つに区分できる．
(1) **頭相**:嗅覚，味覚，視覚などが刺激になる．迷走神経を介し，胃酸分泌が起こる．
(2) **胃相**：食塊が胃の壁細胞を直接刺激することで起こる．
(3) **腸相**：食物による腸の刺激で起こる．

促進因子：迷走神経刺激，食物摂取，胃壁の伸展，ガストリン　など

2）分泌抑制

不快な感覚やストレスは交感神経を活性化させ，胃液分泌を抑制する．

4. 胃の運動

胃は食物を一時貯蔵し，胃液と混ぜ，殺菌，粉砕，粥状に加工し，適量の糜粥（びじゅく）を十二指腸へ排出する．

5. 胃での消化

(1) 食物の攪拌
(2) タンパク質の分解（ペプシンと塩酸）
(3) 水，アルコールの吸収

Ⅲ 腸における消化と吸収

胃から排出された食物（糜粥）は小腸に運ばれる．小腸では膵液や胆汁，小腸から分泌される消化酵素が作用して消化が行われる．消化の

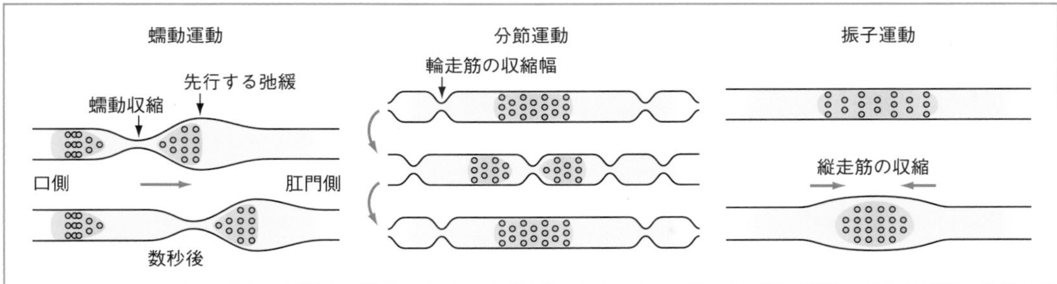

図 1-46　小腸の運動 [2)]

最終産物は小腸で吸収される．小腸の運動はその消化，吸収の効率を高める．

1．腸管の運動（図 1-46）

3 種類の運動が行われる．

1）蠕動（ぜんどう）運動

腸内容物を肛門側へ運搬する．

2）分節運動

食物を混和する．腸管に一定間隔をおいて分節状に収縮が生じ，それが弛緩すると，その間に新しい収縮が発生し，この運動が反復して生じる．

3）振子運動

腸内容物を口／肛門側に往復運動させることで，内容物を攪拌する．

2．吸収される物質

1）小腸全体：アミノ酸，単糖類，脂肪酸など
2）小腸，大腸：電解質（Ca^{2+}，Fe^{2+}，Mg^{2+}），ビタミン

Ⅳ　胆汁，膵液，腸液の役割

1．胆汁

肝臓で生成され十二指腸から，約 600 mL/日，分泌される．

成分：**胆汁酸**（脂肪の乳化，脂肪酸の吸収に関与），**リン脂質**（脂肪酸を小腸に運ぶ），**胆汁色素**（ヘモグロビンの分解産物）からなる．

2．膵液

三大栄養素を消化する主要な酵素を含む．消化吸収には必須である．

膵臓から分泌．pH＝8.0（弱アルカリ性），約 1 L/日，分泌される．

1）成分

消化酵素を含む．

(1) **アミラーゼ**（デンプン分解）
(2) **トリプシン**（タンパク質分解）
(3) **リパーゼ**（脂肪分解）　など．

2）分泌の調節

(1) 促進因子

消化管ホルモン（セクレチン，コレシストキニン），迷走神経刺激，味/嗅覚刺激．

(2) 抑制因子

ソマトスタチン（消化管ホルモンの放出抑制）

3．腸液

・十二指腸腺と腸線から分泌される．
・分泌量は 1.5 ～ 3L である．
・十二指腸腺からはムチンを含む粘液が分泌される．
・トリプシノーゲンを活性化するエンテロキナーゼが含まれる．
・腸内内容物を希釈し，吸収を促進する．

Ⅴ　排便

1．糞便の生成

消化吸収されなかった成分は糞便となり，直腸から排泄される．

2．メカニズム

総蠕動により大腸にある糞便が一気に直腸に

運ばれる．すると直腸の壁が伸びて，その刺激が直腸の蠕動運動を促進する．これを排便反射という．

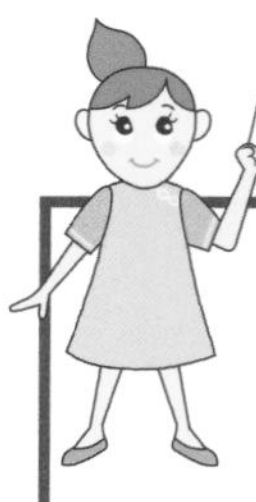

国試に出題されています！

問　消化器系を図に示す．

矢印で示す臓器から出る液体の役割はどれか．（第 26 回/2017 年）

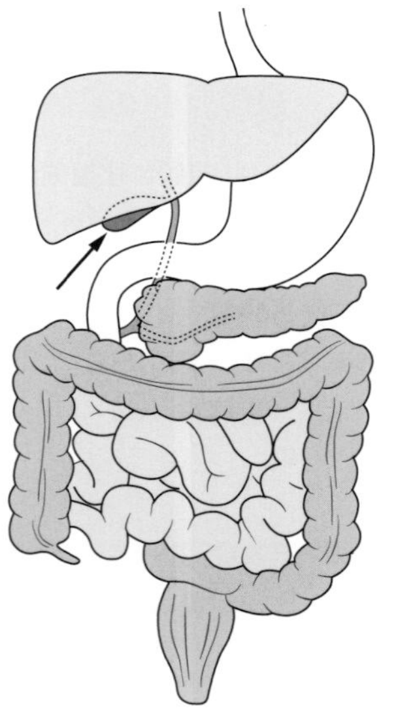

a　脂肪の乳化
b　腸粘膜の保護
c　炭水化物の分解
d　タンパク質の分解

答　a

SECTION 23 排尿

腎臓から尿という形で，水，電解質，各種老廃物を排泄している．

尿排泄の生理学的意義は，(1) 老廃物の排泄，(2) 体液量の調節などである．

I 腎臓の構造

1．ネフロン

腎小体と**尿細管**から構成される．腎臓はネフロンによる集合体である．腎小体は**糸球体**（毛細血管の塊である），**ボウマン嚢**から構成される．

2．尿細管

近位尿細管，ヘンレループ，遠位尿細管から構成される．

3．集合管

遠位尿細管が集合する．

II 尿の生成

腎臓へ入った血漿は，糸球体の濾過膜を通してボウマン嚢の中へ**濾過**され，濾過液は**原尿**となる．原尿は**再吸収**（**尿細管**）と**分泌**（**尿細管**）の過程を経て，最終的に**尿**として排泄される．健康成人の尿量は1.5 L/日，弱酸性（pH＝5〜7），比重は水よりやや重い（1.01〜1.025）．

III 尿細管での再吸収と分泌

原尿に含まれる物質は尿細管で再吸収される．再吸収の割合は物質によって異なる．

1．再吸収される物質

- 水，Na^+，K^+，Ca^{2+}，Cl^-，HCO^-，グルコース（ブドウ糖），アミノ酸など．
- **Na^+**：99 %が再吸収される．そのうち約70 %は近位尿細管で，20 %はヘンレループで，残りが遠位尿細管で行われる．
- **K^+**：約70 %が近位尿細管で再吸収される．ヘンレループや遠位尿細管，集合管では再吸収と分泌が行われる．
- **ブドウ糖**と**アミノ酸**：近位尿細管にて100 %再吸収される．

2．分泌される物質

- **H^+**，**K^+**，**クレアチニン**などの不要な代謝産物など．

IV 尿量の調節

尿の量や性状は体内の状態を，尿量は体内の水分量を反映する．糸球体で濾過された原尿は約180 L/日であるが，尿量は約1.5 L/日である．つまり99 %の原尿は再吸収されていることになる．

1．水の再吸収

尿細管全域（ヘンレループの上行脚を除く）と集合管で再吸収される．集合管は基本的に水を通さないが，ここにADH（抗利尿ホルモン）が作用すると水が膜を通過できるようになる．一般にNa^+の移動に伴い水も移動する．

2．飲水

飲水によって血漿浸透圧が低下すると，下垂体から分泌される抗利尿ホルモン（ADH）の放出が抑制される．結果，尿量が増加する．

3. 浸透圧利尿

浸透圧の高い濾過尿が近位尿細管に入ると，水の再吸収が抑制され，尿量が増加する．

V 腎臓とホルモン

1. ADH（抗利尿ホルモン）

バソプレシンのこと．下垂体後葉から分泌される．遠位尿細管で Na^+，集合管で水の再吸収を促進し，尿量を減少させる．たとえば，血漿浸透圧が上昇すると，バソプレシンが分泌され，水の再吸収が促進する．バソプレシン分泌が低下すると水の尿細管への分泌が促進され，低張の尿が大量に排泄される（尿崩症）．

2. アルドステロン

副腎皮質から分泌される．遠位尿細管と集合管で Na^+ の再吸収を促進し，それに伴う浸透圧勾配により水の再吸収も促進させる．K^+ を放出する．

Ⅵ 排尿の仕組み

1. 排尿に関わる器官

腎臓から生成された尿は尿管を通って，**膀胱**に貯蔵され，**排尿反射**により**尿道**から体外に排泄される．膀胱の容積は約 500 mL で，畜尿と排尿機能がある．約 150～200 mL 蓄えられると尿意を感じる．

2. 神経支配

排尿：骨盤神経（副交感神経）の興奮
畜尿：下腹神経（交感神経）の興奮

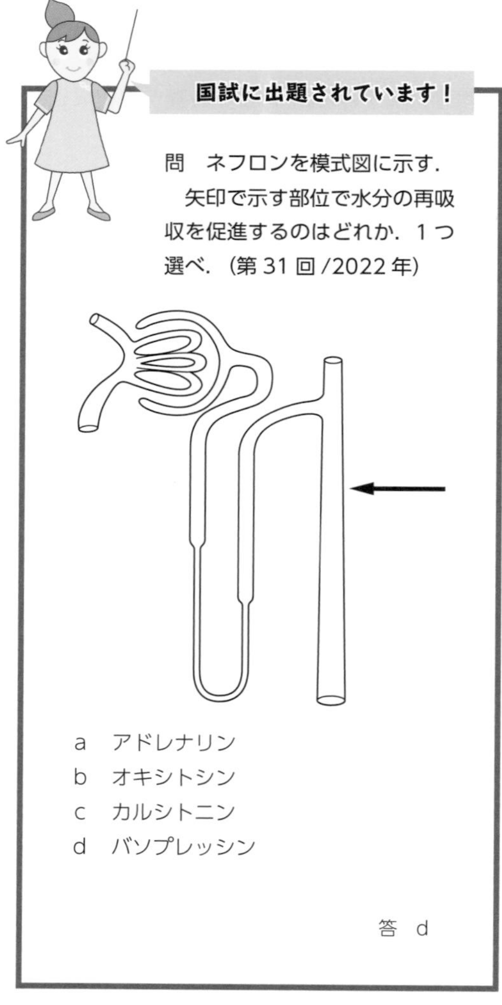

国試に出題されています！

問　ネフロンを模式図に示す．
　矢印で示す部位で水分の再吸収を促進するのはどれか．１つ選べ．（第 31 回 /2022 年）

a　アドレナリン
b　オキシトシン
c　カルシトニン
d　バソプレッシン

答　d

SECTION 24 内分泌の生理機能

内分泌腺には下垂体，甲状腺，上皮小体（副甲状腺），膵臓，副腎，精巣，卵巣，などがある．内分泌系は，分泌物質であるホルモンを使って，全身器官，組織の機能を調節する．

I ホルモン

1．特徴

・特定の内分泌腺から直接，血液に分泌される．
・血液によって標的器官に運ばれ，特異的な効果を示す．
・緩やかに長時間作用する．
・細胞膜上，または細胞質の受容体との結合により，細胞機能を調節する．

2．分泌調節

・血中濃度による自己調節
・自律神経による調節
・上位ホルモンによる間接的調節
・フィードバック機構による調節

II 内分泌器の機能

1．甲状腺ホルモン

甲状腺は小胞（濾胞）が集まってできた器官である．下垂体前葉から分泌される甲状腺刺激ホルモンによって，サイロキシンなどの分泌が調節される．

1）サイロキシン

物質代謝を促し，基礎代謝を高める（熱産生，酸素消費の増加）．

2．血中カルシウム濃度の調節

1）カルシトニン

骨形成を促進する（破骨細胞の活性を低下させる）．腎臓からのカルシウムイオンの排出を促し，高カルシウム血症時，血中カルシウム濃度を低下させる．

甲状腺の傍小胞（濾胞）細胞で合成され分泌される．

3．副甲状腺ホルモン

1）パラトルモン

骨と腎に作用する．血中のカルシウム濃度を一定に保つ． 細胞外液の濃度の低下時，骨からカルシウムの遊離を促進させ（骨の吸収に働く），腎臓での再吸収を促進する．

4．膵臓ホルモン

膵臓のランゲルハンス島のB細胞からは**インスリン**，A細胞からは**グルカゴン**が分泌する．

1）インスリン

ブドウ糖の細胞内取り込みを促し，**血糖値を下げる**．インスリンの分泌が低下すると高血糖が起こり，尿に糖が出る（糖尿病）（**表 1-20**）．

2）グルカゴン

肝臓でグリコーゲンの分解を促し，**血糖値を上げる**．

5．副腎皮質ホルモン

副腎皮質から分泌される．3種類ある．

1）電解質コルチコイド（アルドステロン）

腎臓の遠位尿細管と集合管に作用し，ナトリウムイオンと水の再吸収を促進させ，体液量を保持する．結果として血圧の低下を抑制する．

2）糖質コルチコイド（コルチゾール）

糖新生の促進（血糖値を上昇させる）．タンパク質分解の促進など．

表 1-20　血糖値に対する各ホルモンの作用

	血糖値
インスリン	↓
グルカゴン	↑
アドレナリン	↑
糖質コルチコイド	↑

表 1-21　アドレナリンとノルアドレナリンの作用の違い

	アドレナリン	ノルアドレナリン
血圧上昇	＋	＋＋＋
心駆出量	＋＋	±
高血糖	＋＋＋	＋
基礎代謝の上昇	＋＋＋	＋
末梢血管の収縮	＋	＋
骨格筋の血管拡張	＋	−

3）性ホルモン（アンドロゲン）

男性ホルモン．性欲や陰毛の発生に関与する．

6. 副腎髄質ホルモン（アドレナリン，ノルアドレナリン）

副腎髄質から分泌される．

心臓機能の亢進，血圧の上昇，グリコーゲンの分解促進（血糖値の上昇）．

アドレナリンは主に副腎髄質から，ノルアドレナリンは主に交感神経から放出される．それぞれ役割は異なる（**表 1-21**）．

7. 性ホルモン

男性では**精巣**から，女性では**卵巣**から性ホルモンが分泌される．

1）テストステロン（男性ホルモン）

精巣，前立腺，精嚢の発達を促進する．

2）エストロゲン（卵胞ホルモン）

二次性徴を現す．子宮内膜の増殖など．

8. 下垂体ホルモン

下垂体前葉，後葉ホルモンがある．

1）下垂体前葉ホルモン

視床下部の神経細胞によって分泌が調節される．大半の下垂体前葉ホルモンは標的器官を支配する内分泌器官に作用し，機能を発揮する．

ホルモンの種類と主な機能

(1) 成長ホルモン：成長を促進する．

(2) 乳腺刺激ホルモン（プロラクチン）：乳腺の発達を促進，乳汁の分泌を行う．

(3) 甲状腺刺激ホルモン：甲状腺ホルモンの合成分泌を促進する．

(4) 副腎皮質刺激ホルモン：副腎皮質に作用し，副腎皮質ホルモンの分泌を促進する．

(5) 卵胞刺激ホルモン：性腺刺激ホルモンである．卵胞や精細管の発育を促進する．

(6) 黄体形成ホルモン：卵巣の成熟，排卵，黄体形成を促進する．

2）下垂体後葉ホルモン

視床下部でつくられ，神経線維を通って後葉に運ばれ，血中に分泌される．

[ホルモンの種類と主な機能]

(1) バソプレシン

小動脈の平滑筋を収縮させ，血圧を上昇させる．腎臓の尿細管や集合管に働き，原尿の再吸収を促す（**抗利尿ホルモン**である）．

(2) オキシトシン

子宮の平滑筋を収縮させ，陣痛を起こす．乳腺の平滑筋に作用し，乳汁を射出させる．

9. 松果体ホルモン

松果体は間脳に位置し，メラトニンを分泌する．

メラトニン：生体リズム（概日リズム）の形成に関与する．性腺，性器の発育を抑制する．

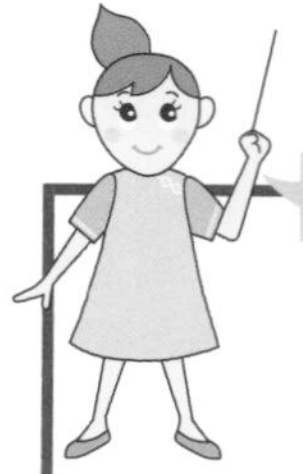

国試に出題されています！

問　血糖値を低下させるのはどれか．（第 27 回 /2018 年）

a　インスリン
b　グルカゴン
c　アドレナリン
d　サイロキシン

答　a

SECTION 25 体温

ヒトは恒温動物であり，環境温の変化にもかかわらず，体内の体内温度（核心温度）はほぼ一定に保たれている．これを体温の恒常性という．恒温動物は代謝によってエネルギーを得るが，その大半は熱として体外に放出される．よって恒温動物の体温は熱産生と熱放散のバランスが保たれることで維持される．

I 体温

1．正常体温

一般的に，身体深部の温度（**体内温度**）のことであり，約**37℃**に維持されている．

2．体温の測定

体温は測定部位により異なる．**腋窩＜口腔＜直腸**の順に体温は**高い**．

直腸温が**体内温度**を反映する．

3．体温の変動因子

以下の因子が体温を変動させる．

(1) 測定部位，(2) 外気温，(3) 日内変動（明け方が低く，夕方に高くなる)，(4) 年齢，(5) 性周期（黄体期では平熱より約0.5℃高くなる)，(6) 運動など

II 体温の平衡

1．熱の産生

安静時，最も熱を産生する臓器は，**骨格筋**と**肝臓**である．

運動時は骨格筋，摂食時は腸管の熱産生量が増加する．

2．熱の放散

1）放射（輻射（ふくしゃ））

皮膚温度が環境温度より高い場合，体表の熱が赤外線として放射する．

2）伝導と対流

皮膚との接触による熱の放散のこと．

3）水分蒸散

発汗と不感蒸散による熱の放散のこと．

III 体温の調節

体温変動が大きくない場合は，2つの体温調節機構（下記の1, 2）により調節している．

1．行動性体温調節

外気温の変化に応じて部屋の温度を調節し，衣服などを変更することで体温を調節すること．

2．自律性体温調節

自律神経系を介し，末梢血管を拡張，収縮させることで，熱放散を調節する．

3．非ふるえ熱産生，ふるえ熱産生

体温の変動が大きくない場合は，1．2で体温調節を行っているが，その後，体温が高い場合は，発汗によって，体温が低い場合は**非ふるえ熱産生（骨格筋は無関与）**を行い，さらに**ふるえ熱産生（骨格筋の不随意的運動）**が行われる．

4．内分泌機能

体温調節機能の発現まで時間がかかるが，内分泌系を介した体温調節も行われる．主にエネルギー代謝関連のホルモン（甲状腺ホルモン，アドレナリン，ステロイドホルモンなど）の分泌による代謝制御の結果，熱の産生が調節され

る．

Ⅳ 発熱

1．発熱物質

感染や腫瘍によって発熱物質が産生され，それが**視床下部**の体温調節中枢に作用する．

2．発熱のメカニズム

1）セットポイント

視床下部は，感知した温度と一定に維持すべき体温（セットポイント）を比較し，体温がセットポイントより高い場合は，体温を下げるように，セットポイントより低い場合は体温を上げるように種々の調節を行う．

2）発熱

体温調節のセットポイントが何らかの原因により上昇したため，体温が平熱より上昇した状態を**発熱**という．発熱に伴い，ふるえ，皮膚血管の収縮，鳥肌，悪寒などが生じる．

3．解熱のメカニズム

体温が平熱に戻ることを**解熱**という．解熱時，体温は上昇したままで，セットポイントが元に戻る．よって，暑いと感じ，発汗などの作用で体温を下げることになる．

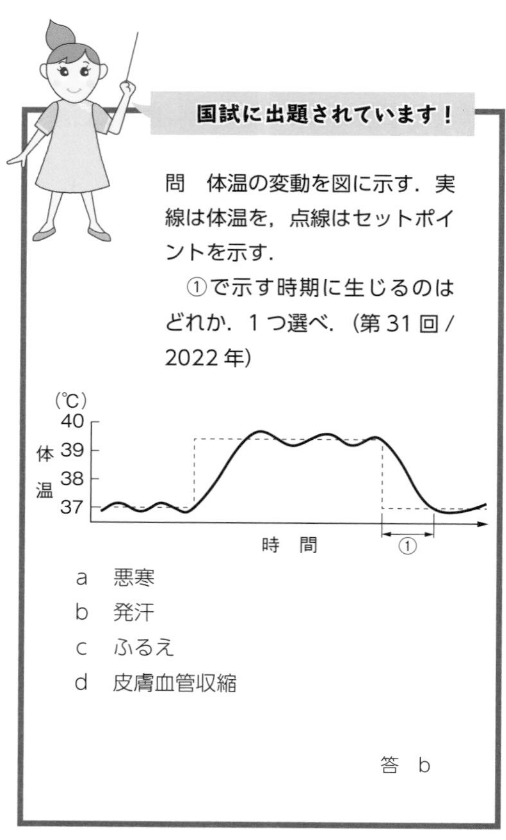

SECTION 26 老化

わが国では 65 歳以上の老齢人口が増え続けている．老化は不可避の自然現象であり，時間とともに身体に生じる生理学的変化の集積である．老齢者の疾病には生体恒常性維持機構の変化が関係することが多い．

I 加齢と老化

1．加齢

出生し，死亡するまでに，年齢に伴う個体の形態および機能的な変化のこと．

2．老化

加齢に伴う生体の変化のこと．老化の終着点に死，つまり寿命がある．

II 老化の特徴

老化は生命現象であり，いくつかの特徴がある．

・生命個体に固有の現象である．
・すべての生理機能に起こる．
・おもむろに現れる．
・生命に対する有利性に乏しい．
・個体差が大きい．

III 老化に伴う機能変化

発生時期と程度に個人差はあるが，その変化は**生体機能の低下**である．

1．予備力

運動や緊急自体への対応能力（予備力）が低下する．

2．防御力

危険回避，免疫力など生体防御能力が低下する．

3．回復力

疲労，病気からの体力を回復する能力が低下する．

4．適応力

自然，社会環境に対応する能力が低下する．

IV 老化と生体機能

1．呼吸系

肺活量の低下．1 秒量（1 秒間に呼出できる最大量）の低下．肺コンプライアンス（肺の膨らみやすさ）の低下．分時呼吸数（1 分あたりの呼吸数）の低下，残気量の増大など．

2．排泄系

腎機能の低下（例：糸球体濾過量の低下）．体内総水分量の減少など．

3．神経系

記憶力の低下．神経伝導速度の低下．体性，特殊感覚，運動機能の低下など．

4．循環系

心筋収縮力の低下．心拍数の低下． 収縮期血圧の上昇など．

5．筋骨格系

筋肉量の減少．骨代謝機能の低下（骨量の減少）など．

6. 免疫系

胸腺の縮小（T リンパ球の産生能の低下）など．

7. 消化器系

肝臓重量の低下（例：薬物代謝能の低下により副作用が出やすい），歯の喪失に伴う咀嚼能力の低下，唾液分泌量の低下など．消化管系の加齢の影響は比較的少ない．

8. 内分泌系

基礎代謝量の低下など．

9. 性機能

更年期障害など．

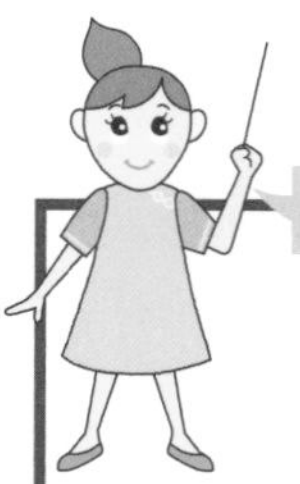

国試に出題されています！

問　高齢者の加齢変化で増加または上昇がみられるのはどれか．（第 23 回 /2014 年）

a　舌筋の筋力
b　味覚の閾値
c　歯髄腔の容積
d　顎骨の骨密度

答　b

II 編

歯・口腔の構造と機能

口腔・顎顔面・頭頸部

Ⅰ 顔面・頸部の体表

臨床的観点から，顔面・頸部は骨，筋や器官などをもとにして，次のように区分する．

眼窩部，眼窩下部，頬骨部，頬部，口部，オトガイ部，耳下腺咬筋部，顎下三角部，オトガイ下部，舌骨部，胸鎖乳突筋部，頸動脈三角部など（**図 2-1**）．

口部では**口唇**は口裂を取り囲み，上唇と下唇に分けられる．また上唇の正中上部に**人中**（にんちゅう/じんちゅう）が，上唇と頬の境に**鼻唇溝**が，下唇とオトガイの境に**オトガイ唇溝**がみられる．

Ⅱ 口腔（図 2-2）

1．部位と区分

口腔は消化管の始まりの部分（**表 2-1**）で，食物を摂取し，細かくかみ砕き，すりつぶして唾液と混ぜ合わせる咀嚼（初期消化）を行い，咀嚼により形成された食塊を咽頭に送る．

口唇粘膜，頬粘膜と上下の歯列弓の間の空間を**口腔前庭**という（**図 2-2, 3**）．口腔前庭には耳下腺管が開口する**耳下腺乳頭**のほかに，上唇小帯，下唇小帯，頬小帯がある（**図 2-2**）．

上下の歯列弓の内方にある空間を**固有口腔**という（**図 2-3**）．

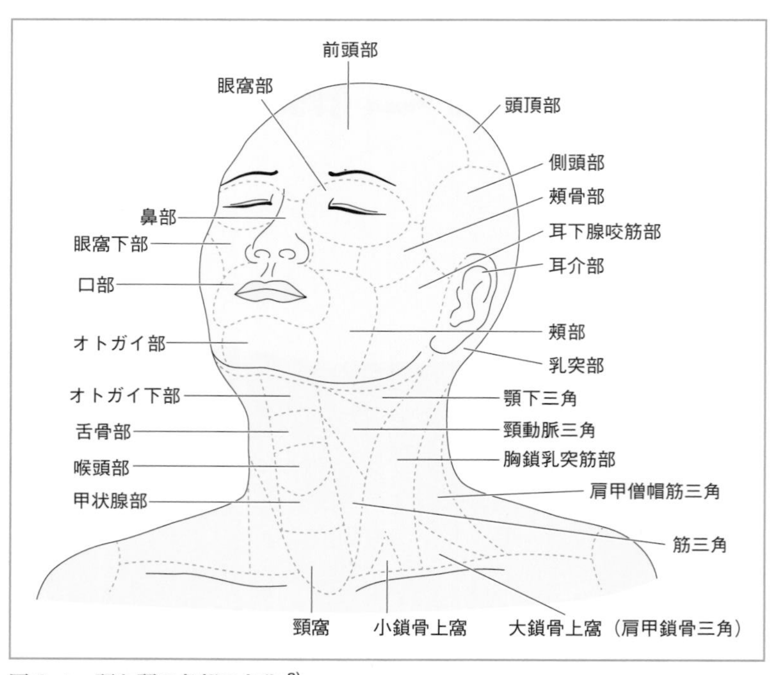

図 2-1 頭と頸の各部の名称 [3)]

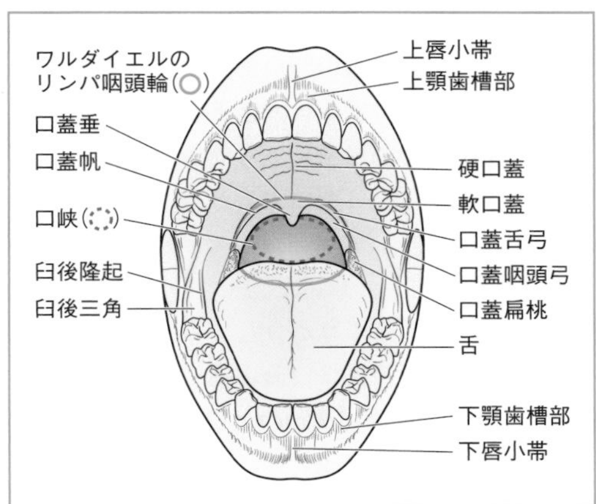

図 2-2　口腔と口峡 [6)]

表 2-1　口腔の範囲

前方	口唇
側方	頬
上方	口蓋
後方	口峡
下方	口腔底

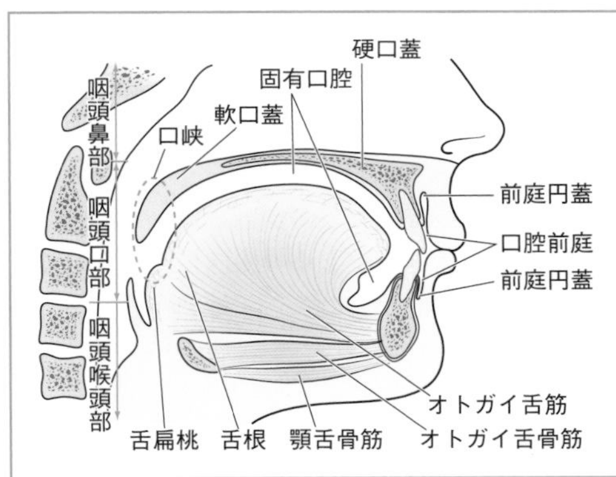

図 2-3　固有口腔と口腔前庭 [6)]

2. 口腔粘膜

口腔の粘膜は基本的に粘膜上皮（**重層扁平上皮**），粘膜固有層，粘膜下組織からなるが，粘膜筋板を欠く．また口腔粘膜はその機能から，**咀嚼粘膜**（口蓋粘膜と歯肉），**特殊粘膜**（舌背粘膜），**被覆粘膜**（それ以外の粘膜）に分けられる．

3. 口唇・頬

1）口唇

口唇は口裂を取り囲み，外側を口角という．赤く見える部分を**赤唇（唇紅）**という．上唇の赤唇中央部にある隆起した部分を上唇結節という．口唇の土台は口輪筋（顔面神経支配）である．

2）頬

頬は口腔の側壁をつくり，外面は皮膚，内面は粘膜で覆われ，その間に頬筋（顔面神経支配）がある．上顎第二大臼歯に対合する部位に耳下腺管が開口する**耳下腺乳頭**がある．

4. 口蓋・口峡

1）口蓋

口蓋は口腔と鼻腔を分け，固有口腔の天井をつくる．口蓋は上顎骨と口蓋骨で裏打ちされる**硬口蓋**（前方 2/3）と，骨の支柱を欠く可動性の**軟口蓋**（後方 1/3）に区分される（**図 2-3**）．

硬口蓋粘膜には口蓋縫線，横口蓋ヒダ，切歯乳頭がある．軟口蓋後部を**口蓋帆**（こうがいはん），正中部の後下方に突出した部位を**口蓋垂**という．口蓋帆から**口蓋舌弓**と**口蓋咽頭弓**が起こり，この間のくぼみは扁桃窩とよばれ，**口蓋扁桃**がある．軟口蓋は口蓋筋（口蓋帆挙筋，口蓋帆張筋，口蓋垂筋，口蓋舌筋，口蓋咽頭筋）でつくられる．

2）口峡

口蓋舌弓，口蓋咽頭弓および舌根で囲まれる部位を**口峡**といい（**図 2-2, 3**），口腔と咽頭の境である．この部位には発生当初，**口咽頭膜**があった．

5. 舌

舌は骨格筋でできており，可変性に富む．食物と唾液の練和や食物の口腔内移送，さらに食塊の咽頭への移送を行う．位置と形を変えることで，喉頭でつくられた音（喉頭原音）を音（言語音）にする構音機能をもつ．また味を感じるとともに，食物など口腔内に取り込まれた物の形，性質を認識することができる．

1）舌の構造

前 2/3 の**舌尖部**，**舌体部**，後 1/3 の**舌根部**に分けられる（**図 2-4**）．舌尖部と舌体部の境界は不明瞭だが，舌体部と舌根部は**分界溝**により

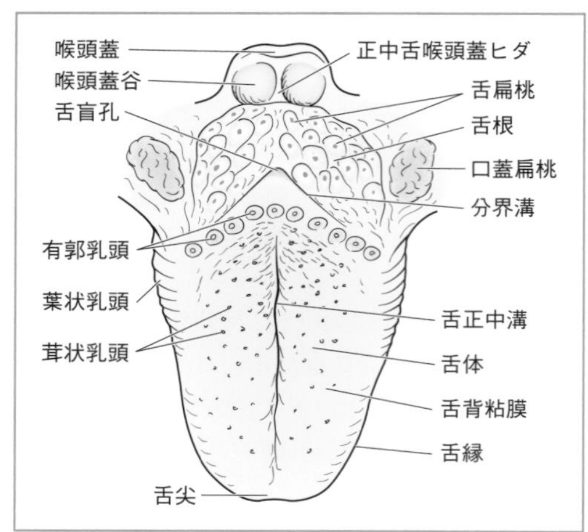

図 2-4　舌の表面構造 [7)]

区別される．分界溝の頂部には，甲状腺をつくる際に舌粘膜の上皮が落ち込んだ名残である**舌盲孔**がある．

舌の表面は**舌背**とよばれ，下面は舌下面という．

2）舌乳頭

舌背の中央に**舌正中溝**がある．舌背には**糸状乳頭**，**茸状乳頭**，**葉状乳頭**，**有郭乳頭**がある．糸状乳頭は舌背全面に分布し，唯一，角化している．赤く見える茸状乳頭は茸状の形をしている．葉状乳頭は舌の後部の側面に，有郭乳頭は分界溝の直前に並ぶ．有郭乳頭の上面の平坦な円丘は深い溝で輪状に周囲を囲まれる．味蕾は茸状乳頭，葉状乳頭，有郭乳頭にある．

3）舌腺

有郭乳頭の溝には**Ebner〈エブネル〉腺**（漿液腺）が開口する．また舌腺としてEbner〈エブネル〉腺に加えて，**前舌腺（Blandin-Nuhn〈ブランディン・ヌーン〉腺）（混合腺）**，**後舌腺（粘液腺）**がある．

4）舌下面

舌下面の正中部には**舌小帯**があり，その外側に**采状ヒダ**がある．また舌下腺のために膨らんだ**舌下ヒダ**（舌下腺の開口部）がある．舌下ヒダの内側の舌小帯近くに，**舌下小丘**がある（顎下腺と舌下腺の開口部）．下顎前歯舌側面は顎下腺，舌下腺がともに開口するため，歯石が沈着しやすい．

5）舌扁桃

舌後面の表面はデコボコしており，ここに**舌扁桃**がある．舌扁桃は口蓋扁桃，咽頭扁桃，耳管扁桃とともに**Waldeyer〈ワルダイエル〉咽頭輪**をつくる（**図 2-2**）．

6）舌筋

舌筋は頭蓋骨から起こり舌内に終わる**外舌筋**（舌の位置を変える）と，舌内から起こり舌内に終わる**内舌筋**（舌の形を変える）に分けられる．これらの運動は**舌下神経**で支配される．

7）舌の血管とリンパ

舌には舌動脈が分布し，血液は舌静脈で回収される．舌尖からのリンパはオトガイ下リンパ節に，舌の前2/3のリンパは顎下リンパ節を経て深頸リンパ節に，後1/3のリンパは直接深頸リンパ節に注ぐ．舌の神経支配を**表 2-2**に示す．

Ⅲ　唾液腺

唾液腺は，大唾液腺と小唾液腺に分けられる．また産生する唾液の性質により，漿液腺，粘液腺，混合腺に分けられる．

1．大唾液腺

大唾液線には耳下腺，顎下腺，舌下腺がある（**表 2-3**）．

2．小唾液腺

口唇腺，頬腺，口蓋腺，舌腺などがある．多くは粘液腺であるが，有郭乳頭にあるEbner〈エ

表 2-2　舌の神経支配

	前 2/3	後 1/3	舌根部
感覚	舌神経（V，三叉神経）	舌咽神経（IX）	迷走神経（XI）
味覚	鼓索神経（VII，顔面神経）	舌咽神経（IX）	迷走神経（XI）
運動	舌下神経（XII）		

表 2-3　大唾液線

名称	存在部位	腺の性質	開口部位	分泌神経
耳下腺	耳の前下方	純漿液腺	耳下腺乳頭	舌咽神経
顎下腺	顎下腺窩	混合腺（漿液性優性）	舌下小丘	顔面神経
舌下腺	舌下腺窩	混合腺（粘液性優性）	舌下小丘（大舌下腺） 舌下ヒダ（小舌下腺）	顔面神経

表 2-4　副鼻腔

名称	存在部位	交通する部位
上顎洞	上顎骨の中（最大の副鼻腔）	半月裂孔を経て，中鼻道
篩骨洞	篩骨の中（篩骨蜂巣をつくる）	中鼻道と上鼻道
前頭洞	前頭骨の中	中鼻道
蝶形骨洞	蝶形骨の中（トルコ鞍の下）	蝶篩陥凹（鼻腔上壁）

ブネル〉腺は漿液腺である．

Ⅳ　鼻腔・副鼻腔

鼻腔は外鼻孔から後鼻孔までの空間で，**鼻前庭，呼吸部，嗅部**に大別される．鼻前庭は鼻翼内部の空間である．呼吸部は鼻腔の大部分を占め，多列線毛上皮で覆われ，血管，神経に富む．下鼻道に鼻涙管の開口部がある．嗅部は鼻腔上壁の小領域で嗅細胞を含む嗅上皮が存在する．

鼻腔周囲の骨内部の腔を副鼻腔という．副鼻腔には**上顎洞，前頭洞，篩骨洞（篩骨蜂巣），蝶形骨洞**がある（**表 2-4**）．これらは鼻腔と連絡し，表面は鼻腔粘膜（多列線毛上皮）で覆われる．

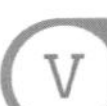　咽頭・喉頭

1）咽頭

咽頭は鼻腔，口腔の後方に位置する筋性の管で，**（咽頭）鼻部，（咽頭）口部，（咽頭）喉頭部**に分けられる（**図 2-5，表 2-5**）．咽頭の筋は横紋筋で，縦走筋（茎突咽頭筋，口蓋咽頭筋，耳管咽頭筋）と輪走筋（上，中，下咽頭収縮筋）に分けられ，前者は舌咽神経で，後者は咽頭神

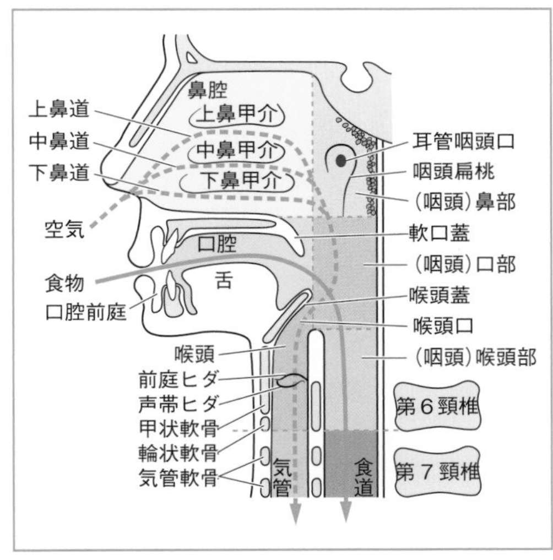

図 2-5　咽頭の構造（空気と食物の通り道）[9]

表 2-5　（咽頭）鼻部，（咽頭）口部，（咽頭）喉頭部

	特徴	上皮の種類
（咽頭）鼻部 （上咽頭）	・後鼻孔で鼻腔と交通 ・側壁に**耳管咽頭口**（耳管：咽頭と鼓室をつなぐ），周囲に**咽頭扁桃**	多列線毛上皮
（咽頭）口部 （上咽頭）	・口峡により，口腔と交通 ・軟口蓋により鼻部と区分	重層扁平上皮
（咽頭）喉頭部 （下咽頭）	・前上方にある喉頭口を介して喉頭と交通 ・後方は食道と交通	重層扁平上皮

経叢（舌咽神経と迷走神経）で支配される．

2）喉頭

喉頭は喉頭口より始まり，輪状軟骨下縁の高さ（第6頸椎の高さ）で気管に連絡する．喉頭の支柱は軟骨で，これを**喉頭軟骨**といい，**甲状軟骨**，**輪状軟骨**，**披裂軟骨**（以上，硝子軟骨），**喉頭蓋軟骨**（弾性軟骨）がある．喉頭蓋軟骨により，**喉頭蓋**という粘膜の突出ができ，嚥下の際，喉頭が上方に引き上げられ，喉頭蓋に押しつけられることで喉頭口が閉鎖される．

喉頭の筋は骨格筋で，外喉頭筋と内喉頭筋に分けられる．外喉頭筋は喉頭と周囲を結び，喉頭を上下する．内喉頭筋は喉頭の内にある筋で，発声の際，重要な働きをする．また喉頭腔には前庭ヒダと声帯ヒダがあり，左右の声帯ヒダの間を声門裂といい，声帯ヒダと合わせて**声帯**という．声帯ヒダの振動により，音が生じる．声帯の筋は迷走神経から分かれる**反回神経（下喉頭神経）**で支配される．

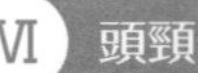

Ⅵ 頭頸部の骨格系

1．頭蓋骨

頭蓋は脳を入れる**脳頭蓋**（神経頭蓋）と呼吸器や消化器の入り口を構成する**顔面頭蓋**（内臓頭蓋）からなる（**表 2-6**）．頭蓋骨は15種23個の骨により構成される．脳頭蓋は頭蓋冠と頭蓋底に区分され，脳が入る腔を頭蓋腔という．

表 2-6　脳頭蓋と顔面頭蓋

脳頭蓋	有対	側頭骨，頭頂骨，下鼻甲介，涙骨，鼻骨
	無対	後頭骨，蝶形骨，前頭骨，篩骨，鋤骨
顔面頭蓋	有対	上顎骨，口蓋骨，頬骨
	無対	下顎骨，舌骨

1）前面

前頭部と顔面部に分けられ，顔面部には**眼窩**があり，鼻腔の入り口である梨状口（りじょうこう）がある．また，小臼歯を通り正中線にほぼ平行な線上に，**眼窩上孔**，**眼窩下孔**，**オトガイ孔**が並び（**図 2-6**），これらから三叉神経の終枝が出る（Valleix〈バレー〉の圧痛点）．

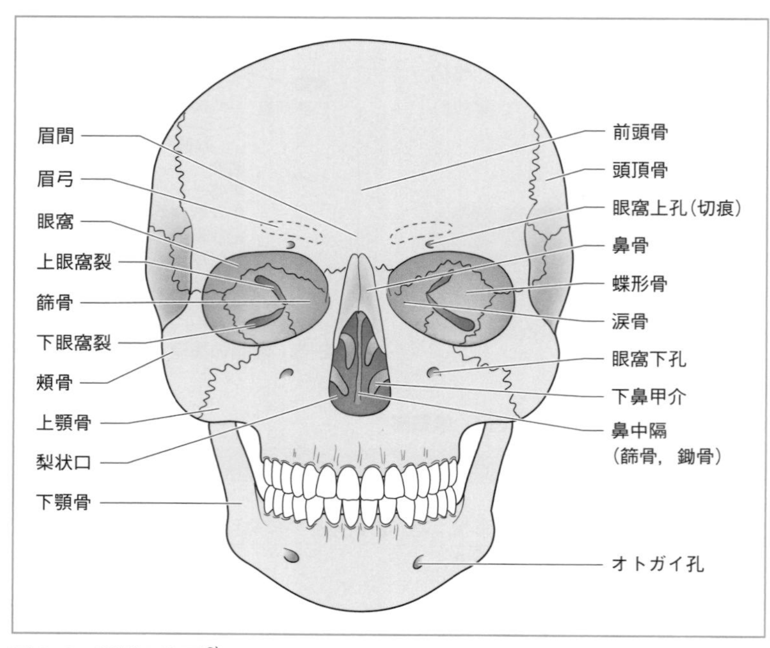

図 2-6　頭蓋の前面 [9)]

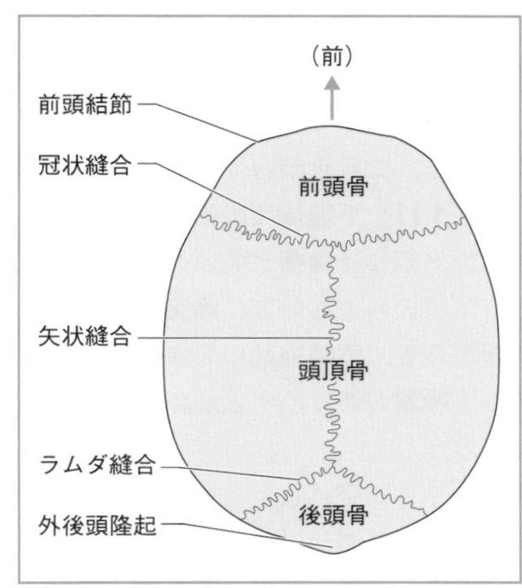

図 2-7　頭蓋の上面[9)]

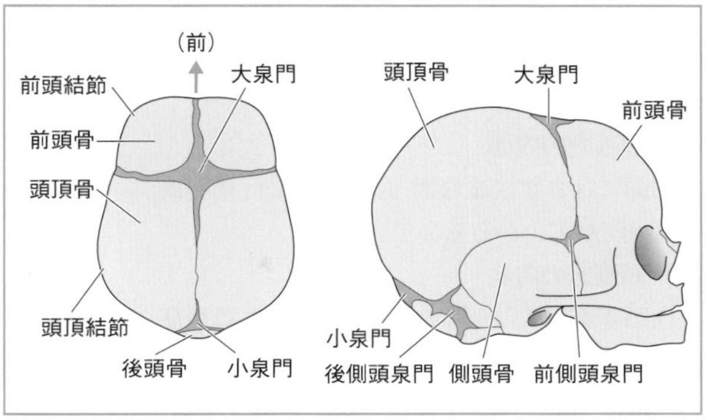

図 2-8　新生児の頭蓋[9)]
小泉門→前側頭泉門→後側頭泉門→大泉門の順で閉鎖する.

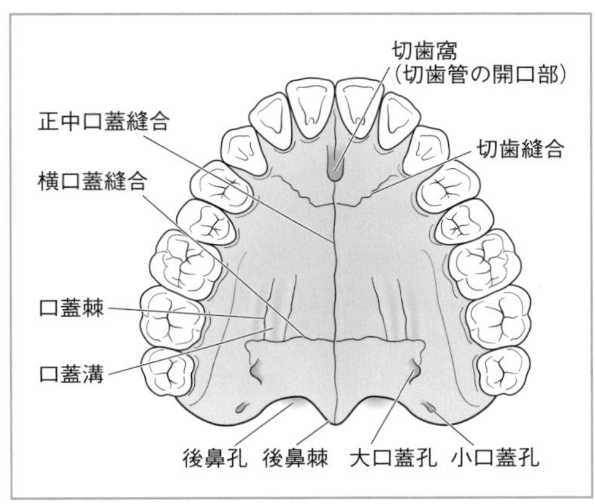

図 2-9　骨口蓋（硬口蓋）[9)]
成人では切歯縫合は骨化しているので存在しないが，図中ではその位置を示している.

2）上面と後面

上面には冠状縫合（前頭骨と左右の頭頂骨の間），矢状縫合（左右頭頂骨の間の前後に走る），ラムダ（人字）縫合（左右の頭頂骨と後頭骨との間）がある（**図 2-7**）．新生児では，これらの縫合が交わる部分は結合組織の膜で覆われ，これを**泉門**（せんもん）という．大泉門，小泉門，前側頭泉門，後側頭泉門がある（**図 2-8**）．これらの泉門の閉鎖時期は個人差があるが，2 歳頃までにすべて閉鎖する．

後面中央には外後頭隆起がある．

3）側面

外耳孔があり，その後方に**乳様突起**が，前上方に**頬骨弓**がある．重要な窩として，**側頭窩**，**側頭下窩**，**翼口蓋窩**がある．翼口蓋窩は翼上顎裂から内方に連なる狭い凹みで，いろいろな部位と交通している．

4）下面

前部，中部，後部に分けられる．

（1）前部

前 2/3 は上顎骨（口蓋突起），後ろ 1/3 は口蓋骨（水平板）でできる（**図 2-9**）．正中に**正中口蓋縫合**があり，その前端に**切歯窩**（鼻口蓋神経が通る）がある．骨口蓋の後外側隅に**大口蓋孔**と**小口蓋孔**（それぞれ大口蓋神経，小口蓋神経が通る）がある．歯槽弓には歯根を入れる**歯槽**が並び，歯槽と歯槽の間の壁を**槽間中隔**，歯槽の中にある壁を**根間中隔**という．骨口蓋の後方には後鼻孔があり，その両側には蝶形骨**翼状突起**がある．この突起は内側板と外側板に分かれ，その間に**翼突窩**がある．内側板の下端を**翼突鈎**（よくとつこう）という．蝶形骨大翼の後縁部には**卵円孔**がある．

（2）中部

中央に**咽頭結節**があり，ここに咽頭の一部がつく．側頭骨岩様部の錐体と後頭骨の間には破裂孔と**頸静脈孔**（舌咽神経，迷走神経，副神経が通る）があり，錐体下縁には**頸動脈管**が開く．錐体下面の後下部には**茎状突起**があり，その後外側には**乳様突起**がある．この間に**茎乳突孔**（顔面神経が通る）が開く．

（3）後部

中央に**大（後頭）孔**（脊髄が通る）がある．

大後頭孔の前半部の両側に後頭顆があり，基部に**舌下神経管**（舌下神経が通る）がある．

5）内部

(1) 頭蓋冠の内面

内面にはさまざまな溝（上矢状洞溝，横洞溝，S状洞溝など）がある．

(2) 頭蓋底の内面

内頭蓋底ともよばれ，**前頭蓋窩**，**中頭蓋窩**，**後頭蓋窩**に区分される．前頭蓋窩には嗅神経（Ⅰ）が通る小さな穴がある．中頭蓋窩の中央には**下垂体窩**があり，この前後を含めて**トルコ鞍**という．中頭蓋窩には**正円孔**（上顎神経が通る），**卵円孔**（下顎神経が通る），棘孔がある．後頭蓋窩の中央には大（後頭）孔がある．

6）口腔をつくる骨

口腔をつくる骨は**上顎骨**，**口蓋骨**，**下顎骨**である．

(1) 上顎骨（図 2-10）

左右1個ずつあり，上顎体とこれから出る4種類の突起（**前頭突起**，**頬骨突起**，**歯槽突起**，**口蓋突起**）でできている．前面には鼻切痕と**眼窩下孔**があり，上面には**眼窩下溝**がある．後面中央には**歯槽孔**が開き，内側面には上顎洞裂孔がある．底面には歯槽突起がある．頬骨突起は頬骨弓を，歯槽突起は歯槽弓を，口蓋突起は骨口蓋の前2/3をつくる．

(2) 口蓋骨

左右1個ずつあり，垂直板と水平板によりL字形をしている．水平板は上顎骨口蓋突起と接合し，骨口蓋の後ろ1/3をつくる．

(3) 下顎骨

頭蓋と左右の顎関節で連結する．**下顎体**と**下顎枝**に大別され，これらが合うところを**下顎角**という（**図 2-11**）．下顎体は歯槽部と下顎底に分けられ，歯槽部には**歯槽**が開口し，**下歯槽弓**をつくる．下顎枝の上端前方に**筋突起**が，後方に**関節突起**がある．関節突起の先端はラグビーボール状の**下顎頭**があり，下顎頭の直下は下顎頸とよばれる．

①外面

歯槽に一致した外側への膨らみを**歯槽隆起**という．正中部の三角形の隆起を**オトガイ隆起**といい，この隆起の外側には1対の**オトガイ結節**がある．これらにより，**オトガイ**をつくる．下顎小臼歯の直下には**オトガイ孔**がある．下顎角には**咬筋粗面**（咬筋がつく）がある．

②内面（**図 2-12**）

下顎頸の前内側面に**翼突筋窩**（外側翼突筋がつく）があり，下顎角の内面には**翼突筋粗面**（内側翼突筋がつく）がある．下顎枝中央には**下顎孔**（下歯槽神経，動・静脈が通る）が開口し，この前方に下顎小舌（蝶下顎靭帯がつく）という小さな小突起がある．下顎孔から顎舌骨筋神経溝という浅い溝が走り，この溝の上方に**顎舌骨筋線**（顎舌骨筋がつく）がある．顎舌骨筋線の前上方に舌下腺窩，後下方に顎下腺窩がある．正中部内面にはオトガイ棘（オトガイ舌骨筋とオトガイ舌筋がつく）があり，その外側には二腹筋窩（顎二腹筋がつく）がある．

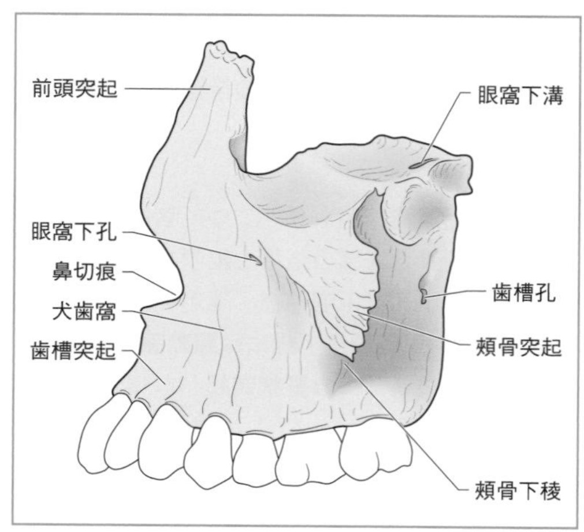

図 2-10　上顎骨の前面・後面・上面（右側）[9)]

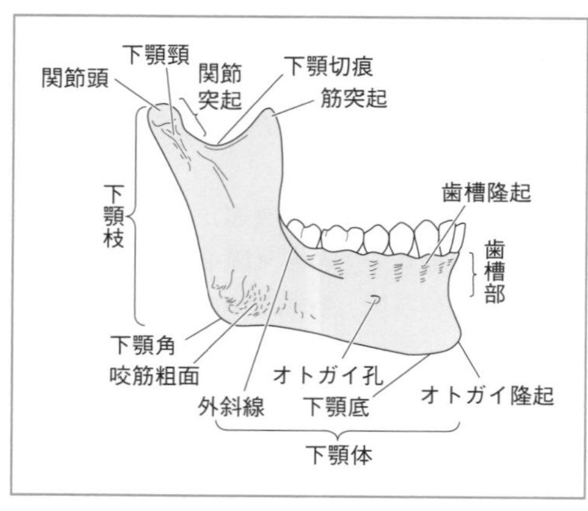

図 2-11　下顎骨外面[9)]

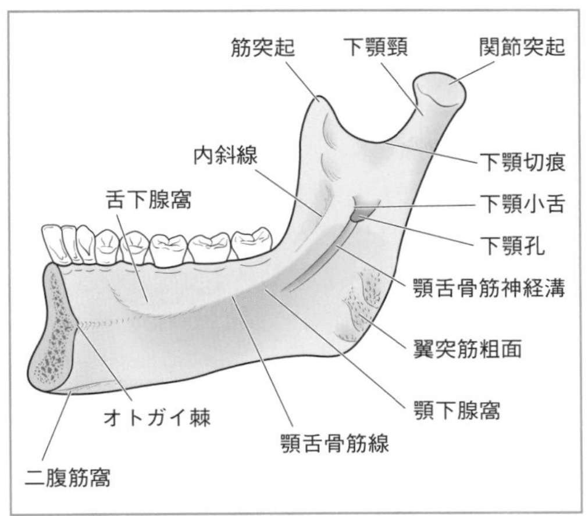

図 2-12　下顎骨内面 [9)]

2. 縫合

p.77 参照.

3. 顎関節

下顎骨と側頭骨の間の関節で，**側頭下顎関節**ともいう．両側の顎関節は協調して動く人体で唯一の**両側性**の可動関節である．関節円板により，関節腔は上関節腔，下関節腔に分けられ，関節腔は滑液で満たされる（**滑膜性関節**）.

1）骨部・下顎頭軟骨

下顎頭（下顎骨）と，**下顎窩**と**関節結節**（側頭骨）でつくられる．大きく開口すると，下顎頭は下顎窩から関節結節の斜面に沿って，前へ滑る．下顎頭の表面（関節面）は線維の多い軟骨で覆われる.

2）関節円板

下顎頭と下顎窩の間を**関節腔**といい．その中央には密な線維性結合組織でできた**関節円板**がある．関節円板は中央がくぼんでおり，血管や神経が存在しない．関節円板には外側翼突筋の一部（上頭）がつく.

3）関節包・靱帯

関節包は顎関節の周りを囲み，靱帯とともに顎関節を補強している．関節包は 2 層構造で，外側は強固な線維性結合組織，内側は**滑膜**でできている．滑膜から，関節腔を満たす滑液が分泌され，潤滑剤として働く.

靱帯には顎運動を規制し，顎関節を補強する**外側靱帯**と**副靱帯**がある．副靱帯として**蝶下顎靱帯**と**茎突下顎靱帯**がある.

Ⅶ　頭頸部の筋系

1. 顔面筋（表情筋）

顔面の表層にある筋を**顔面筋**といい，主として頭蓋骨から起こって皮膚につく（**皮筋**）．これらは表情をつくるので，**表情筋**ともいう．表情筋は**第二鰓弓由来**であるので，その運動はすべて**顔面神経（Ⅶ）**で支配される.

1）頰筋

翼突下顎縫線と上顎骨・下顎骨臼歯部の歯槽から起こり，口角で口輪筋に移行する．口腔の圧力を高めたり，口腔を陰圧にしたりする（吸啜（きゅうてつ））．また咀嚼時に食塊を歯列上に乗せる（**図 2-13**）.

2）口輪筋

口の周りをリング状に取り巻く筋で，口裂を閉じる．口笛を吹いたり，口唇を前方にとがらせる.

3）モダイオラス（口角結節）

口角の外側で口裂周囲の筋が集まる部位で，義歯の設計の際，重要な部位である.

2. 咀嚼筋

咀嚼運動に直接関与する筋で，**第一鰓弓由来**で，**下顎神経（三叉神経）**で支配される.

咬筋，**側頭筋**，**内側翼突筋**，**外側翼突筋**があ

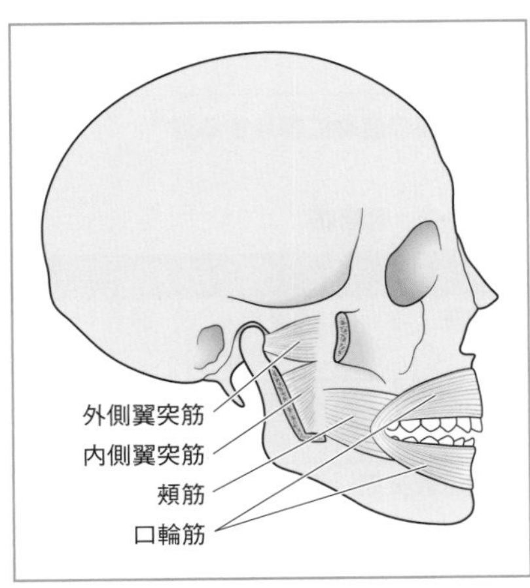

図 2-13　口腔周囲の筋 [9)]

る（**図 2-14，表 2-7**）.

3. 頸部の筋

表層にある浅頸筋と深層にある深頸筋に区分される.

浅頸筋は，頸の皮下の表層にある広頸筋，側頸部にある胸鎖乳突筋，**舌骨上筋群**と**舌骨下筋群**に分けられる．深頸筋は頸椎の両側あるいは前側にある.

1）広頸筋

頸の最表層にある非常に薄い皮筋である．顔面神経（Ⅶ）支配.

2）胸鎖乳突筋

胸骨（胸骨頭）と鎖骨（鎖骨頭）から起こり，側頭骨（乳様突起）につく二頭筋である．副神経（XI）と頸神経叢からの枝で支配される（二重支配）．頭部を側屈して，反対側に回旋する.

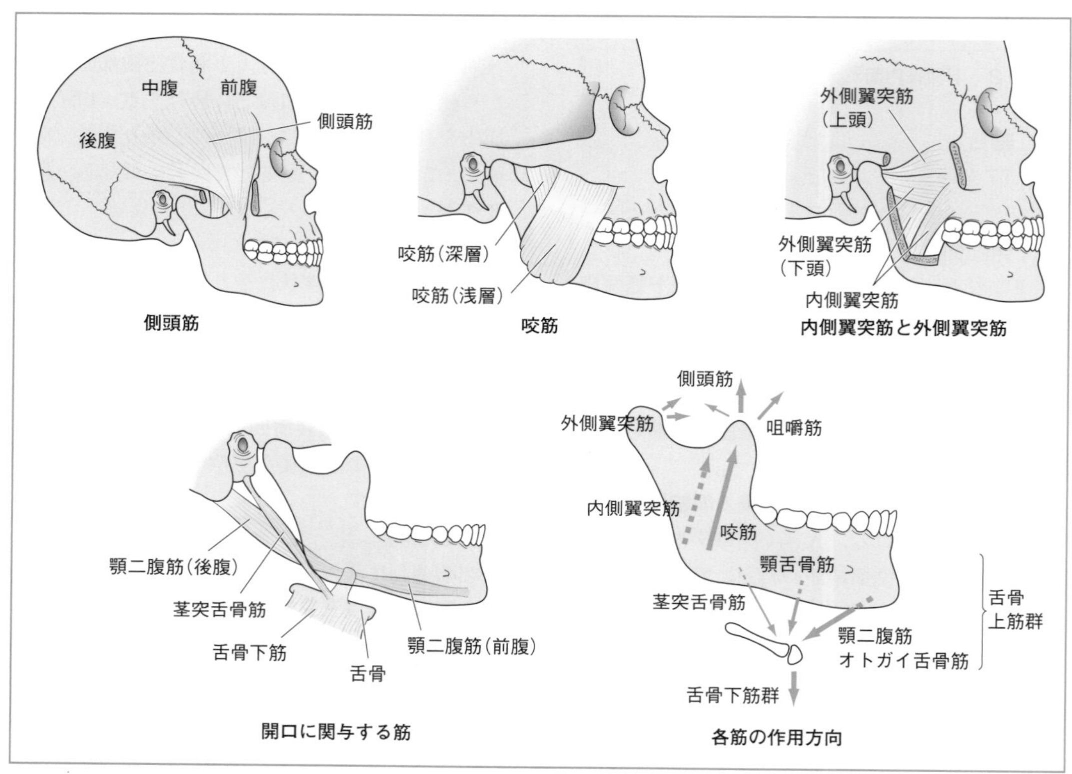

図 2-14　下顎の運動に関与する筋[6]

表 2-7　咀嚼筋

	起始	停止	作用	支配神経
咬筋	頬骨弓	下顎角外面 （咬筋粗面）	下顎の挙上	咬筋神経 （下顎神経）
側頭筋	側頭窩	筋突起	下顎の挙上 下顎の後退（後部筋束）	深側頭神経 （下顎神経）
内側翼突筋	蝶形骨翼状突起 （翼突窩）	下顎角内面 （翼突筋粗面）	下顎の挙上	内側翼突筋神経 （下顎神経）
外側翼突筋	上頭：蝶形骨大翼 下頭：蝶形骨翼状突起	関節突起 （翼突筋窩）	下顎の前進 片側の収縮で側方運動	外側翼突筋神経 （下顎神経）

3）前頸筋（舌骨上筋群，舌骨下筋群）

(1) 舌骨上筋群

舌骨上筋群（顎二腹筋，顎舌骨筋，茎突舌骨筋，オトガイ舌骨筋）は，下顎が固定されているとき（閉口時）に舌骨を引き上げ，嚥下に関与（喉頭の挙上）し，また舌骨が固定されているときは下顎骨を引き下げる（開口）（**図2-14**）．顎二腹筋の前腹，後腹と下顎骨でできる三角を**顎下三角**（**図2-15**）という．また顎舌骨筋は口腔底をつくり，口腔の内外を決定するので，**口腔隔膜**（こうくうかくまく）とよばれる．

舌骨上筋群の起始，停止，支配神経を**表2-8**にまとめる．

(2) 舌骨下筋群

舌骨下筋群（胸骨舌骨筋，肩甲舌骨筋，胸骨甲状筋，甲状舌骨筋）は，舌骨を引き下げる．頸神経ワナの枝によって支配される．

Ⅷ 頭頸部の脈管系

頭頸部に分布する動脈は，総頸動脈から分かれた**外頸動脈**の枝である．総頸動脈のもう1つの枝である**内頸動脈**は頭蓋内に入り，脳と眼球に分布する．

頭頸部の静脈系は外頸静脈と内頸静脈であるが，ほとんどの血液は**内頸静脈**に回収される．外頸静脈は皮静脈であり，内頸静脈のバイパスである．

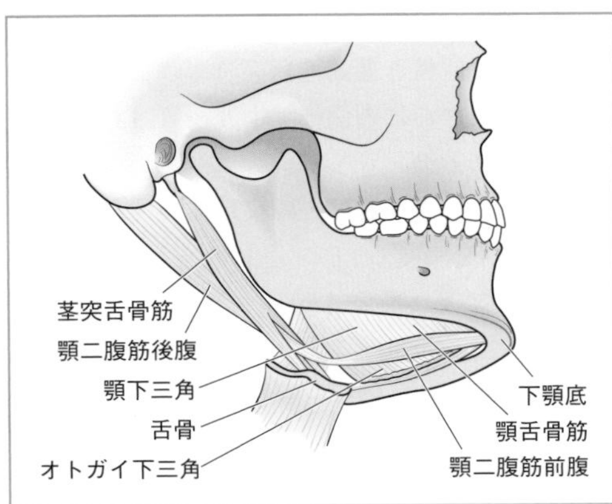

図2-15 顎下三角部[6)]

1．動脈系

頭頸部に分布する動脈は主として総頸動脈に由来するが，脳に行く**椎骨動脈**は鎖骨下動脈から起こる．

1）総頸動脈

甲状軟骨上縁の高さで，外頸動脈と内頸動脈に分かれる．その分岐部には化学受容器である**頸動脈小体**があり，血中の二酸化炭素濃度をモニターしている．

外頸動脈の終枝は**顎動脈**と**浅側頭動脈**である．外頸動脈の枝を**表2-9**に示す．

2）舌動脈

舌とその付近に分布する動脈で，舌深動脈と舌下動脈に分かれる．

3）顔面動脈

舌動脈のやや上方から出て，下顎骨の下縁（ここで脈を触れる）を回って，顔面に現れ，その後，口角，鼻翼を経て，内眼角（眼角動脈）に至る．この間，上行口蓋動脈，オトガイ下動脈，上唇動脈・下唇動脈を出す．左右の上唇・下唇動脈が口を囲んで動脈輪をつくる．顔面の皮膚，口唇粘膜，表情筋を栄養する．

4）顎動脈

外頸動脈の終枝の1つで，側頭下窩，上顎，下顎，鼻腔，口蓋などに分布する．顎動脈は下顎頸付近で**浅側頭動脈**に分かれた後，外側翼突筋の外面を前進し，翼口蓋窩に入る．走行部位から3部に分けられる．

表2-8 舌骨上筋群

筋肉名	起始	停止	支配神経
顎二腹筋 （中間腱のところで舌骨につく）	前腹：下顎骨（二腹筋窩） 後腹：側頭骨（乳突切痕）	舌骨	前腹：三叉神経（Ⅴ） 後腹：顔面神経（Ⅶ）
顎舌骨筋	下顎骨（顎舌骨筋線）	舌骨	三叉神経（Ⅴ）
茎突舌骨筋	側頭骨（茎状突起）	舌骨	顔面神経（Ⅶ）
オトガイ舌骨筋	下顎骨（オトガイ棘）	舌骨	舌下神経（Ⅻ）

表 2-9　外頸動脈の枝

前壁から出る枝	上甲状腺動脈，舌動脈，顔面動脈
後壁から出る枝	後頭動脈，後耳介動脈
内壁から出る枝	上行咽頭動脈
終枝	顎動脈，浅側頭動脈

・**下顎枝部**：主に下顎骨と下顎歯に分布する．
・**翼突筋部**：主に咀嚼筋に分布する．
・**翼口蓋窩部**：主に上顎骨と上顎臼歯に分布する．

上顎，下顎に分布する主な動脈を**表 2-10** に示す．

2. 静脈系

頭頸部の静脈血は**内頸静脈**に集まる．**外頸静脈**は鎖骨下静脈に注ぐ．内頸静脈と鎖骨下静脈は合して腕頭静脈となり，左右の**腕頭静脈**が上大静脈に注ぐ．このほか，主な枝として，下顎後静脈，顔面静脈，舌静脈がある．静脈は変異が多く，また何本もの静脈が集まり静脈叢をつくる．口腔に最も関係が深い静脈叢として，**翼突筋静脈叢**がある．

下顎後静脈は浅側頭静脈と顎静脈が合流したもので，下顎角の下で顔面静脈（顔面動脈の分布域の血液を回収）と合流し，主に内頸静脈に，一部のものは外頸静脈に注ぐ．

翼突筋静脈叢は側頭筋と外側翼突筋の間にあり，顎動脈の分布域からの血液を集める．

3. リンパ系

頭頸部，特に頸部には多数のリンパ節がある．リンパはこれらのリンパ節を通り，**頸リンパ本幹**に集まる．右の頸リンパ本幹は右リンパ本幹となり，右の静脈角に注ぐ．左の頸リンパ本幹は鎖骨下リンパ本幹とともに**胸管**に注ぎ，左の**静脈角**に注ぐ．

頭部のリンパ節では**オトガイ下リンパ節**と**顎下リンパ節**が重要である．オトガイ下リンパ節はオトガイ下三角にあり，下唇，下顎切歯部からのリンパが入る．顎下リンパ節は顎下三角にあり，下唇，下顎切歯部を除く口腔領域からのリンパが注ぐ．頭部のリンパ節からのリンパは最終的に深頸リンパ節に流れ込む．

Ⅸ 頭頸部の神経系

1. 脳神経

1）三叉神経（V）

（1）概略

・**第一鰓弓**に由来する構造物を支配
・**眼神経**（感覚性），**上顎神経**（感覚性），**下顎神経**（感覚性と運動性）
・それぞれさらに内側枝，中間枝（最も太い），外側枝に分岐
・感覚性の**三叉神経節**と副交感性の神経節（**表 2-11**）をつくる

（2）大きな枝（表 2-11）

①眼神経

眼窩の内部，前頭部，鼻腔などの感覚を伝える．

②上顎神経（**図 2-16**）

表 2-10　上顎，下顎に分布する主な動脈（顎動脈の枝）

上顎	後上歯槽動脈	歯槽孔から上顎骨内に入り，後上歯槽管内を前進して上顎臼歯部に分布
	眼窩下動脈	眼窩下溝，眼窩下管を通り，途中で 2～3 本の前上歯槽動脈を出し，上顎の歯などに分布
	下行口蓋動脈	口蓋管を下行し，大口蓋動脈（硬口蓋），小口蓋動脈（軟口蓋と口蓋扁桃）に分枝
下顎	下歯槽動脈	下顎孔から下歯槽神経とともに下顎管に入り，歯枝，切歯枝を出した後，オトガイ孔から出る オトガイ孔から出るとオトガイ動脈と名前を変え，下唇に分布

表 2-11　三叉神経の主な枝と付属神経節

	頭蓋から出る骨の穴	外側枝	中間枝	内側枝	付属神経節（副交感性）
眼神経	上眼窩裂	涙腺神経	前頭神経	鼻毛様体神経	毛様体神経節
上顎神経	正円孔	頬骨神経	眼窩下神経	翼口蓋神経	翼口蓋神経節
下顎神経	卵円孔	頬神経	下歯槽神経	舌神経	耳神経節 顎下神経節

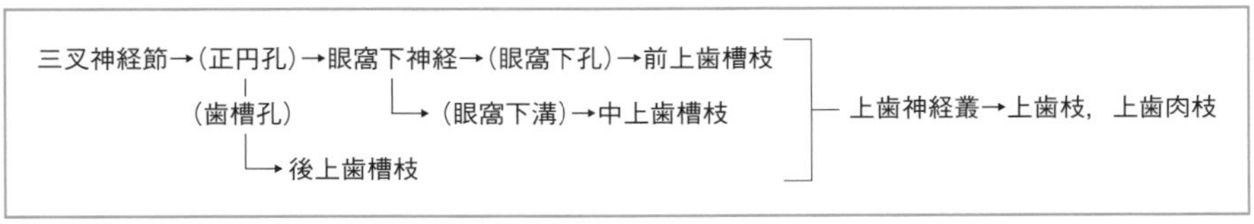

三叉神経節→（正円孔）→眼窩下神経→（眼窩下孔）→前上歯槽枝
（歯槽孔）→後上歯槽枝
（眼窩下溝）→中上歯槽枝
→上歯神経叢→上歯枝，上歯肉枝

図 2-16　上顎に分布する神経（上顎神経の枝）

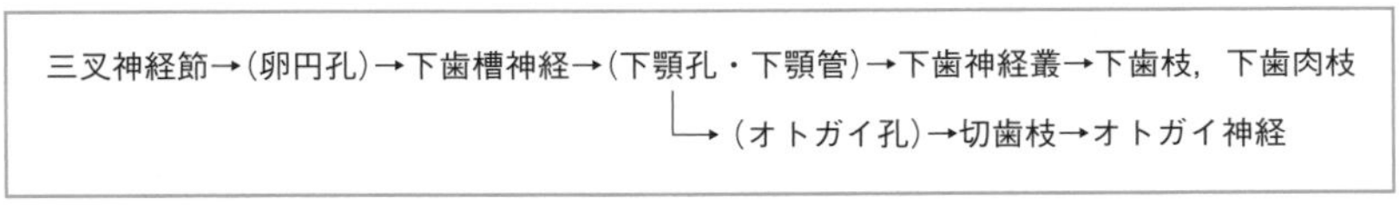

三叉神経節→（卵円孔）→下歯槽神経→（下顎孔・下顎管）→下歯神経叢→下歯枝，下歯肉枝
→（オトガイ孔）→切歯枝→オトガイ神経

図 2-17　下顎に分布する神経（下顎神経の枝）

上顔面部の皮膚，口蓋，上顎歯などの感覚を伝える．

③下顎神経（**図 2-17**）

側頭部・口腔周囲の皮膚感覚，下顎歯などの感覚を伝え，咀嚼筋などの筋の運動を支配する．舌前 2/3 の感覚は舌神経が担う．下顎臼歯部頬側歯肉は頬神経の支配を受けることに注意．

歯，歯周組織に分布する神経を**図 2-16，17** にまとめる．

2）顔面神経（Ⅶ）

（1）概略

・**第二鰓弓**に由来する構造物を支配
・顔面筋（表情筋）を支配する運動成分，副交感性成分（中間神経），味覚伝達成分から構成
・内耳孔から顔面神経管に入り，**膝神経節**（しつ）（感覚性）をつくり，**茎乳突孔**から頭蓋の外へ
・**顎下腺**，**舌下腺**，涙腺，鼻腺，口蓋腺の分泌を支配
・顔面神経麻痺の際，障害を受けた部位により，さまざまな症状が出現

（2）主な枝

①顔面神経管を走る間に出る枝

・アブミ骨筋神経：アブミ骨筋の運動を支配する．
・**鼓索神経**：鼓室に入り，キヌタ骨とツチ骨の間を通って，頭蓋外に出て，舌神経に合流し，顎下腺と舌下腺の分泌性（副交感性）線維と膝神経節に由来する舌前 2/3 味覚性線維を含む．

③茎乳突孔を出た後に出る枝

茎乳突孔を出た後，耳下腺内で**耳下腺神経叢**をつくり，多くの枝が出て，顔面筋（**表情筋**）に分布する（側頭枝，頬骨枝，頬筋枝，下顎縁枝，頸枝）．

3）舌咽神経（Ⅸ）

（1）概略

・**第三鰓弓**に由来する構造物を支配
・舌と咽頭に分布する混合神経
・**頸静脈孔**から頭蓋の外に出て，舌枝と咽頭枝に分岐
・**耳下腺**の分泌を担う

（2）主な枝

①舌枝

舌後ろ 1/3 の味覚と感覚を担う．

②茎突咽頭筋枝

咽頭を挙上する茎突咽頭筋に分布する．

③咽頭枝

咽頭壁に分布し，咽頭粘膜の感覚，腺の分泌，筋の運動を担う．

4）迷走神経（X）

(1) 概略

・第四〜第六鰓弓由来の神経
・頸静脈孔から出て，頭頸部のみならず，胸部・腹部臓器（ほぼ横行結腸まで）の感覚，運動，分泌を担う
・軟口蓋，喉頭蓋の味覚を担う
・胸腔に入り，横隔膜の食道裂孔を貫き，腹腔に至る

(2) 主な枝

①咽頭枝

舌咽神経，交感神経とともに咽頭神経叢をつくる．

②反回神経

右鎖骨下動脈または大動脈弓の下を回って再び上行（反回）し，下喉頭神経となり，輪状甲状筋を除く喉頭筋を支配し，喉頭の下半分の粘膜の感覚も担当する．麻痺すると嗄声（させい）（かすれ声）を起こす．

③その他の枝

その他，食道，胸部（心臓，気管支，肺），腹部（小腸，大腸，肝臓，肝臓など）の内臓に分布する．

5）舌下神経（XII）

すべての舌筋とオトガイ舌骨筋を支配する純運動性で，**舌下神経管**から頭蓋外に出る．頸神経と吻合（ふんごう）して，舌骨下筋群に枝を送る**頸神経ワナ**をつくる．

2. 頭頸部の自律神経

1）概略

通常，1つの器官は交感神経と副交感神経の**二重神経支配**を受ける．ただし，瞳孔散大筋，立毛筋，汗腺などは交感神経のみ，また，瞳孔括約筋や毛様体筋は副交感神経の支配のみ受ける．

同じ器官に対する交感神経と副交感神経の作用は拮抗するが（**拮抗支配**），唾液腺では，交感神経（粘稠な唾液の分泌）および副交感神経（粘稠度の低い唾液の分泌）ともに分泌を促進する．

2）分布

(1) 交感神経系

頭頸部の交感神経の節後線維は**上頸神経節**に由来し，動脈（外頸動脈および内頸動脈）に沿って分布する．

(2) 副交感神経系（図 2-18）

動眼神経（III），顔面神経（VII），舌咽神経（IX），迷走神経（X）が副交感神経の成分を含む．

・顔面神経：**涙腺**（翼口蓋神経節経由），**顎下腺**，**舌下腺**（ともに顎下神経節経由）などに分布する．
・舌咽神経：**耳下腺**に分布する（耳神経節経由）．
・迷走神経：頸部，胸部，腹部（骨盤を除く）のすべての内臓に分布する．

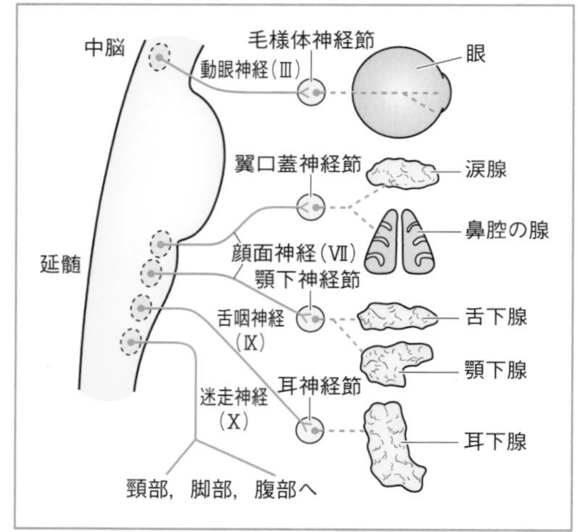

図 2-18　頭部の主な腺の副交感神経系 [9)]

SECTION 2

歯と歯周組織

I 歯の形態

歯が同じような形をして歯種の区別のないものを**同形歯性**といい，歯の形が違うものを**異形歯性**という．進化の過程で，同形歯性から異形歯性に変化すると，歯には歯根が形成され，歯では**歯冠**と**歯根**が区別される．歯冠の表面は**エナメル質**に覆われ，口腔に露出し，歯根表面は**セメント質**に覆われる．また内部には**象牙質**があり，その中央には歯の外形とほぼ一致する**歯髄**がある．エナメル質，象牙質，セメント質は石灰化している硬組織で，歯髄は血管，神経に富む結合組織で軟組織である．歯冠と歯根の境界線を歯頸線といい，一定のゆるい彎曲（わんきょく）を描く．

II 歯・歯周組織の構造

1．エナメル質

歯冠を覆う高度に石灰化した組織で，生体内で最も硬い（水晶の硬さ：Mohs〈モース〉硬度6～7）が脆い．無機質は約97％で，残りが有機質と水である．無機質の主体は主としてリン酸カルシウム［**ヒドロキシ（ハイドロキシ）アパタイト** $Ca_{10}(PO_4)_6(OH)_2$］の結晶をつくっている．有機質の主成分はアメロゲニンやエナメリンなどのエナメルタンパク質である．上皮（エナメル器）に由来する**エナメル芽細胞**がつくる．

1）構造

エナメル質の主体となる構造は**エナメル小柱**である．エナメル小柱は柱状の構造で，エナメル-象牙境からエナメル質表層まで走る．エナメル小柱の横断面はシャモジ形あるいは鍵穴形を示す．エナメル小柱の周囲には有機質の多い**小柱鞘**がある．

2）エナメル質にみられる構造（図 2-19）

（1）横紋

エナメル小柱の縦断像で見える縞模様を**横紋**といい，エナメル質の成長線である．エナメル横紋の間隔は約4 μmであり，1日に1本ずつつくられるという．

（2）Retzius〈レチウス〉条

エナメル横紋の約7本ごとに特に太いものがみられる．これが連なりエナメル小柱を斜断するような模様となっており，これを**Retzius**

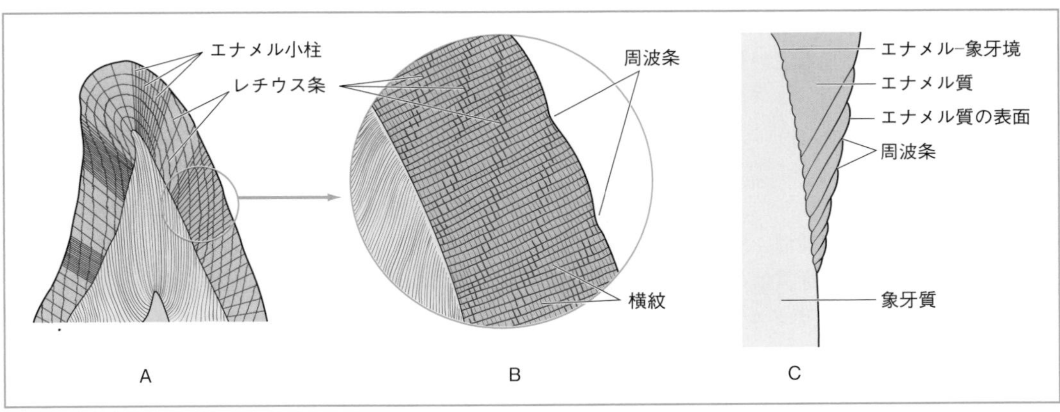

図 2-19　エナメル小柱，エナメル横紋，レチウス条，周波条との関係[6]

〈レチウス〉条という．これもエナメル質の成長線である．Retzius〈レチウス〉条がエナメル質表面に達した場所は浅い溝となり，この周期的な模様を**周波条**という．

(3) 新産線

乳歯や第一大臼歯は出生前・後にわたってエナメル質がつくられるので，この境界に太い成長線が認められる．これを**新産線**という．

(4) Schreger〈シュレーゲル〉条

エナメル-象牙境からエナメル質表面に向かう濃淡の構造物がみられ，これを**Schreger〈シュレーゲル〉条**という．これはエナメル小柱がうねりながら走るため，エナメル小柱が縦断されて明るく見える列（明帯）とエナメル小柱が横断または斜断して暗く見える列（暗帯）が交互に配列しているためである．

(5) エナメル叢とエナメル葉

エナメル叢はエナメル-象牙境付近にみられる草むらのような構造である．一方，エナメル-象牙境からエナメル質表面に達する裂け目状の構造を**エナメル葉**という．これらは石灰化度が低い．

(6) エナメル紡錘

エナメル紡錘は切縁または咬頭頂部のエナメル-象牙境にみられる棍棒状の突起である．棍棒状に膨らんでいないものは単純突起とよばれる．

(7) 歯小皮

萌出して間もないエナメル質表面は，退縮エナメル上皮に由来する**歯小皮**（Nasmyth〈ナスミス〉膜またはエナメル小皮）とよばれる薄い被膜で覆われる．酸に対して強く，エナメル質の保護に働くが，咬耗などの刺激により消失する．

2. 象牙質・歯髄

1）象牙質

歯の主体をなす硬組織で，象牙質をもつ歯を**真歯**という．ヒトの象牙質は不透明な淡黄色あるいは黄色を示す．エナメル質より軟らかく，Mohs〈モース〉硬度で5～6である．組成は無機質が約70%，有機質が約18%，水分が約12%である．無機質はエナメル質のものより小さなヒドロキシアパタイトの結晶である．ほとんどの有機質は**コラーゲン**である．

象牙質は歯乳頭表層の細胞から分化する**象牙芽細胞**でつくられる．この細胞が象牙質をつくりながら歯乳頭の中心に向かって後退することによって，歯乳頭は象牙質に取り囲まれ**歯髄**となる．その結果，象牙芽細胞が歯髄の再表層に配列することになる．また象牙質と歯髄の由来は同じであり，構造的にも機能的にも一体とみなされるので，**象牙質・歯髄複合体**とよばれる．象牙質と歯髄の境界には石灰化度の低い**象牙前質**がある．

エナメル質は感覚を欠くが，象牙質は鋭敏な感覚（痛覚）をもっている．

(1) 構造

象牙細管と**象牙（質）基質**からなる．

象牙細管は歯髄腔からエナメル象牙境までS字状に走る．象牙細管の太さは年齢や象牙質の部位により異なり，加齢により細くなる．象牙細管の中には象牙芽細胞の突起があり，この突起を**象牙線維（Tomes〈トームス〉線維）**という．象牙細管には終枝や側枝という細い枝がある．象牙（質）基質にはコラーゲン線維上にヒドロキシアパタイトの結晶が沈着している．

象牙質は象牙芽細胞に接する部位は石灰化しておらず，これを**象牙前質**といい，次いで象牙前質に石灰塩が沈着して石灰化した象牙質がつくられている．象牙質と象牙前質の境界を**石灰化前線**という．象牙質の石灰化様式には，**基質小胞性石灰化，球状石灰化，板状石灰化**がある．

(2) 種類

①原生象牙質と第二象牙質

原生象牙質（第一象牙質）は歯が咬合平面に達する前につくられたもので，象牙細管の走向は規則的で密である．それ以後につくられたものを**第二象牙質**といい，象牙細管の走行は不規則で，原生象牙質との境界で象牙細管が屈曲している．う蝕や咬耗などの刺激によりつくられたものを**修復象牙質（第三象牙質）**という．

②管周象牙質と管間象牙質（**図 2-20**）

象牙細管をとり囲み，石灰化度が高い象牙質を**管周象牙質**といい，それ以外の部分を**管間象牙質**とよぶ．管周象牙質は加齢とともに厚くな

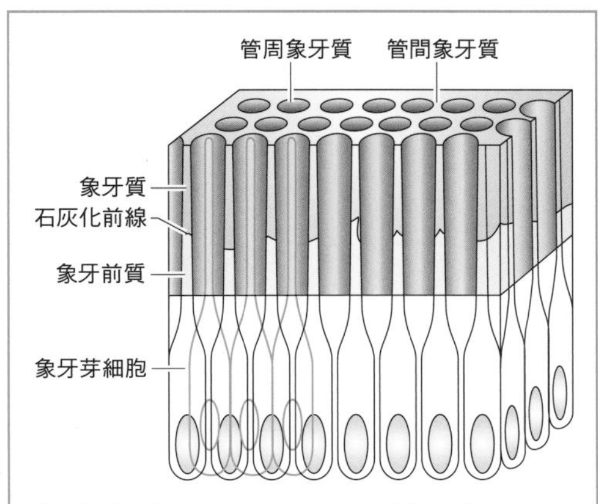

図 2-20　管周象牙質と管間象牙質[6)]

るので，象牙細管は細くなる．高齢者の歯根では，象牙細管は閉鎖して，**透明象牙質**となる．

③象牙質の成長線

Ebner〈エブネル〉象牙（象牙質）層板，Owen〈オーエン〉外形線，Andresen〈アンドレーゼン〉線がある．

(3) 象牙質にみられる構造

①**球間象牙質**：歯冠部と歯根部の象牙質にみられる．

②**球間網**：石灰化球の周辺部が濃く染色されることによりできた網目模様である

③ **Tomes〈トームス〉顆粒層**：歯根象牙質表面にみられる黒い点状の構造物であり，象牙細管の終枝がループ状になったものといわれているが，その本態・機能についてはよくわかっていない．

2) 歯髄

(1) 構造

歯冠（部）歯髄と歯根（部）歯髄からなり，その外形は歯の外形に類似する．歯髄は歯乳頭に由来する．

歯髄表層は**象牙芽細胞層，細胞希薄層（Weil〈ワイル〉層），細胞稠密層**（ちゅうみつ）の 3 層からなる（**図 2-21**）．細胞希薄層と細胞稠密層の細胞は線維芽細胞である．しかし，歯根部歯髄では細胞希薄層，細胞稠密層は不明瞭である．

根尖孔から歯髄内に入った歯髄神経は細胞稠密層付近で密に集まり，**Raschkow〈ラシュコフ〉神経叢**（象牙芽細胞下神経叢）をつくる．

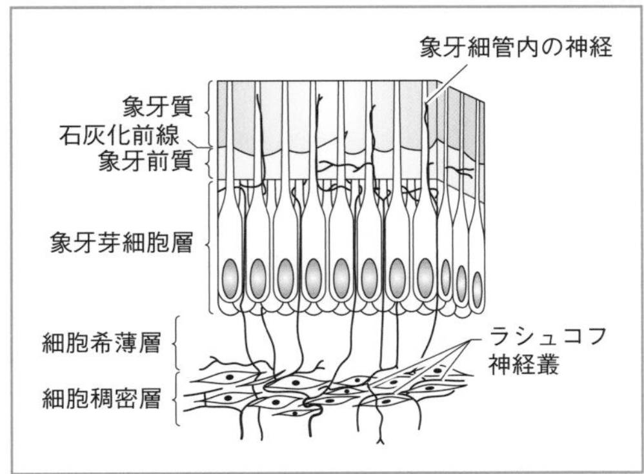

図 2-21　歯髄表層の構造と神経線維[6)]

この神経叢からさらに神経線維が伸び出し，象牙芽細胞層や象牙前質，さらには歯髄象牙境から 100 μm を超えない範囲の象牙質内に侵入する．歯髄神経は自由神経終末で終わり，すべての刺激を痛みとして受容する．歯髄表層には，象牙芽細胞間を走り，象牙前質に向かうコラーゲン線維（Korff〈コルフ〉の線維）がみられる．

(2) 機能

歯髄の機能として，**象牙質形成，栄養供給，感覚，修復，防御**がある．

歯髄には多数の細胞が存在する．歯髄を構成する細胞として，象牙芽細胞，歯髄細胞，未分化間葉細胞などがあり，そのほかに免疫担当細胞［貪食能をもつマクロファージ（大食細胞），リンパ球，抗原提示細胞である樹状細胞など］，血管内皮細胞や Schwann〈シュワン〉細胞なども認められる．歯髄細胞は最も多くみられ，その本体は線維芽細胞で，コラーゲン線維と基質成分を産生する．未分化間葉細胞は分化していない間葉系細胞であり，歯髄の結合組織細胞の供給源といわれる．

3. セメント質（図 2-22）

ヒトのセメント質は歯根象牙質を覆う硬組織で，歯小嚢由来のセメント芽細胞でつくられる．色は淡黄色で，硬さは象牙質よりも軟らかく，骨とほぼ同じ程度である（Mohs〈モース〉硬度 4 ～ 5）．無機質は約 65％でヒドロキシアパタイトの結晶からなり，23％の有機質（大部分はコラーゲン線維），12％の水分からなる．根

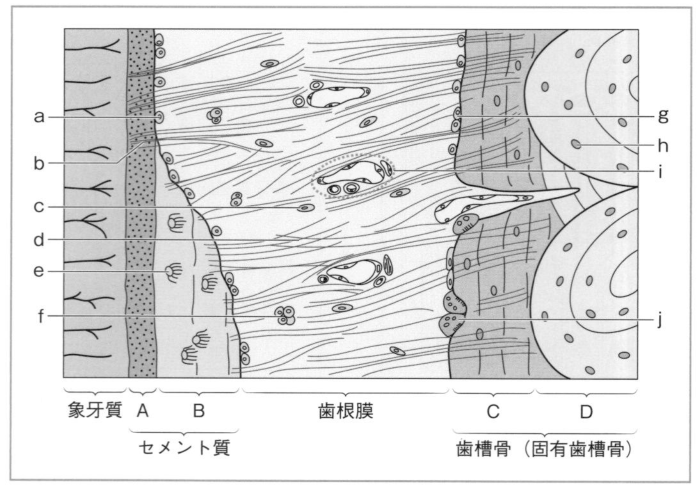

図 2-22　セメント質，歯根膜，歯槽骨の構造 [9)]
A：無細胞セメント質，B：有細胞セメント質，C：束状骨，D：層板骨
a：セメント芽細胞，b：シャーピー線維，c：線維芽細胞，d：歯根膜主線維，e：セメント細胞，f：マラッセ上皮遺残，g：骨芽細胞，h：骨細胞，i：脈管神経隙，j：破骨細胞

尖部や多根歯の歯根分岐部で最も厚く，歯頸部に向かうにつれて薄くなり，セメント-エナメル境では最も薄い．加齢により厚くなる．

セメント質は**無細胞セメント質（原生セメント質）**と**有細胞セメント質（第二セメント質）**に分けられる．原生セメント質はゆっくりつくられるため，無細胞セメント質となるが，セメント質の形成速度が早い部位ではセメント芽細胞がセメント質に埋め込まれるので，有細胞セメント質となる．

象牙質と同様，骨組織に似ている．セメント質は基質線維を主体とする有機基質と，これに沈着するヒドロキシアパタイトの結晶からできている．

1）セメント細胞

セメント細胞はセメント質内の**セメント小腔**に存在する．セメント小腔から歯根膜側に向かって，セメント細胞の突起を入れる**セメント細管**が出ている．このことは必要な栄養を歯根膜から供給されていることを示している．セメント細胞とその突起を入れたセメント小腔・細管を合わせて**セメント小体**という．

2）線維成分

基質線維はコラーゲン線維で，歯根とほぼ平行に層状に走る（固有線維）．またセメント質内に垂直に進入する線維束を**Sharpey〈シャーピー〉線維**（外来線維）といい，これは歯根膜主線維に連続している．

4．歯根膜〈歯周靭帯〉（図 2-22）

歯根は顎骨の歯槽にはまり込んでいる（釘植（ていしょく））．歯根と歯槽の間の狭い腔を歯根膜腔といい，この腔を満たす結合組織を**歯根膜**という．厚さは 0.15〜0.38 mm である．一般に臼歯のほうが前歯より厚い．歯の支持・固定，栄養，感覚，恒常性維持にあたる．

最も多い細胞成分は**線維芽細胞（歯根膜細胞）**であり，これに加え，ほかの結合組織同様，リンパ球，組織球，未分化間葉細胞，形質細胞，肥満細胞などがある．線維芽細胞は歯根膜のコラーゲン線維の合成と分解にあたる．また**Hertwig〈ヘルトヴィッヒ〉上皮鞘**に由来する**Malassez〈マラッセ〉上皮遺残**があり，炎症などで刺激されると増殖して歯根嚢胞の原因となるといわれている．さらに歯槽骨表面には骨芽細胞，破骨細胞が，セメント質表面にはセメント芽細胞がある．

歯根膜の機能線維は**主線維**とよばれ，歯根膜を貫き，両端はセメント質と歯槽骨の内に進入し（**Sharpey〈シャーピー〉線維**），歯を歯槽骨に固定するとともに咬合圧を緩衝している．線維束の走行から，歯槽縁線維群，水平線維群，斜走線維群，根尖線維群，根間線維群に分けられる．また弾性線維を欠くが，オキシタラン線維が存在する．基質の線維間成分はムコ多糖とタンパク質からなるプロテオグリカンである．

歯根膜主線維の束の間にある疎性結合組織を**脈管神経隙**という．また歯根膜は豊富な血管供給と神経支配を受けている．歯根膜の神経は痛覚に加え，機械感覚，歯の位置感覚を伝える．

5. 歯槽骨（図 2-22）

歯を入れる歯槽の壁をつくる骨を**歯槽骨**という．歯槽壁の骨を**固有歯槽骨**とよび，固有歯槽骨を囲む歯槽骨を**支持歯槽骨**という．歯槽骨では常に骨の改造現象が起こっている．

固有歯槽骨を構成する骨組織は，**束状骨**と**層板骨**に分けられる．束状骨は歯根膜に直接接し，Sharpey〈シャーピー〉線維が入る．層板骨は固有歯槽骨の外層にあり，Havers〈ハバース〉層板がみられる．固有歯槽骨は支持歯槽骨より石灰化度が高いので，X 線画像では**白線（歯槽硬線）**としてみられる．

6. 歯肉（図 2-23）

口腔粘膜の一部（咀嚼粘膜）で，歯頸部で歯に付着し，歯を取り巻いている．歯肉上皮は角化し，上皮の下には厚い粘膜固有層があるが，粘膜下組織を欠いている．歯槽骨とは硬くて可動性のない構造で密着している．

歯肉は**遊離歯肉**，**付着歯肉**，**歯間乳頭**に分けられる（**図 2-24**）．ほとんどの歯肉は可動性がないが，歯の周りの幅約 1 mm の部分の遊離歯肉（辺縁歯肉）はやや可動性をもつ．遊離歯肉以外の部位を付着歯肉という．遊離歯肉と付着歯肉の境界部には**遊離歯肉溝**という浅い溝がある．歯肉を唇（頬）舌方向から見ると，歯と反対側の部分を**外縁上皮**といい，外縁上皮には遊

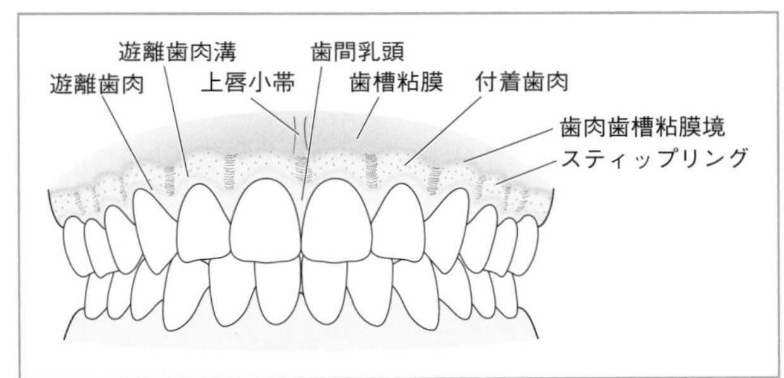

図 2-23　上顎歯肉の表面構造と各部の名称 [9]

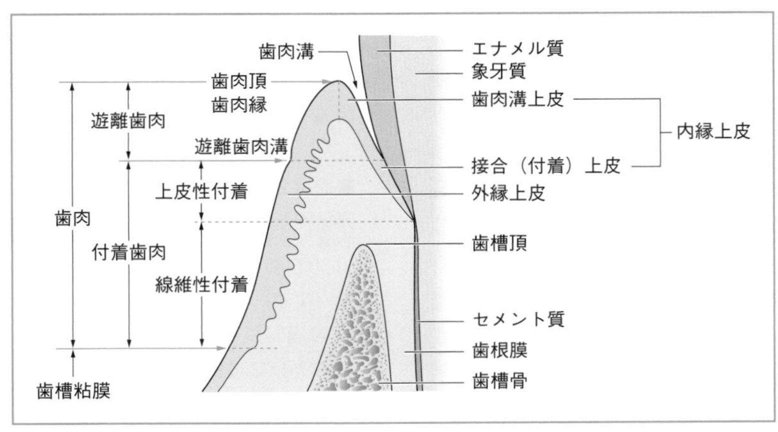

図 2-24　歯肉の矢状断面 [10]

Ⅱ編　歯・口腔の構造と機能

離歯肉と付着歯肉が含まれる．歯に面する部分を**内縁上皮**といい，**歯肉溝上皮**と**接合（付着）上皮**からなる．歯肉溝上皮とエナメル質との間を**歯肉溝**という．

1）外縁上皮（遊離歯肉と付着歯肉）

組織学的にはどちらも重層扁平上皮で，角化している．健康な付着歯肉には**スティップリング**がみられる．歯の隣接面間の歯肉を歯間乳頭といい，その中央の陥没した部分をコルとよぶ．コルの上皮は角化していない．

2）内縁上皮（歯肉溝上皮と接合上皮）

歯肉溝上皮は基本的には角化しない．歯肉溝の底はほぼ外縁上皮の遊離歯肉溝の位置と一致する．エナメル質と**ヘミ（半）デスモゾーム**で接着している部分の上皮を**接合（付着）上皮**という．接合上皮は薄い非角化重層扁平上皮で，退縮エナメル上皮に由来する．

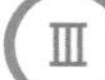 Ⅲ 歯種・歯式

1．歯種

ヒトの歯の一部は生え代わる．乳歯に代わって生える歯を**代生歯**という．乳歯は代生歯と交換して脱落するので，**脱落歯**ともいう．乳歯は**第一生歯**の歯であり，代生歯は**第二生歯**の歯である．乳歯の後ろに生える大臼歯は**加生歯**とよばれ，代生歯と加生歯を合わせて**永久歯**という．

ヒトの歯は存在する位置により形が異なる（**異形歯性**）ため，永久歯は切歯，犬歯，小臼歯，大臼歯の４つの歯種に，乳歯は乳切歯，乳犬歯，乳臼歯の３つの歯種に分けられる．犬歯以外の歯は複数あるので，前方より後方へ番号をつけ，第一切歯（中切歯），第二切歯（側切歯），犬歯，第一および第二小臼歯，第一，第二および第三大臼歯，第一乳切歯（乳中切歯），第二乳切歯（乳側切歯），乳犬歯，第一および第二乳臼歯という．第一大臼歯は６歳ごろ生えるので，**六歳臼歯**ともよばれる．第三大臼歯は20歳を過ぎてから生えることが多いので，**智歯**あるいは“親知らず”ともよばれる．切歯と犬歯を合わせて前歯，小臼歯と大臼歯を合わせて臼歯または頬歯とよぶことがある．

2．歯式

歯の記号を用い，歯種とその数を示したものを**歯式**という．

ヒト永久歯では $I\frac{2}{2}\ C\frac{1}{1}\ P\frac{2}{2}\ M\frac{3}{3}=32$，乳歯では $i\frac{2}{2}\ c\frac{1}{1}\ m\frac{2}{2}=20$ で表す．なお，哺乳類の基本歯式は $I\frac{3}{3}\ C\frac{1}{1}\ P\frac{4}{4}\ M\frac{3}{3}=44$ である．

臨床では上下顎および左右側の位置を表すには，正中線を縦線で，上下顎の区分を横線で示す（前から他人の口腔を見たと仮定する）．すなわち，以下のように表す．

右上	左上
右下	左下

FDI（国際歯科連盟）方式では歯と位置の記号を組み合わせ，２桁の数字で表す．１の位が歯を，10の位が歯の位置（上下左右）を示す．

3．永久歯

歯種の鑑別は**表2-12**のように，咬頭と歯根の数と形で行う．

上下の区別は上顎の歯が下顎の歯を覆うことにより生じ，上顎の歯のほうが大きく，浮彫像（隆線や溝など）が明瞭である．

順位の区別は，同一歯種内では近心位にある歯のほうが基本的な形をもっており，また１本の歯でも近心半のほうが遠心半より基本的な形態をもっている．

左右の区別は**Mühlreiter〈ミュールライター〉の三徴候**が参考になる（**図2-25**）．この特徴は，**彎曲徴**，**歯根徴**，**隅角徴**である．これらは同一歯種間，１本の歯でも**歯の退化**傾向（大きさの縮小，形の単純化，歯根の癒合，咬頭数の減少など）が遠心にみられることに基づいて

表2-12　歯種の鑑別

咬頭数	歯根数	歯種
１（切縁）	単根	切歯
１（尖頭）	単根	犬歯
２咬頭	単根または２根	上顎小臼歯
２または３咬頭	単根	下顎小臼歯
４咬頭	３根	上顎大臼歯
５咬頭	２根	下顎大臼歯

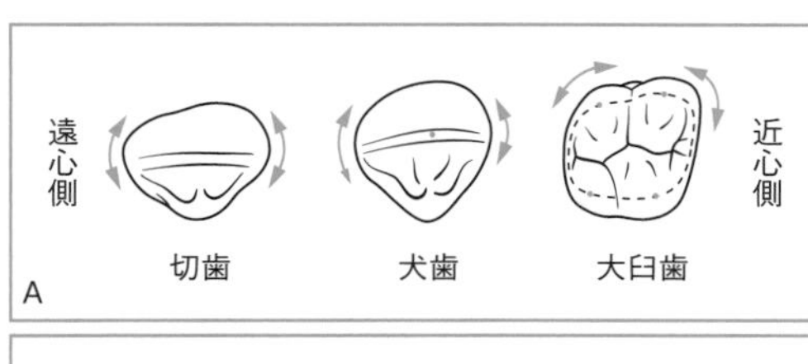

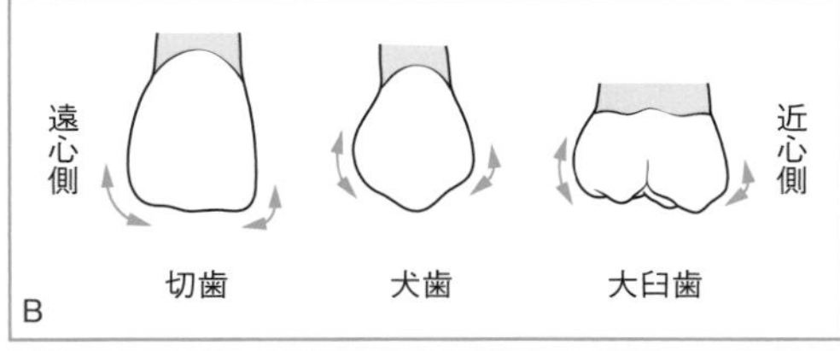

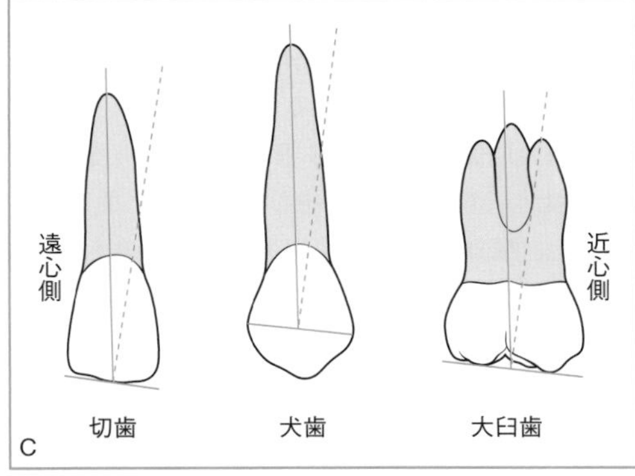

図 2-25　ミュールライターの三歯徴[12]
A：彎曲徴（上顎右側），B：隅角徴（上顎右側の歯の唇・頬側面），C：歯根徴（上顎右側の歯を唇・頬側からみたところ．破線は切縁・咬合縁に下ろした垂線）

いる．また隣接面の大きさを比較すると，近心面のほうが遠心面より大きい（**Cohen〈コーエン〉の歯面徴**）．

1）切歯

切歯は上下，左右各２本ずつ計８本あり，歯冠はノミ状ないしはシャベル状の形をしている．歯冠の自由縁を**切縁**といい，食物を切断する．萌出後しばらくは切縁には３つの**切縁結節**があるが，切縁は咬耗により直線となる．

唇側面はやや膨らみ，上顎中切歯では３本の**唇側面隆線**が発達する．舌側面は近・遠心に**辺縁隆線**があり，歯頸部に**基底結節**がある．これらにより舌側面は凹面となり，**舌側面窩**をつくる．舌側面窩の深いものを**シャベル型切歯**，唇側面にも凹みがあるものを**複シャベル型切歯**といい，蒙古人類の切歯の特徴である（**類蒙古形質群**）．基底結節から**棘突起**が出ていることもある．

上顎側切歯はしばしば**矮小歯**，**円筒歯**，**円錐歯**となり，また先天的に欠如することもある．上顎側切歯の舌側面窩が深くなっている場合，これを**盲孔**（**図 2-26**）といい，う蝕の好発部位である．また**斜切痕**（**図 2-27**）をみることがある．

下顎中切歯は左右対称であるが，下顎側切歯は中切歯より大きく，Mühlreiter〈ミュールライター〉の三徴候がみられる．

歯根は単根で円錐形をしている．

2）犬歯

犬歯は最も長い歯で，口角付近に位置するので隅角歯ともいう．切縁の中央からやや近心寄りに**尖頭**があり，切縁を近心切縁と遠心切縁（長さ：**近心切縁＜遠心切縁**）に分けている．

唇側面は膨隆した五角形を示し，尖頭から**唇側面隆線**が発達している．舌側面には**辺縁隆線**と**基底結節**があり，**中心舌側面隆線**，副隆線がある．上顎犬歯では棘突起がみられることがある．歯根は長く，単根で，近遠心的に圧平されている．

上顎犬歯は下顎犬歯より大きく，ゴツゴツしている．歯根が長く，小窩・裂溝が少ないので，う蝕や歯周病に侵されることが少なく，高齢者でも残存している率が高い．

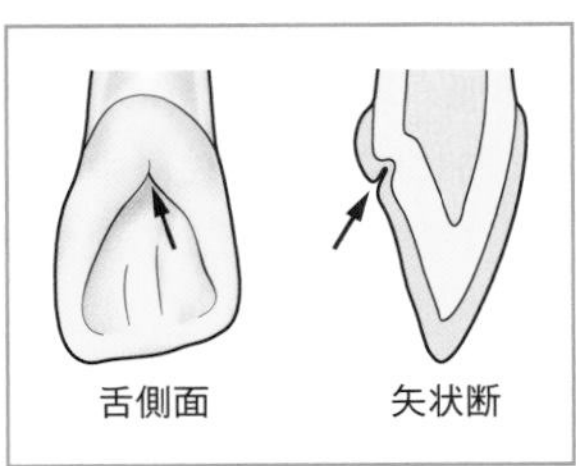

図 2-26　盲孔[9]

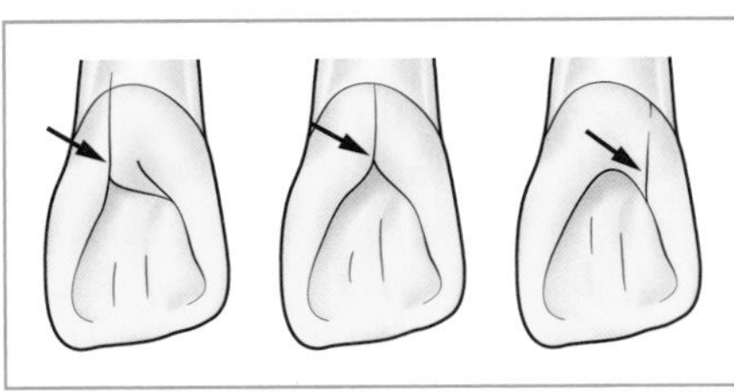

図 2-27　斜切痕[9]

3）小臼歯

上下，左右に各２本，計８本ある．小臼歯の歯冠は，唇側面，舌側面，近心面，遠心面に咬合面が加わるので５面となる．歯冠に２つの咬頭すなわち**頬側咬頭**と**舌側咬頭**がある（双頭歯）．頬側咬頭頂から中心咬合面隆線（三角隆線）が走り（**図 2-28**），また頬側・舌側咬頭の間には**中心溝**がある．頬側面は犬歯同様，五角形を示す．歯根は一般に１本（単根歯）であるが，上顎第一小臼歯の半数が２根で，75％が２根管である．上顎小臼歯の歯根は近遠心的に圧平されている．

上顎第一小臼歯の咬合面は六角形で，舌側咬頭も発達し，中心溝もＨ字形を示す．近心辺縁隆線に**介在結節**が出現することがある．また**逆彎曲徴**を示す．上顎第二小臼歯は第一小臼歯より退化傾向，特に頬側半の縮小が大きいため，頬側・舌側咬頭の高さの差は小さい．95％が単根歯である．

下顎小臼歯は上顎に比べ，舌側咬頭の発達が悪いため，犬歯と上顎小臼歯の中間形を示し，特に第一小臼歯は犬歯の形に近い．下顎第一小臼歯の咬合面は円形に近く，固有咬合面は舌側に寄る．中心溝はＳ字形である．下顎第二小臼歯では舌側咬頭の発達がみられ，その遠心に副咬頭をみることがある．咬頭の発達程度により，中心溝の形は変わり，３咬頭の場合はＹ字形（30％），２咬頭の場合はＨ字形（50％），舌側咬頭の発達が悪い場合はＵ字形（20％）となる（**図 2-29**）．時に咬合面中央に**中心結節**をみることがある．下顎第一・第二小臼歯ともに単根歯である．

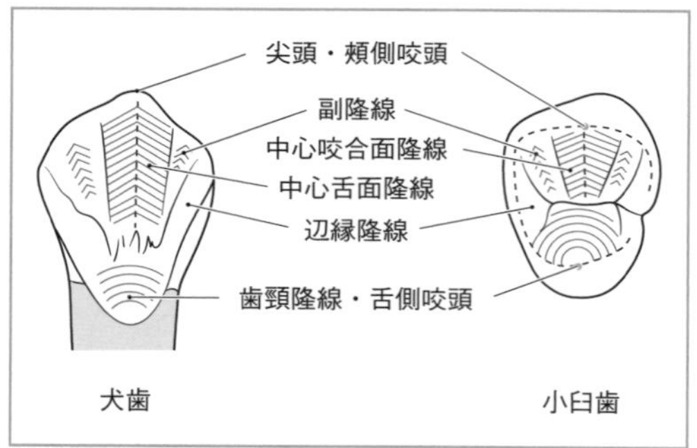

図 2-28　犬歯舌側面と小臼歯咬合面における浮彫像の類似（上顎右側の犬歯と第一小臼歯）[12)]

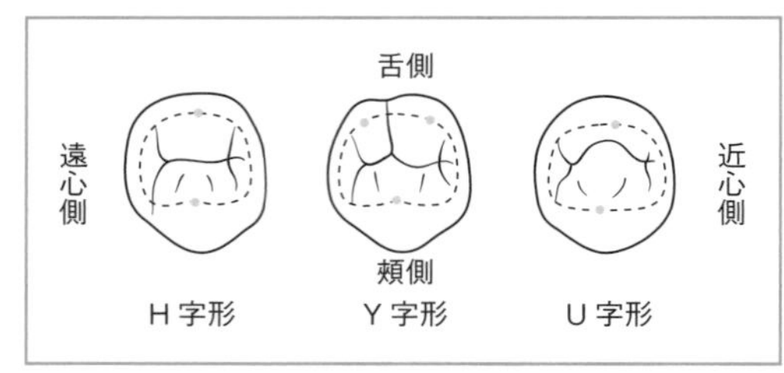

図 2-29　下顎右側第二小臼歯の咬合面溝の諸形態[12)]

4）大臼歯

上下左右各３本ずつ，計 12 本ある．多咬頭歯であるため，咬合面積が大きく，咬合面の中央部は凹み，**中心窩**をつくる．

上顎大臼歯は**４咬頭３根**，下顎大臼歯は**５咬頭２根**が基本であるが，遠心位にいくに従って，小型化，咬頭数の減少，歯根の癒合が進む．

（1）上顎大臼歯（図 2-30）

上顎大臼歯の咬合面はほぼ平行四辺形で，近心頬側咬頭，近心舌側咬頭（最大），遠心頬側咬頭，遠心舌側咬頭（最小）がある（**図 2-31**）．第二，第三大臼歯になるにつれ，一番小さい遠心舌側咬頭から退化し，３咬頭に変化する．咬合面溝はＨ字形で，遠心頬側咬頭頂と近心舌側咬頭頂を結ぶ隆線が発達すると，**斜走隆線（対角隆線）**となり，中心溝を分断する．近心舌側咬頭の舌側面には **Carabelli〈カラベリー〉結節**をみることがある．

歯根は近心頬側根（半数が２根管），遠心頬側根，舌側根（口蓋根）の３根であるが，遠心位の歯では頬側の２根の癒合が進み，さらに進むと単根になる．

（2）下顎大臼歯（図 2-32）

下顎大臼歯の咬合面は近遠心的に長い長方形で，近心頬側咬頭，近心頬側咬頭（最大），近心舌側咬頭，遠心頬側咬頭，遠心舌側咬頭，遠心咬頭（最小）がある．遠心咬頭が退化すると４咬頭になり，約半数の第二・第三大臼歯が４咬頭歯である．咬頭の発達具合により，咬合面溝はＹ型，＋型，Ｘ型を示す．５咬頭Ｙ型の大臼歯を**ドリオピテクス型**という（**図 2-33**）．**第六咬頭**，**第七咬頭**が出現することもある．近心舌側咬頭の中心咬合面隆線が**屈曲隆線**として，ま

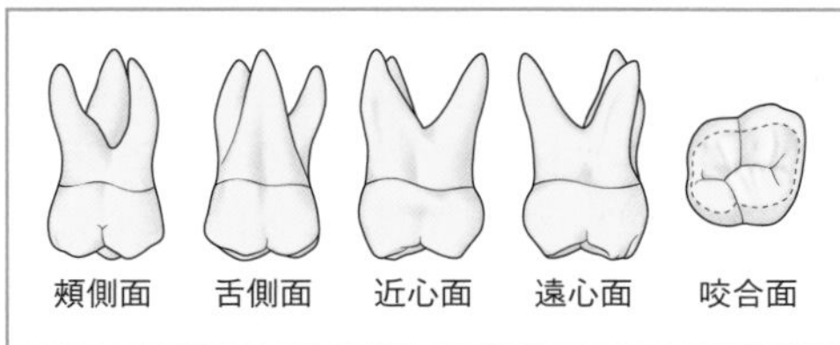

図 2-30　上顎右側第一大臼歯[9)]

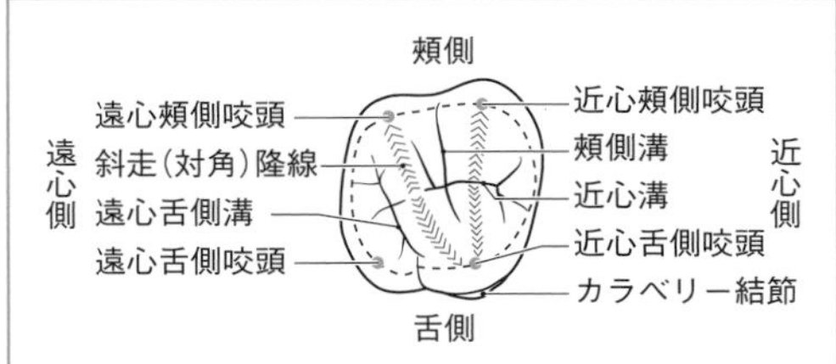

図 2-31　上顎右側第一大臼歯咬合面観[12)]

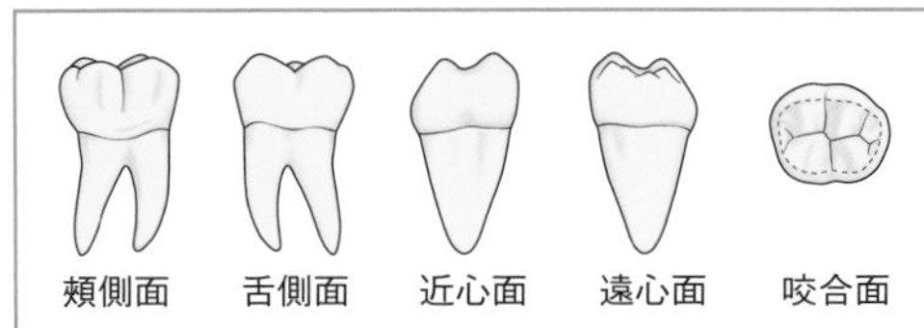

図 2-32　下顎右側第一大臼歯[9)]

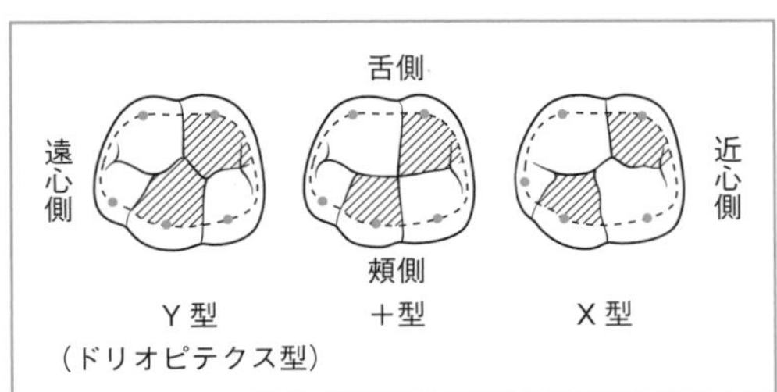

図 2-33　下顎大臼歯咬合面溝型[12)]

た近心頬側面に**プロトスタイリッド**がみられることがある．

歯根は近心根と遠心根の 2 根であるが，癒合して単根となったり，3 根になることもある．下顎第二大臼歯では近心根と遠心根が頬側で癒合し，**樋状根**（といじょうこん）となることもある．下顎第三大臼歯は最も退化が進んだ歯であり，小型化したり，矮小歯になったり，埋伏したままになったり，先天的に欠如することも多い．

4．乳歯

生後 6 〜 8 カ月から，上顎第二乳臼歯が揃う 2 歳〜 2 歳半頃にかけて順次萌出し，6 〜 12 歳頃までに脱落して，代生歯と交換する．乳歯は以下のような特徴をもつ（**図 2-34**）．

- 歯冠長が短く，近遠心径が大きい．
- 色調は乳白色あるいは青白い．
- **歯帯**が発達する．乳臼歯近心頬側部にみられるものを**臼歯結節**という．
- 固有咬合面の割合が小さい．
- 歯頸部のくびれが大きい．
- 乳切歯，乳犬歯では歯根の先端近くが唇側に屈曲し，乳臼歯では歯根が離開する．
- 歯の大きさに対して歯髄腔が大きい（**広髄歯**または**タウロドンティズム**）
- エナメル質，象牙質が薄い．

1）乳切歯

上下左右に各 2 本ずつ，計 8 本ある．代生歯の切歯に似ているが，近遠心径に比べ歯冠長が著しく小さい．歯根は細く，長い．

2）乳犬歯

近遠心径に比べて，歯冠長が短い．近心切縁と遠心切縁の長さは等しいか，永久歯とは逆に近心切縁のほうが長いこともある．下顎乳犬歯は上顎乳犬歯に比べ，細長い．

3）乳臼歯（図 2-35）

上下左右に各 2 本ずつ，計 8 本ある．代生歯である小臼歯より，加生歯である大臼歯に似ている．

（1）上顎乳臼歯

4 咬頭 3 根が基本であるが，上顎第一乳臼歯では上顎小臼歯同様，2 咬頭歯から 4 咬頭歯ま

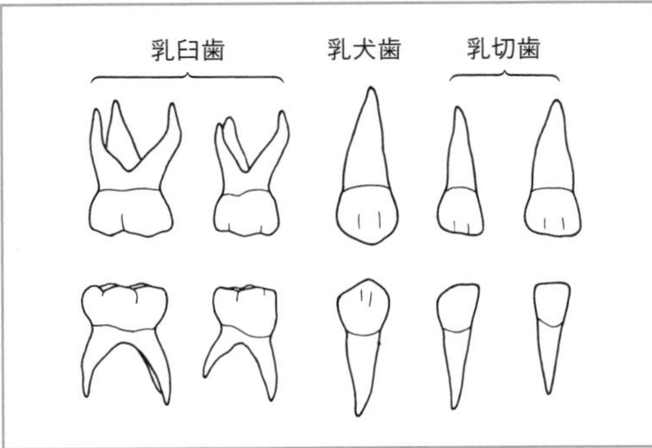

図 2-34　乳歯（右側）の唇側面および頬側面[5)]

でさまざまな移行形がみられる．上顎第二乳臼歯は上顎第一大臼歯によく似ているが，上顎大臼歯より小さく，特に歯冠長が小さい，歯頸部のくびれが大きいという特徴がある．半数の歯にCarabelli〈カラベリー〉結節がみられる．

(2) 下顎乳臼歯

5咬頭2根が基本であるが，下顎第一乳臼歯は4咬頭あるいは5咬頭である．

下顎第一乳臼歯は近遠心径が大きく，近心基底部で**歯帯**が発達している（**臼歯結節**）．咬合面から見ると近心縁は遠心縁よりも長いが，固有咬合面では遠心縁のほうが長い．近心頬側咬頭と近心舌側咬頭を結ぶ隆線は**遠心トリゴニッド隆線**とよばれ，近心舌側咬頭と近心辺縁隆線の間に**トリゴニッド切痕**がみられる（**図2-36**）．

下顎第二乳臼歯の形態は第一大臼歯とほぼ同じであるが，第一大臼歯より歯冠長が短い，上下に圧平された頬側面，頬舌的に圧平された咬合面という特徴をもつ．プロトスタイリッドもみられる．

乳歯と永久歯にみられる特徴的な形態を**表2-13**にまとめた．

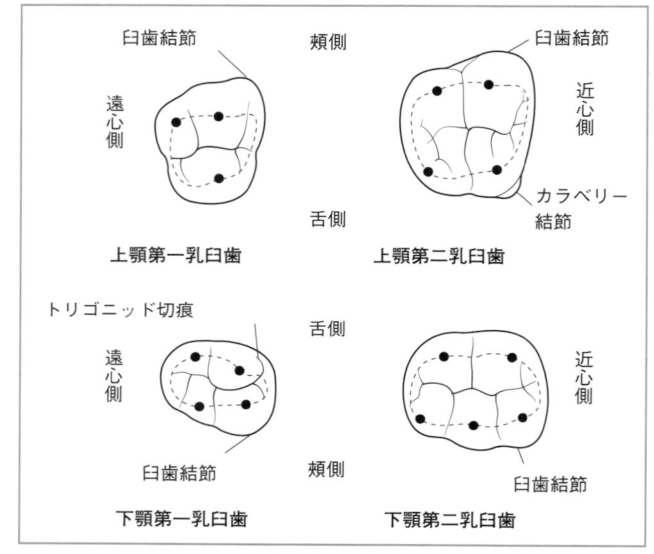

図2-35　乳臼歯の咬合面[5)]

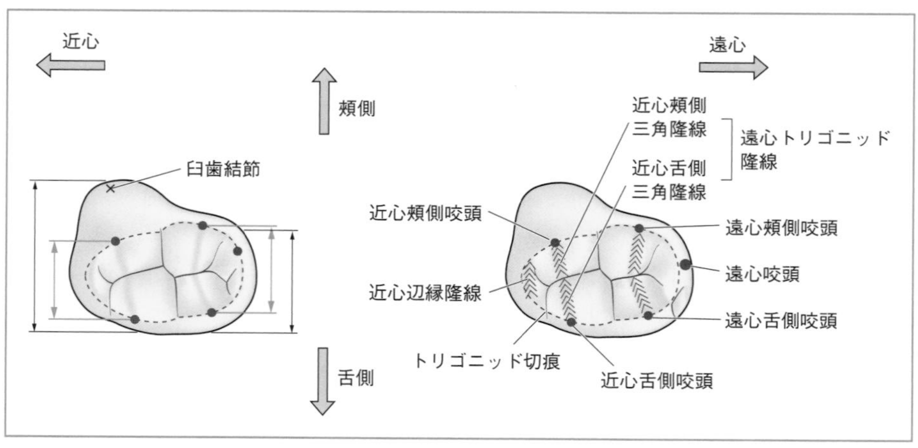

図2-36　下顎右側第一乳臼歯咬合面[9)]

表 2-13　歯にみられる特徴的な形態

特徴的な形態	よくみられる歯
棘突起	上顎中切歯・犬歯
シャベル型切歯，複シャベル型切歯	上顎切歯
矮小歯，円筒歯，円錐歯 斜切痕 盲孔	上顎側切歯
基底結節	上顎犬歯
介在結節	上顎第一小臼歯
対角（斜走）隆線	上顎第一大臼歯・第二乳臼歯
カラベリー結節	上顎第一大臼歯
プロトスタイリッド	下顎第一大臼歯・第二乳臼歯
中心結節	下顎第二小臼歯
第六咬頭，第七咬頭 ドリオピテクス型 屈曲隆線	下顎第一大臼歯
樋状根	下顎第二大臼歯
遠心トリゴニッド隆線 トリゴニッド切痕	下顎第一乳臼歯

Ⅳ　歯列・咬合

1．歯列

歯は歯槽に一定の位置と順序に従い配列しているが，歯が配列した状態を**歯列**といい，乳歯列，混合歯列，永久歯列と表現する．歯列がつくる曲線を**歯列弓**という．

上顎の歯列弓は半長円形，下顎では放物線形を示す．歯列弓の形は歯列弓指数＝歯列弓幅／歯列弓長で表され，歯列弓数が小さいと細長い．女性のほうが男性より小さく，人種によっても異なる．また上下顎の歯槽の中心を連ねた曲線を**歯槽弓**という．

上下顎歯列を側方から見たときの彎曲を咬合線彎曲（前後的咬合彎曲）といい，臨床的には下顎犬歯の尖頭と下顎臼歯の頬側咬頭頂を結んだ **Spee〈スピー〉彎曲**が知られる（**図 2-37**）．前方から見たときの大臼歯の彎曲を **Wilson〈ウィルソン〉彎曲**という．

切歯点（下顎中切歯近心隅角の中点）と左右下顎第二大臼歯遠心頬側咬頭頂を含む平面を**咬合平面**，左右の下顎頭の上面中央と切歯点でつくられる三角を **Bonwill〈ボンウィル〉三角**という．

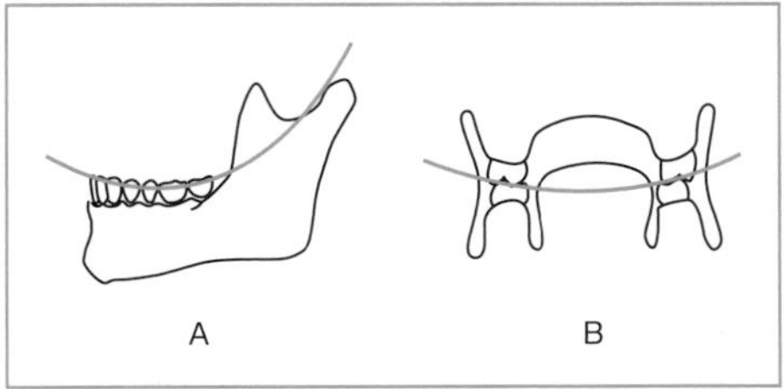

図 2-37　彎曲 [9]
A：スピー彎曲（前後的彎曲），B：ウィルソン彎曲（側方彎曲）

また，頭蓋との関係では，**鼻聴道線（補綴学的平面，Camper〈カンペル〉平面）**，**眼耳平面（水平基準平面，フランクフルト平面）**がある．

2．咬合

歯の接触関係を**咬合**といい，上下顎の歯が最大面積で接触し，安定した状態にある下顎の位置を**咬頭嵌合位**という．咬頭嵌合位にあるとき，下顎中切歯と上顎第三大臼歯を除くすべての歯は 1 歯対 2 歯の関係で接触する．上顎歯と下顎歯の垂直および水平的関係を，**垂直被蓋（オーバーバイト）**，**水平被蓋（オーバージェット）**という．切歯の被蓋状態によって，鉗子状咬合，鋏状咬合，屋根状咬合，後退咬合，離開咬合に分けられる．臨床では歯列と咬合のよくない状態（不正咬合）を第一大臼歯の咬合関係により分類した **Angle〈アングル〉の分類**が広く使われている．

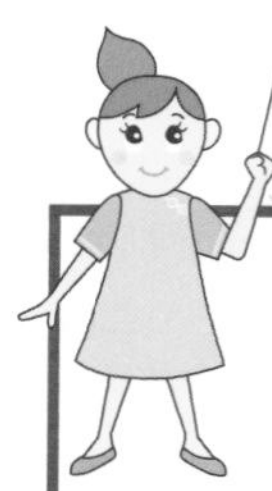

国試に出題されています！

問　上顎前歯の舌側面を図に示す．
　矢印で示すのはどれか．（第26回/2017年）

a　臼歯結節
b　基底結節
c　介在結節
d　カラベリー結節

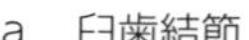

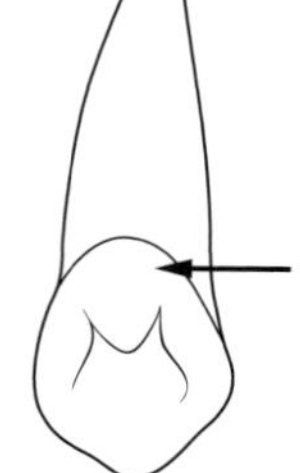

答　b

SECTION 3 口腔と顎顔面の発生と加齢

Ⅰ 鰓弓（さいきゅう）の形成

頭頸部の形成には将来の頭・頸部領域にできるヒダ状の高まりである鰓弓が関わる．鰓溝（咽頭溝）で隔てられる鰓弓は第一〜第六鰓弓があり（第五鰓弓はヒトでは生じない），また鰓弓の内側には鰓嚢（咽頭嚢）という凹みがある．第一鰓溝から外耳道が，第一鰓嚢から耳管と鼓室が，第二鰓嚢から口蓋扁桃ができる．また各鰓弓には特有の脈管，神経系，軟骨が発生する．**表 2-14** に鰓弓由来の主な構造物を示す．

Ⅱ 顔面と口腔の発生

1．顔面

顔面は口窩（こうか）の周りにできる 1 個の**前頭隆起**と第一鰓弓に由来する 4 つの突起（1 対の**上顎突起**と 1 対の**下顎突起**）の計 5 つの突起からつくられる．前頭隆起の下部は**外側鼻突起**と**内側鼻突起**になる（**図 2-38，表 2-15**）．

2．顎・口蓋

1）上顎と下顎

上顎のほとんどの領域が上顎突起から，下顎のほとんどの領域が下顎突起からつくられる．上顎骨は上顎突起の間葉から，下顎骨は **Meckel〈メッケル〉軟骨**（メッケルの軟骨自体は吸収され，消失する）を取り巻く間葉から，ともに**膜性骨化**によってつくられる．

2）口蓋

口蓋は**一次口蓋**（切歯部）の形成，**二次口蓋**（切歯孔より後方の硬口蓋と軟口蓋）の形成を経てつくられる（**図 2-39**）．

一次口蓋は原始鼻腔と口腔の境で，内側鼻突起の下縁からつくられ，上顎の切歯部に相当する．一次口蓋の後方では口腔と鼻腔は交通しており，**一次口腔**とよばれる．

胎生第 8 週頃，両側の上顎突起の内側面から**口蓋突起**が生じ，上方から下降してくる鼻中隔と接触し，左右の口蓋突起と鼻中隔が癒合する（正中の癒合部は正中口蓋縫合となる）．また前方では一次口蓋と癒合する．二次口蓋の前方には上顎骨と口蓋骨ができ，後方は軟口蓋となる．二次口蓋の形成により，口腔と鼻腔は完全に分離される．

顔面や口蓋は，多くの隆起や突起の発生・癒合によりつくられるので，これらが適切に行われなかった場合，口唇裂や口蓋裂などの先天異常が生じやすい（**図 2-38**）．**表 2-16** に主な顔面裂の発生のまとめを示す．

3．舌

舌は第一〜第四鰓弓の口腔領域に数個の隆起として発生が開始される．胎生第 4 週で，下顎突起に左右の外側舌隆起と正中部の無対舌結節

表 2-14　鰓弓由来の構造

	神経	主な筋	軟骨	主な機能
第一鰓弓（顎骨弓）	三叉神経（V）	咀嚼筋など	Meckel〈メッケル〉軟骨	咀嚼
第二鰓弓（舌骨弓）	顔面神経（Ⅶ）	顔面筋（表情筋）など	Reichert〈ライヘルト〉軟骨	表情
第三鰓弓	舌咽神経（Ⅸ）	茎突咽頭筋	舌骨	嚥下
第四〜六鰓弓	迷走神経（X）	喉頭の筋	喉頭軟骨	発声

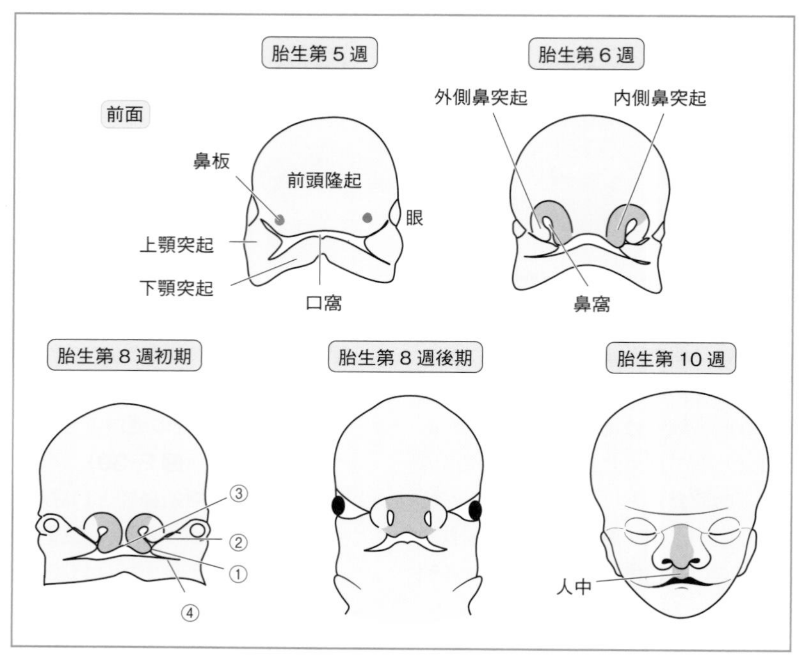

図 2-38　顔面の形成過程[13)]

表 2-15　顔面の発生

突起の名称		つくられるもの	支配神経
前頭隆起	前頭突起	額	眼神経
	外側鼻突起	鼻翼，外鼻の外側部	
	内側鼻突起	鼻背，鼻尖，人中，上顎切歯部	
上顎突起		人中以外の上口唇，頬，上顎	上顎神経
下顎突起		下顎のほとんど	下顎神経

表 2-16　主な顔面裂の発生

突起の名称	病名	図 2-38 との対応
上顎突起と内側鼻突起	片側口唇裂	①
左右の内側鼻突起	正中口唇裂	③
左右の口蓋突起	正中口蓋裂	―
上顎突起と外側鼻突起	斜顔裂	②
上顎突起と下顎突起	横顔裂	④

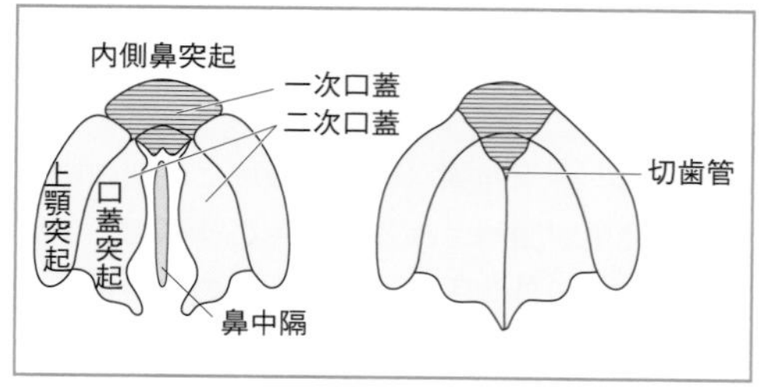

図 2-39　口蓋の発生[13)]
左：胎生第６週，右：胎生第 10 週

ができ，これらが前後方向に成長して舌が前方に伸びるとともに，後方の第二鰓弓由来の領域を完全に覆う．第一鰓弓からは分界溝より前方の舌体部（舌前 2/3）が形成される．第三鰓弓からは主に舌根部（舌後 1/3）が形成され，さらに後部の咽頭に面する部分は第四鰓弓に由来する．

舌の神経支配は由来する鰓弓の違いによる．舌体部が第一鰓弓神経である三叉神経（舌神経），舌根部が第三鰓弓神経である舌咽神経，咽頭部が第四鰓弓神経である迷走神経による感覚支配を受ける．舌の主体をなす舌筋の運動は舌下神経の支配を受ける（p.74 参照）．

舌根部では内胚葉が腹側に陥入して甲状舌管を形成して下降し，甲状腺に分化する．陥入開始部は舌盲孔として残る．

4. 唾液腺

唾液腺は，外胚葉または内胚葉が間葉に発芽して，そのまま長く伸び，多くの枝分かれをつくる．終末部は腺細胞に分化して腺房をつくり，その途中は導管となる．**耳下腺**は胎生第 6 ～ 7 週に外胚葉から，**顎下腺**は胎生第 6 週，**舌下腺**は胎生第 7 ～ 8 週に内胚葉からつくられる．

5. 顎関節

胎生第 8 週以降，間葉組織が増殖し，下顎頭原基と側頭骨原基がつくられる．下顎頭は軟骨内骨化，側頭骨下顎窩は膜内骨化でできる．側頭骨と下顎頭の間の間葉組織中に 2 つの裂け目を生じ，将来の上関節腔と下関節腔となる．この 2 つの裂け目の間に間葉細胞が集まり，関節円板が形成される．

Ⅲ　歯・歯周組織の発生

歯は口腔粘膜上皮と間葉組織の相互作用によって形成される．歯の形成は胎生第 6 週頃に口腔粘膜上皮の肥厚・陥入による**歯堤**の形成に始まり，**歯胚**がつくられる（**図 2-40**）．

1. 歯堤の形成

胎生第 6 週頃，将来歯が生える部位の口腔粘膜上皮が厚くなり，粘膜固有層の結合組織に向かって帯状に落ち込み，**歯堤**をつくる．胎生第 7 週頃になると，歯堤の唇（頰）側に口腔粘膜上皮の肥厚・陥入が起こり，**唇溝堤**ができる．唇溝堤は将来，**口腔前庭**となる．

2. 歯胚の形成

1）蕾状（結節）期（図 2-41）

胎生第 7～10 週頃，将来の乳歯の数だけ歯堤の先端が膨らみ，その周りに間葉細胞が集まり，歯胚が形成される．当初，歯胚はつぼみのような形をしていることから，この時期の歯胚を**蕾状期歯胚**とよぶ．

2）帽状期（図 2-41）

胎生第 9 週になると，歯胚の上皮性の部分が増殖し，帽子状に間葉組織を包み込むような形になり，これを**帽状期歯胚**という．組織学的に**エナメル器**，**歯乳頭**，**歯小嚢**が区別できる（**表 2-17**）．エナメル器は歯胚の上皮性の部分で，歯乳頭はエナメル器に囲まれた間葉組織の部分，歯小嚢は歯胚全体を包む部分である．

発生が進むと，エナメル器は**外エナメル上皮**，**内エナメル上皮**，**エナメル髄**に区別できる．外エナメル上皮，内エナメル上皮の細胞は，それぞれエナメル器の外側と内側をつくり，内エナメル上皮は歯乳頭と接する．エナメル髄は外・内エナメル上皮に囲まれた部分である．エナメル髄の細胞は互いに突起どうしで連絡し，網の目をつくる（**星状網**）．

3）鐘状期（図 2-42）

胎生第 14 週頃になると，エナメル器の内エナメル上皮と外エナメル上皮の移行部の細胞は

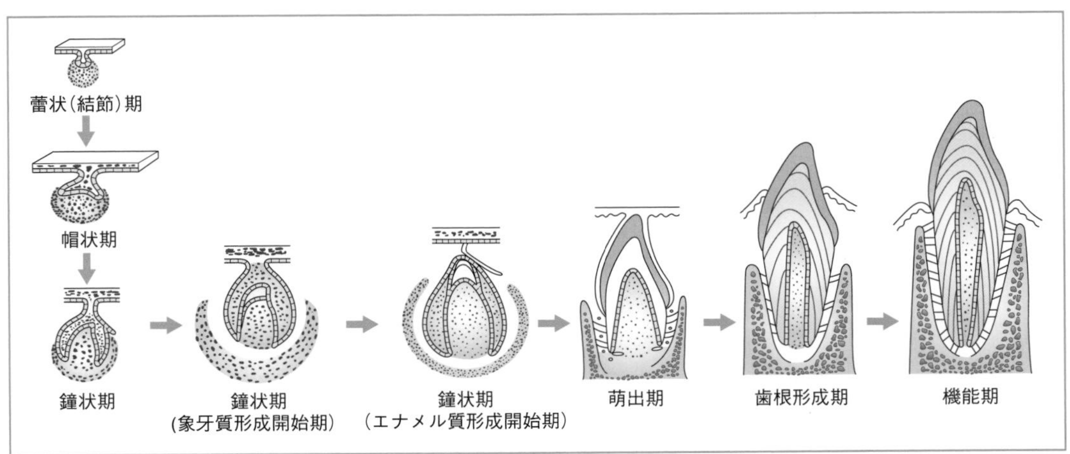

図 2-40　歯の一生[6)]

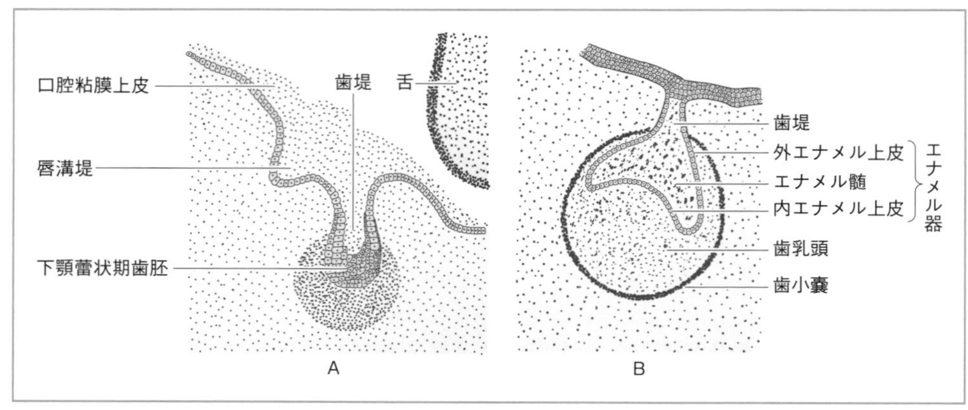

図 2-41　唇溝堤と蕾状期歯胚（A）と帽状期歯胚（B）[9]

表 2-17　歯胚の構成成分と形成される構造

	由来	つくられるもの
エナメル器	上皮	エナメル質，歯小皮，歯肉内縁上皮の一部（接合［付着］上皮）
歯乳頭	間葉	象牙質，歯髄
歯小嚢	間葉	セメント質，歯根膜，歯槽骨の一部

増殖し，大きく伸び出すことで，エナメル器の凹みが深くなり，歯胚は釣鐘に似た形となる．この時期の歯胚を**鐘状期歯胚**（しょうじょうき）という．歯小嚢は2層に分かれる．この時期，切縁部あるいは咬頭頂部から内エナメル上皮の細胞と，それに面する歯乳頭の細胞が相互に作用（**上皮・間葉相互作用**）し，細胞の形が変化する．鐘状期の後期になると，これらの部位から歯頸部に向かって，エナメル質，象牙質の形成が始まる．エナメル質形成に先立って，象牙質がつくられる．

(1) 象牙質形成

背丈を増した内エナメル上皮細胞に接する歯乳頭表層の細胞は，大きくなり，規則的に配列するようになり，この歯乳頭細胞が**象牙芽細胞**に分化する．胎生第18週頃，象牙芽細胞は歯乳頭中心部に移動しながら，有機質性の基質を分泌する．分泌された基質がやがて石灰化することで象牙質形成が進む．

(2) エナメル質の形成

象牙質基質が形成されると，内エナメル上皮細胞の背丈はさらに高くなり，内エナメル上皮の細胞は**エナメル芽細胞**に分化する．この分化も切縁部あるいは咬頭頂部から起こり，歯頸側に向かう．この分化が将来の歯頸部に達すると，

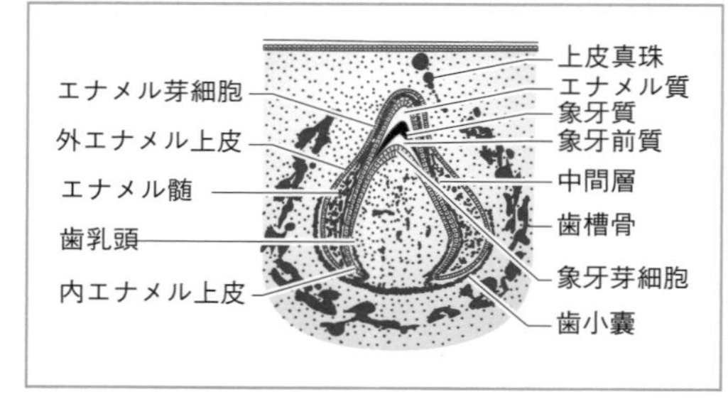

図 2-42　鐘状期の歯胚[6]

外エナメル上皮と内エナメル上皮が密着し，**Hertwig〈ヘルトヴィッヒ〉上皮鞘**をつくる．エナメル器のエナメル髄，中間層が消失してエナメル質形成が終了し，歯冠の外形が完成する．

エナメル芽細胞は活発にエナメル質の形成を行う**形成期エナメル芽細胞**に分化すると，エナメル基質を分泌する面に**Tomes〈トームス〉突起**をつくる．この突起がエナメル小柱の形成に関わる．エナメル質形成の場合，象牙質形成と異なり，エナメル芽細胞が有機性基質を分泌すると，ほぼ同時に石灰化も生じる．しかしながら，この時期の石灰化度は低く，石灰化度を高めるために，形成期エナメル芽細胞は**成熟期エナメル芽細胞**となり，有機質の脱却を繰り返す

ことで，エナメル質は高度に石灰化した組織となる．エナメル質形成が終了すると，エナメル芽細胞の層は**退縮（縮合）エナメル上皮**となる．退縮エナメル上皮の細胞はエナメル質表面に**歯小皮**をつくる．萌出時に口腔粘膜と癒合し，接合（付着）上皮をつくる．

(3) 歯髄の形成

象牙質形成が進み，象牙質の厚さが増すにつれ，歯乳頭の容積は縮小し，歯髄となる．象牙芽細胞は象牙質形成終了後も，歯乳頭表層に残る．

(4) 歯根の形成（図 2-43）

外エナメル上皮と内エナメル上皮が密着してできた**Hertwig〈ヘルトヴィッヒ〉上皮鞘**は深部に向かって伸長し，将来の歯根の外形を決める．この上皮鞘も象牙芽細胞を誘導して，歯根象牙質をつくる．

(5) セメント質の形成（図 2-43）

歯根象牙質が形成されると，Hertwig〈ヘルトヴィッヒ〉上皮鞘は変性，断裂する（断裂した上皮細胞の集まりを**Malassez〈マラッセ〉上皮遺残**という）．歯小嚢の内層の間葉細胞が断裂したHertwig〈ヘルトヴィッヒ〉上皮鞘の間を通って歯根象牙質の表面に到達すると，この間葉細胞は歯根象牙質の誘導により，セメント芽細胞に分化する．セメント芽細胞はセメント質の基質を分泌し，セメント質がつくられる．

(6) 歯根膜の形成

歯小嚢の間葉細胞は線維芽細胞（歯根膜細胞）となり，コラーゲン線維を分泌して，歯根膜を形成する．歯根膜主線維はセメント質側に，次いで歯槽骨側に現れ，それぞれSharpey〈シャーピー〉線維として埋入され，それらが徐々に歯根膜の中央に向かって伸び出し，両者が互いに結合するようになる．

(7) 歯槽壁の形成

セメント質が形成されると，歯小嚢の細胞は骨芽細胞に分化し，固有歯槽骨をつくる．歯の成長に伴って，緻密な骨梁がつくられるとともに，Sharpey〈シャーピー〉線維を封入する．歯が萌出すると，歯槽壁は緻密で強固な層板骨となる．

3．代生歯，加生歯の発生

永久歯（代生歯，加生歯）と乳歯（先行歯）の発生で異なるのは，歯堤の形成の部位である．代生歯の歯堤は乳歯（先行歯）歯胚が鐘状期になった頃，代生歯堤がつくられ，その先端に永久歯（代生歯）歯胚が形成される．加生歯（大臼歯）の歯堤は代生歯の歯堤が後方に延びてつくられる．

Ⅳ 口腔・顎顔面の加齢変化

歯と歯周組織の加齢変化を**表 2-18**にまとめる．

顎骨は加齢により，骨量が減少する．一般に，皮質骨は菲薄化して，骨梁は細くなるとともに減少し，骨髄腔は拡大する．また骨髄は脂肪化や線維化を示すようになる．さらに歯を喪失すると，歯槽骨は急速に吸収される．上顎骨は頰側から吸収が進み，結果的に顎堤が狭小化する．

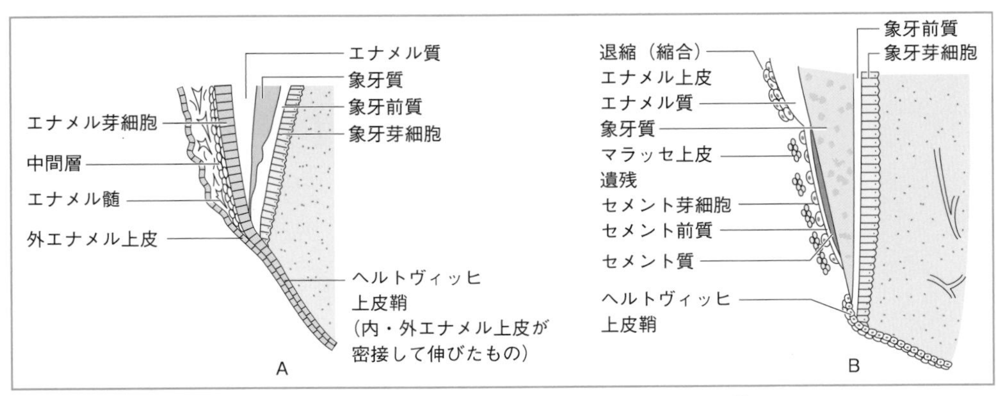

図 2-43　ヘルトヴィッヒ上皮鞘と歯根象牙質の形成（A）とセメント質（B）[9]

表 2-18　歯と歯周組織の加齢変化

組織	主な加齢変化
エナメル質	・透明性の低下
象牙質	・象牙細管の狭窄 ・死帯の出現 ・象牙細管の硬化
セメント質	・肥厚 ・セメント（質）粒の出現
歯髄	・容積の減少 ・萎縮 ・変性（石灰変性［象牙質粒の出現］，空胞変性，脂肪変性，硝子変性）
歯肉	・上皮の菲薄化（炎症や物理的刺激によるものとの区別が難しい） ・コラーゲン線維の増加
歯根膜	・幅の減少

下顎骨では大臼歯部の舌側から吸収が起こり，その結果，顎堤が側方に拡大する．オトガイ孔の高さまで吸収が進む．

舌や口腔粘膜では上皮の菲薄化がみられる．唾液腺では腺房細胞の萎縮・消失，間質の脂肪化，線維化がみられる．

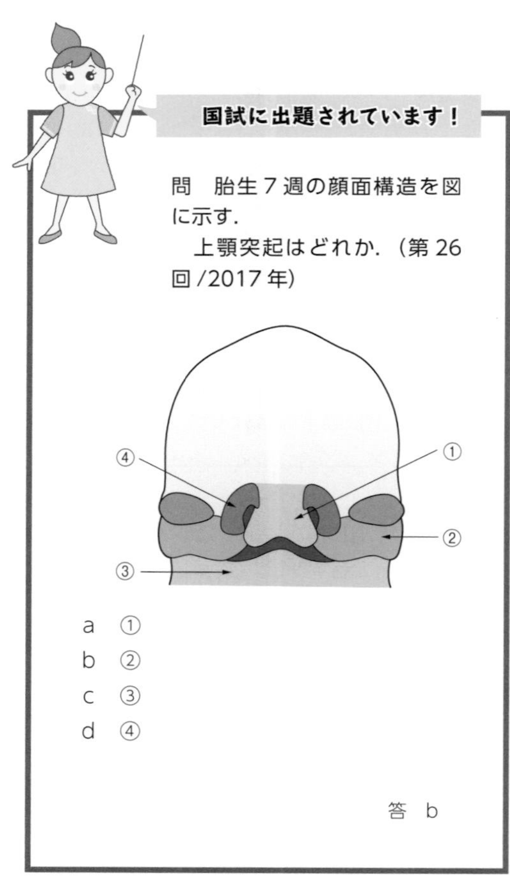

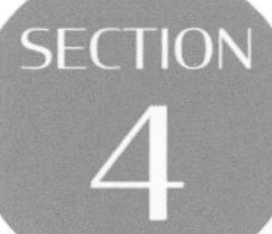

口腔・顎顔面・頭頸部の生理機能

Ⅰ　口腔粘膜の感覚

口腔粘膜はほかの体表面と同様に，外来刺激を受ける機会が多いので，感覚機能が発達している．**体性感覚**と**特殊感覚**に区分できる．

(1) **体性感覚**：感覚発生部位の違いから区分できる．

表面感覚：**口腔粘膜**の感覚（触，圧，温，冷，痛覚）

深部感覚：歯，**歯髄**，**顎関節**，**咀嚼筋**，**舌筋**などの感覚

(2) **特殊感覚**：口腔粘膜では味覚のみ．

1．口腔粘膜の体性感覚

支配神経：主に**三叉神経**（第５脳神経）

[特徴]

・口腔粘膜にある感覚受容器が刺激され，感覚神経が興奮（活動電位）を生じ，最終的に大脳に運ばれ，感覚として感知される．皮膚の体性感覚処理機構と基本的に同じ．

・非侵害性の機械刺激に対する感覚閾値は，全身のほかの部位と比べて非常に低い（特に舌や口唇部）．

・感覚点の数は**痛点**が最も多い．

・二点識別閾は四肢体幹と比べて小さい．

1）受容器

マイスネル小体，メルケル小体，ルフィニ小体，クラウゼ小体，自由神経終末などがある(p.26 参照)．ファーター・パチニ小体と毛包受容器は口腔粘膜に存在しない．

2）口腔粘膜の痛覚

(1) 受容器：自由神経終末

(2) 軸索：Aδ（デルタ）線維（有髄），C 線維（無髄）

(3) 順応しない（しにくい）．

(4) 前歯部から臼歯部に移行するにつれ，痛点の数が減少する（＝前方に多い）．

(5) **キーゾウの無痛帯**：頬粘膜の中央部から口角にいたる帯状の領域では**痛覚が鈍い**．

(6) **関連痛**：痛みの原因歯とは全く別の特定の部位に痛みを起こす（例：歯に痛みの原因である傷害があるが，顔面の皮膚に痛みを感じる状態）．

Ⅱ　特殊感覚　～味覚～

1．味覚の役割

口腔内に入る化学的特性に応じて，口腔内の感覚受容器が味として認識する感覚のこと．

化学感覚ともいう．化学感覚にはほかに嗅覚がある．

2．基本味覚

甘味，**酸味**，**苦味**，**塩味**の４種類を**基本味**という．**うま味**を加えて**５基本味**ともいう．

3．味の受容機構

(1) 味覚の受容器：**味細胞**といい，**味蕾**に存在する．

(2) 味蕾の寿命：**10 日**で新しいものと置き換わる．

参考（各種細胞の寿命）
例：赤血球は 120 日，血小板は５日，嗅細胞は 30 日．

(3) 加齢とともに減少する．

(4) 味蕾の存在部位：舌乳頭，軟口蓋，口蓋垂，口蓋舌弓，咽頭壁，喉頭壁など．

(5) 味蕾は４つの舌乳頭のうち葉状，有郭，茸状乳頭に存在する．**糸状乳頭にはない**（**図 2-44**）．

(6) 支配神経：

顔面神経（第Ⅶ脳神経），舌咽神経（第Ⅸ脳神経），迷走神経（第Ⅹ脳神経）．

①顔面神経：舌前方 2/3

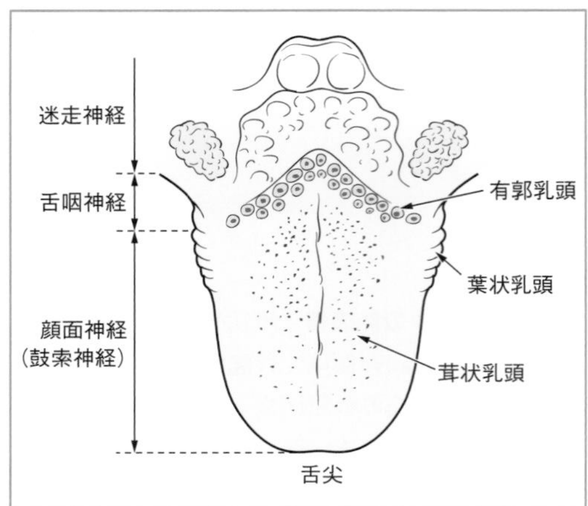

図 2-44　味蕾をもつ舌乳頭と味覚の神経支配

②舌咽神経：舌後方 1/3

③迷走神経：咽頭，喉頭

(7) 伝導路

味刺激による顔面，舌咽，迷走神経の興奮は脳幹の孤束核にある二次ニューロンに伝えられる．二次ニューロンを発した興奮は視床の三次ニューロンを経由し，大脳皮質味覚野に達する．

4．味覚異常

1）味覚障害

口腔乾燥や薬物，亜鉛の不足などによって生じる味覚の喪失のこと．

2）味盲（PTC 味盲）

多数のヒトが苦味として感じる物質（PTC：フェニルチオカルバミド）に対し，苦味を感じない人がいる．味盲は PTC に対してのみ味を感じないだけで，ほかの味覚は正常である．

Ⅲ　唾液腺

唾液腺は口腔に開口する外分泌腺である．その分泌液は消化作用に加え，口腔の生理機能を維持する環境液としての役割をもつ．大唾液腺（耳下腺，顎下腺，舌下腺）と小唾液腺がある．唾液中に含まれる成分は大きく分類すると，①水，イオン，②血漿由来のタンパク質，③唾液腺由来のタンパク質になる．

1．唾液の性状，成分

1）分泌量

・**1～1.5 L**／日．ただし日内，年齢，年内変動がある．

・唾液は刺激が刺激がなくても，少量が分泌されている（安静時唾液）．たとえば，睡眠中でも分泌される．

安静時分泌量：顎下腺＞耳下腺＞舌下腺

・小唾液腺の分泌量は全唾液腺の 10％

2）物理的性状

(1) 99％は水分で，血漿由来である．

(2) 比重：水より大きい（1.004～1.009）

(3) 浸透圧：血液より低い（低張液）

(4) 色調：無色透明．

(5) 粘性がある．粘度は**ムチン**（糖タンパク質）含有量に依存する．

（舌下腺＞顎下腺＞耳下腺の順に粘度＝ムチン含有量は高い）

(6) 唾液分泌と pH

①pH：6.0～8.0

②分泌速度に比例して pH は増大する．

③反射（刺激）唾液の pH は安静時唾液より高い．

3）化学的性状

(1) 無機成分：Na^+，K^+，Cl^-，Ca^{2+}，PO_4^{3-}，HCO_3^-．

(2) 有機成分：タンパク質（アミラーゼ，ムチン，血漿タンパクなど）．

2．生理機能

1）消化作用

耳下腺（および顎下腺）は**アミラーゼ**を分泌し，**デンプン**をマルトース（**麦芽糖**）に分解する．

2）潤滑作用

ムチンは唾液に粘性を与え，食塊形成を補助する．会話時，口唇などの運動を円滑にする．

3）保護作用

ムチンは歯の表面の獲得被膜の形成に関与し，歯を保護する．

4）緩衝作用

重炭酸イオン（HCO_3^-）によって酸またはアルカリを中和する（唾液の pH を中性付近に維

持しようとする).

5) 抗脱灰作用・再石灰化作用

HCO_3^-による緩衝作用は細菌が発生する酸による歯の脱灰を防ぐ．またカルシウムイオン(Ca^{2+}）とリン酸イオン（PO_4^{3-}）は脱灰が起こった歯のエナメル質表面に結合して再石灰化する.

6) 洗浄作用

歯や粘膜に付着した食物残渣を洗浄する.

7) 抗菌作用

唾液中の酵素であるリゾチームは，細菌を溶解する.

8) その他

味覚の補助，排泄（薬剤など).

3. 唾液の生成と分泌機構

[構造]

・唾液腺は**腺房部**と**導管部**から構成される（**図2-45**).

・導管部は**介在部**，**線条部**，**導管**からなる.

1) 唾液の生成と分泌

①血漿成分が腺房部細胞に取り込まれる.

↓

②腺房部細胞で合成された物質が水とともに腺腔内に放出される（**原唾液**).

↓

③導管部で電解質イオンの分泌，再吸収を経て口腔内に分泌される.

（原唾液は，線条部で再吸収を受ける．よって腺房部から介在部に分泌された原唾液のすべてが口腔内に分泌されるわけではない)

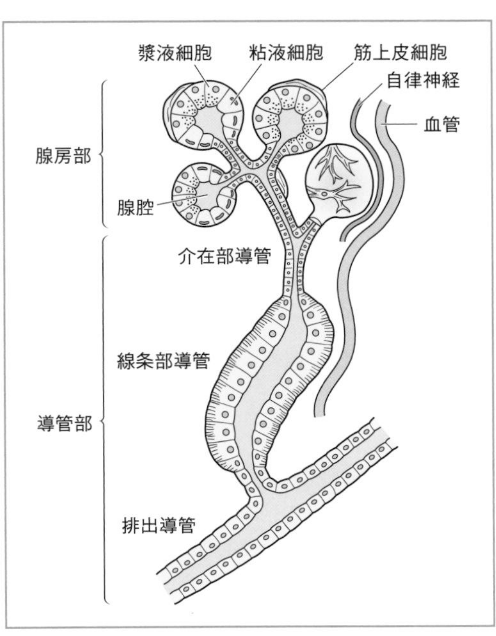

図 2-45　唾液腺の模式図 [6]

2) 調節機構

(1) 唾液の分泌は自律神経（交感神経，副交感神経）によって調節される.

(2) 自律神経の命令によって唾液は腺房から腺腔へ分泌される.

(3) 副交感神経の興奮：主に**水分**が分泌される（漿液性唾液の分泌促進).

交感神経の興奮：主に**タンパク質**が分泌される（粘液性唾液の分泌促進).

(4) 唾液分泌の脳神経機序：脳幹レベル→唾液腺への指令機構

[唾液分泌に関連する自律神経活動を支配する中枢]

①副交感神経：延髄にある２つの脳神経核

上唾液核：顔面神経，顎下神経節を経て顎下腺，舌下腺の唾液分泌を制御する.

下唾液核：舌咽神経，耳神経節を経て耳下腺の唾液分泌を制御する.

上下唾液核を発した後，関連する神経節でニューロンを変え，それぞれの唾液腺に終枝する.

②交感神経：脊髄

途中，上頸神経節でニューロンを変えそれぞれの唾液腺に終止する.

(5) 唾液分泌の脳神経機序：高位中枢

上唾液核，下唾液核を制御する高位中枢は大脳辺縁系，視床下部などである.

Ⅳ 摂食嚥下

口腔内に入った食物は咀嚼により粉砕され，嚥下される.

1. 摂食の流れ

①食欲，食物認知→②食物の取り込み→③**咀嚼**→④**嚥下**，消化，吸収

2. 咀嚼運動

食物を口に取り入れてから嚥下するまでの間に行われる一連の過程を**咀嚼**という.

咀嚼周期は開口相，閉口相，咬合相からなる.

1）構成器官

咀嚼筋，下顎骨，舌など.

2）咀嚼の様式

かみ切る運動，かむ砕く運動，すりつぶす運動（臼磨）.

3）咀嚼能力

食品を細分する咀嚼器官の能力のこと．咀嚼能力は咬合力に依存する.

3. 顎反射

・顎口腔への刺激によって，開口または閉口する反射のこと.

・顎反射は三叉神経を介して発生する.

・反射の中枢は脳幹にある.

1）主な顎反射（表 2-19）

開口反射と閉口反射（下顎張反射，歯根膜閉口筋反射，閉口反射など）がある.

(1) 開口反射

歯肉に魚の骨が刺さったときや，食品に硬いもの（石など）が混ざっていたとき，瞬時に口が開く反射のこと．防御反射である．侵害，非侵害いずれの刺激によっても発生する.

(2) 閉口反射

①下顎張反射

単シナプス反射．オトガイ部や下顎切歯をたたく，あるいは大きく口を開くと口が閉じる反射のこと．咀嚼筋にある筋紡錘が関与する反射であり，下顎安静位の維持に関与する.

②歯根膜閉口筋反射

歯に力が加わり，歯根膜感覚が刺激されると，閉口筋活動が高まる（閉口する）反射のこと.

③閉口反射

口蓋部や舌根部に軽い触刺激を加えると，閉口が生じる反射．嚥下のため口が閉じるように機能すると考えられる.

4. 吸啜運動

(1) 乳児が母乳を摂取するための行動．出生前から備わっている.

(2) 原始反射*であり，中枢は延髄にある.

*赤ちゃんが生まれもった反射機能のこと.

(3) 生後 6 カ月頃，消失し咀嚼運動に変わっていく.

5. 嚥下

咀嚼された食物が，口腔から咽頭，食道を経て胃に輸送されるまでの運動のこと.

嚥下運動は口腔（口蓋，舌），咽頭，喉頭へ加わった感覚刺激によって，感覚受容器が興奮し，咽頭，食道，胃などの効果器と呼吸筋を連動させることで発生する.

覚醒，睡眠中に関係なく行われる.

1）嚥下の流れ

5 期に分けて説明できる.

(1) 先行期（認知期）

視覚や嗅覚などを使って食物を確認する時期.

(2) 準備期（咀嚼期）

咀嚼によって食物を粉砕し，唾液を混和して食塊を形成する.

(3) 口腔期

食塊が口腔から咽頭へ移送される.

(4) 咽頭期

食塊が咽頭を通過し，食道へ移送される.

(5) 食道期

食塊を胃へ押し進める反射性運動で**蠕動運動**

表 2-19　顎反射の種類

	刺激	作用
開口反射	口腔粘膜，歯髄，顔面皮膚などへの侵害，非侵害刺激	閉口筋の弛緩（開口する）
下顎張反射	閉口筋の筋紡錘の伸張	閉口筋の収縮（閉口する）
歯根膜閉口筋反射	歯への触圧刺激による歯根膜受容器の興奮	閉口筋の活動性の増加（閉口する）
閉口反射	口蓋部，舌根部への非侵害性刺激	下顎の挙上（閉口する）

が主体．

先行，準備，口腔期は**随意運動**，咽頭，食道期は**不随意運動**である．

5期のうち口腔期，咽頭期，食道期を嚥下の3期という．

2）嚥下に伴う諸器官の動き

口唇閉鎖→食塊の咽頭への移送→鼻咽腔閉鎖→喉頭口閉鎖→声門閉鎖→下咽頭の開大→食道入口部開大

Ⅴ 嘔吐

胃や腸の内容物を，食道，口腔を経て口腔外に排出する反射性運動である．

舌咽，迷走神経の刺激により誘発され，胃腸，口腔，咽頭，横隔膜など多くの器官の連携によって生じる．

1．原因

胃腸への有害物質の進入．迷路刺激（乗り物酔い），激しい咳，激しい腹痛，脳圧亢進，悪臭，精神的緊張など．

2．症状

悪心（吐き気）を伴う．

自律神経機能の異常：唾液分泌の亢進，瞳孔散大，顔面蒼白，発汗など．

3．発生機序

①悪心，唾液分泌の発生

↓副交感神経の興奮性の増大：唾液分泌の増大

②嘔吐中枢（延髄の最後野）の命令

↓噴門の弛緩，胃内圧の上昇，幽門部の急激な収縮

③胃内容物の食道への逆流

↓胸腔内圧の上昇，横隔膜の収縮

④内容物の口腔への進入

↓気道閉塞，鼻咽腔閉鎖（上気道は吐物から防御される）

⑤食物の吐出

4．嘔吐反射の結果，起こる全身症状

・脱水

・代謝性アルカローシス（胃液の喪失による）

Ⅵ 発声・構音

1．発声器官

・喉頭，咽頭，口腔，鼻腔など．

・喉頭には声門が存在し，喉頭口の開閉，声帯の緊張，長さを調節して，声の調子（高低）や強弱（大きさ）を調整する．

2．発声機序

呼吸時，両側の声帯は離れて声門は開き，空気は声門の間を自由に通過する．

発声するときは，左右の声帯が接して声門は閉じる．

発声構音機能は**発声**，**共鳴**，**構音**の3つの要素からなる．

1）発声

肺からの**呼気**によって**声帯**を振動させて音を（**喉頭原音**）をつくる．

2）共鳴

喉頭より上方の**声道**とよばれる管腔（咽頭，口腔内の器官）の運動によって，音を響かせる．

3）構音（発語ともいう）

声道を変形させて音声を**言語音**に変える動作のこと．

3．音声の性状

音声の性質は**高さ**，**強さ**，**音色**の3つからなる．

1）音声の調子（高低）

声帯の**振動数**によって決まる．

高い声：声帯が薄く，短く，緊張度が高い場合．

低い声：声帯が厚く，長く，緊張度が低い場合．

子どもや女性の音声の調子が高いのは声帯が薄く，短く，緊張力が高いためである．

一方，男子の声変わりは，喉頭が急速に発達し，声帯が長くなることによって起こる．

人が出せる音声の高低差を**生理的声域**という．周波数が高いほど，声は高くなる．

2）音声の強弱（大きさ）

声帯の振動の**振幅の大きさ**に関係する．よって呼気圧の大きさに影響される．

3）音声の音色

共鳴腔によって決まる．親子などで音色が似ているのは声帯や管腔の形態が似ているからである．

4．言語音の形成

1）母音

・日本語には「ア」,「イ」,「ウ」,「エ」,「オ」の5つの母音がある．
・呼気流の声道通過が妨げられることなく発音する言語である．主に舌の形態と位置，口唇の形態と離開の仕方，開口の程度などによって決まる．
・音源は**声帯振動**によって生じた喉頭原音である．
・肺からの呼気流による声帯の振動を伴う音声を**有声音**という．母音はすべて**有声音**である．

2）子音

・呼気流を阻止する閉鎖や強い狭めが**声道**によってつくられる．
・閉鎖や狭めのつくられる部位を**構音点**という．
・**有声音**と**無声音**（声帯の振動を伴わない）の両方がある．

3．言語中枢

大脳皮質に局在する．ほとんどの人は左脳に存在する．

1）運動性言語野（Broca〈ブローカ〉野）

・前頭葉に存在する．
・損傷すると言葉を発することができなくなる（**運動性言語野**）．

2）感覚性言語野
（Wernicke〈ウェルニッケ〉野）

・側頭葉に存在する．
・損傷すると言葉の意味を理解できなくなる（**感覚性言語野**）．

Ⅶ　老化，加齢変化

1．感覚

味覚の認知閾値（味質がわかる）は上昇する．

2．唾液

唾液分泌は低下する（特に安静時唾液）．

3．咀嚼力

最大咬合力は低下する．舌筋など筋力が低下する．

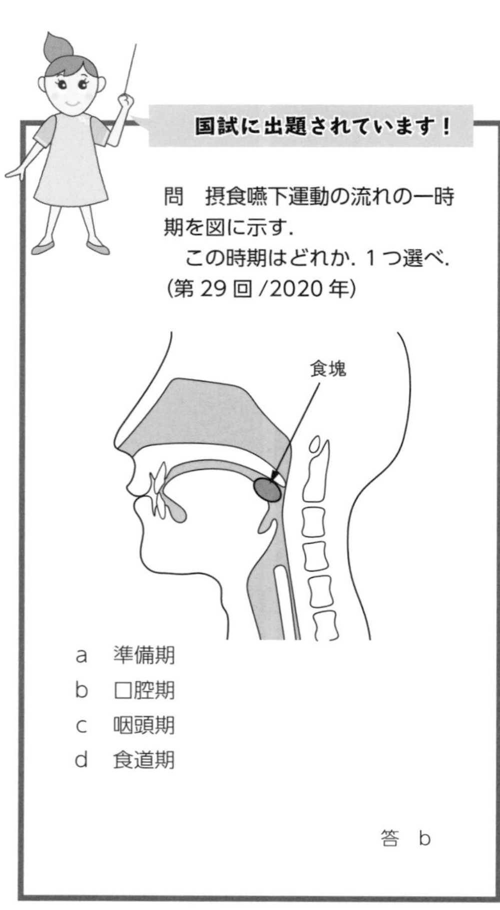

歯・歯周組織の生理機能

口には骨とともに硬組織である歯と，歯肉，粘膜，舌などの軟組織があり，それぞれ特異な性質をもつ．

I　歯の構造と組成

歯はエナメル質，象牙質，セメント質と歯髄から構成される．これらは無機質，有機質，水分からなる．組成はエナメル質と象牙質，セメント質で異なる．骨と比較すると，象牙質の組成が最も骨と似ている．セメント質は歯の硬組織の1つであるが，歯周組織にも分類される．

1．歯の無機成分（表2-20）

エナメル質，象牙質，セメント質の無機成分の組成は**カルシウム（Ca）**と**リン（P）**が大部分で，**ヒドロキシアパタイト**とよばれる結晶を基本構造とする．そのほか，ナトリウム，マグネシウム，炭酸，塩素なども含まれる．また，フッ素，鉛，亜鉛，鉄などの微量元素も存在する．フッ素はう蝕抵抗性を増すことが知られている．

1）歯の石灰化

硬組織が形成される過程を**石灰化**という．これは硬組織形成細胞（象牙芽細胞，エナメル芽細胞など）からつくられる有機質性基質成分（マトリックス）中にカルシウムやリン酸イオンが沈着し，さらにリン酸カルシウムの中間体を経て，**ヒドロキシアパタイト**を形成する一連の変化をさす．

表2-20　歯，骨の成分の比較（重量%）

	エナメル質	象牙質	セメント質	骨
無機質	97	70	65	70
有機質	1	18	23	22
水　分	2	12	12	8

（1）象牙質の石灰化様式

①基質小胞性石灰化

原生象牙質では象牙芽細胞から分泌された基質小胞の中にリン酸カルシウムの結晶が生じ，成長することで石灰化の核ができ，石灰化が行われる．

②球状石灰化と板状石灰化

- **球状石灰化**：象牙質中の小石灰化球が出現し，石灰塩が周囲に沈着する．象牙質の成長が速い部位にみられる．
- **板状石灰化**：象牙前質に平行に石灰化が進む．緩慢に進行する．歯根象牙質にみられる．

2）歯（エナメル質）の脱灰と再石灰化

（1）脱灰

不溶性無機成分であるヒドロキシアパタイトが酸によって可溶化され，イオンとなって消失すること．

（2）再石灰化

軟化したエナメル質または初期う蝕の病巣の一部の石灰化で，唾液などによって回復する現象をいう．フッ化物洗口は再石灰化を促進する．

2．歯の有機成分

1）エナメル質

ほぼ**無機質**のみからなる．幼若エナメル質はエナメル質特有のタンパク質（**アメロゲニン**，エナメリン）が含まれる．エナメルタンパク質は歯の成熟に伴い消失する．コラーゲンを含まない．

2）象牙質，セメント質

骨と似ている．約20％程度の有機質を含む．大部分は**コラーゲン**という線維状タンパク質である．タンパク質以外の有機質はムコ多糖や脂質である．水分は有機質とゆるく結合している．

Ⅱ 歯の生理

1. 歯の役割

・食物をとらえ，切断，咀嚼する．
・化学的消化を補助する．
・発音，会話．
・顔貌の調和，審美性．

2. 歯の硬組織の物理的性質

1）エナメル質

(1) 硬度

・人体中で最も硬い．
・エナメル質の表層ほどより硬い．
・半透過的性質をもつ．
・加齢とともに高くなる（石灰化が進むため）．

(2) 比重

・約 2.9
・石灰化が進むほど，大きくなる．
・エナメル質＞象牙質＞セメント質の順に大きい．
・永久歯のエナメル質＞乳歯のエナメル質

2）象牙質

(1) 硬度

・エナメル質より低い．

(2) 比重

2.3

(3) 弾性

エナメル質より 1.6 倍大きい．

(4) 構造上の特徴

象牙質基質内に象牙芽細胞を含まない．

(5) 石灰化度の違い

管周象牙質の石灰化度が最も高い（硬くなる）．

(硬)←管周象牙質＞管間象牙質＞原生象牙質＞第二象牙質＞球間象牙質＞象牙前質→（軟）

3）セメント質

(1) 硬度

象牙質より軟らかい．

(2) 比重

約 2.1（象牙質よりわずかに低い）

(3) 厚さ

歯頸部に向かって薄くなる．根尖部，多根歯の根分岐部で厚い．加齢により厚くなる．

(4) 構造上の特徴

・一次（無細胞）セメント質（歯根全体を覆う）と二次（有細胞）セメント質（歯根の根尖側 1/3）からなる．
・セメント質基質内にセメント細胞を含む．血管，神経を含まない．

[セメント芽細胞とセメント細胞の違い]

セメント芽細胞：歯根膜中のセメント質表面に分布し，セメント質を産生する．

セメント細胞：セメント質中に埋入し，セメント質を産生しなくなった細胞である．

3. 歯髄の機能

1）歯髄の構造

象牙芽細胞，線維芽細胞，神経組織などからなる．象牙芽細胞は歯髄最表層で象牙前質に接して配列する．歯の各組織の中で最も代謝が高い．象牙芽細胞の突起（Tomes〈トームス〉線維）は象牙細管内にあり，象牙前質を超えて象牙質に伸びている．

2）歯髄の機能

・第二象牙質の形成
・第三（修復）象牙質の形成
・象牙質への栄養供給
・歯痛の発現　など

4. 歯の感覚

体性感覚である．歯髄，象牙質，歯根膜に加わった刺激によって感覚受容器が興奮することで生じる．エナメル質自体に感覚受容器はない．

1）象牙質，歯髄の感覚の特徴

・象牙質や歯髄に生じる感覚は基本的に痛覚である．
・歯髄，象牙質の受容器は自由神経終末である．
・神経線維は主に Aδ 線維（有髄）と C 線維（無髄）である．
・神経線維は象牙前質レベルまで進入する（象牙細管の全体に分布しない）．
・象牙質の痛みの発現機序として動水力学説が知られる．
・歯髄炎による痛みは，炎症による歯髄内圧の上昇，化学物質の放出などによる．

・痛みの局在は不明瞭である．

2）歯根膜の感覚の特徴

・歯の触，圧，痛覚，および固有感覚を発現する．
・触覚は鋭敏である．約 0.02 mm を区別できる．
・触圧覚は咀嚼中の食片の大きさ，硬さなどの性状，食物の位置をとらえ，上下歯の接触状態を感受する．
・歯根膜痛の局在は明瞭である．
・固有受容器は反射性の咬合力を調節する．
・侵害性受容器（自由神経終末）は歯根膜全域に，非侵害性機械受容器が根尖 1/3 に多く存在する．

Ⅲ 歯周組織の構造と生理

1．歯周組織

・歯を歯槽骨に連結する．
・咀嚼時，歯を支える．
・セメント質，歯根膜，歯槽骨，歯肉などから構成される．

1）歯根膜

セメント質と歯槽壁の間にある線維性結合組織である．

（1）成分

①コラーゲン：歯根膜の大部分を占める．

②タンパク質：歯根膜の基質はゲル状を示し，水分，プロテオグリカン，糖タンパク（フィブロネクチン，ラミニンなど）などが含まれる．

（2）機能

①歯の植立作用

歯は歯根膜によって可動的に支持されている．よって健康歯でも歯に力を加えると微小な変位が起こる．

②咬合圧の緩圧作用

咬合圧が直接的に歯槽骨に伝わることを防ぐ．歯根膜主線維の両端はセメント質と歯槽骨にそれぞれ **Sharpey〈シャーピー〉線維**として埋入されている．歯根膜線維の緩圧作用は歯根膜の血流，組織液や細胞の圧縮性による．

③咀嚼の反射的調節

咬合力の大きさは主として歯根膜の感覚により，咀嚼は咬合力と歯根膜の感覚によって反射的に調節されている．

例）**歯根膜閉口筋反射**：歯に力が加わり，歯根膜感覚が刺激されると，閉口筋活動が高まる（閉口する）反射のこと．歯根膜咬筋反射ともいう．

④歯根膜の感覚

鋭敏な感覚をもつ．食物の物理的性状を識別する．三叉神経を介した感覚情報が，中枢神経系の興奮を経て，反射（刺激）唾液の分泌を促進，顎運動を調節する．

⑤栄養供給

歯槽骨やセメント質への栄養供給源である．

⑥免疫細胞（リンパ球など）が存在し，細菌の感染防御に関与する．

2）セメント質

歯を構成する硬組織であるが，歯周組織の構成要素でもある．

［機能］

（1）歯槽骨に歯を結合させる．

（2）強度の高い外力から歯を保護する．

歯根を介して歯槽骨に加わった咬合力は歯槽骨の吸収を引き起こすが，セメント質ではその吸収がみられず，**二次セメント質**（有細胞セメント質）が沈着して，歯根膜腔の幅が正常に維持される．その結果，咬合力に対する防御作用が保持される．

3）歯肉

口腔粘膜の一部として口腔の周壁を形成する．咀嚼粘膜に区分される．粘膜上皮と粘膜固有層から構成される．粘膜下組織がなく，粘膜固有層が直接，骨膜に移行する．

［歯肉の役割］

・歯槽骨と歯頸部を覆う口腔粘膜である．
・歯根，歯根膜，歯槽骨を保護する．
・食物の性状を感知する．
・食物の溢出路を形成する．
・歯間隙を閉鎖する．
・歯肉の感覚は外来刺激に対する防御としての働きがある．

4）歯槽骨

・顎骨のうち歯を植立させる部分のこと．
・歯が抜けると，歯槽骨は吸収される．

・骨の形成と吸収（骨の改造）

骨組織では常に**骨芽細胞**による**骨の添加**と**破骨細胞**による**骨の吸収**が繰り返され改造現象が進展する.

(1) 歯槽骨は外力（咬合圧や歯の生理的移動）により絶えず改造が行われる.

(2) 骨改造に関与する細胞：骨芽細胞，破骨細胞，骨細胞

(3) 骨代謝に関与する３つのホルモン

血中カルシウム濃度はホルモンによって調節される.

カルシトニン	：骨吸収の抑制 （血中カルシウム濃度　低下）
パラトルモン	：骨吸収の促進 （血中カルシウム濃度　上昇）
活性型ビタミンＤ	：骨吸収の促進 （血中カルシウム濃度　上昇）

Ⅳ 歯と歯周組織の加齢変化

1. エナメル質

・咬耗，摩耗が起こる.

・比重が大きくなる.

・硬度が増大する.

2. 象牙質

・象牙細管が狭くなる（管周象牙質が厚くなる）.

・第二象牙質が添加する.

・死帯の発現.

・透明象牙質が増加する.

3. 歯髄

・歯髄腔は狭くなる.

・細胞数の減少.

・コラーゲン線維の増加.

・象牙粒（歯髄結石）の出現.

4. セメント質

・肥厚化する.

5. 歯根膜

・線維が細くなる.

6. 歯肉

・退縮がみられる.

7. 歯槽骨

・皮質骨が薄くなる.

・骨梁が細く，数が減る.

・骨髄の量が減り，脂肪髄になる.

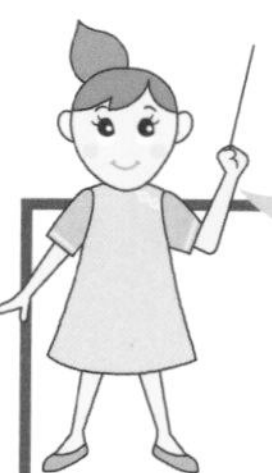

国試に出題されています！

問　歯と歯周組織の両者に属するのはどれか.（第 26 回 / 2017 年）

a　歯　髄

b　象牙質

c　歯根膜

d　セメント質

答　d

III
編

病因と病態
疾病の成り立ち及び回復過程の促進 ①

SECTION 1

病因論

局所あるいは全身的になんらかの因子（**病因**）が作用したことによって，生理的範囲を逸脱した形態的および機能的異常状態が**疾患**（**疾病**，病気）であり，この異常状態は個体側の因子（**内因**）と外部から作用する因子（**外因**）との兼ね合いによって生じる．

ある疾患に関して，内因・外因を問わず，複数の病因がかかわっている場合は，以下のように分けることもできる．

主因：疾患の発生に必要不可欠な因子

副因：疾患の発生を容易にする因子

誘因：疾患の発生の契機となる因子

なお，病因がいまだ明らかでない疾患は**特発性疾患**とよばれる．

I 内因

素因あるいは体質とよばれる因子である．

1．素因

個人が疾患に罹患しやすい傾向にあること．

1）一般的素因

(1) 年齢的素因

年齢によって，生体の反応性や好発する疾患の種類に特徴がある．

(2) 性素因

疾患に性差をきたす因子のこと．

(3) 人種素因

生活環境，気候，食事などの二次的因子が大きく関与する．

(4) 臓器素因

疾患により好発部位が異なる．

2）個人的素因

個人的に疾患にかかりやすい体質で，病的素因ともいう．

(1) 先天的素因（多くは遺伝的素因）

体質や体型によるもの．

(2) 後天的素因（獲得素因）

個体あるいは臓器や組織の変調や抵抗性の低下によるもの．

2．内分泌異常

内分泌臓器の形成異常，機能の低下や亢進によって，標的臓器に異常をきたし，種々の疾患

表 3-1　内分泌疾患の代表例[15)]

内分泌腺（ホルモン）	機能低下	機能亢進
下垂体（成長ホルモン）	低身長症	末端肥大症
甲状腺（甲状腺ホルモン）	クレチン病 粘液水腫	Basedow〈バセドウ〉病 （Graves〈グレーブス〉病）
副甲状腺（パラトルモン）	低カルシウム血症	高カルシウム血症
副腎（コルチゾール）	Addison〈アジソン〉病	Cushing〈クッシング〉症候群
膵島（インスリン）	糖尿病	低血糖

の原因となる（**表 3-1**）.

遺伝性疾患については p.116 参照.

Ⅱ 外因

外界から直接的に作用，あるいは体内に入ってから有害に作用し，疾患の原因となる因子である.

1．栄養障害（栄養供給の障害）

(1) 飢餓：栄養の欠乏や不足による.

(2) 栄養失調症：特定の栄養素の量的あるいは質的欠乏による.

2．物理的因子

1）機械的障害

外傷（機械的外力による組織の損傷），創傷（外傷のうち，組織の連続性が断たれたもの）

2）温度による障害

高温（火傷，熱射病，日射病），低温（凍傷）

3）放射エネルギーによる障害

光線（日焼け，日光過敏症），放射線障害（個体的障害と次世代以降に生じる障害）

4）騒音による障害

職業性内耳障害，環境性神経系失調など

5）電流による障害

熱作用による火傷，心肺機能停止

6）気圧による障害

高山病（酸素欠乏），潜函病（空気塞栓症）

7）その他

気候，季節，風土などの影響

3．化学的因子

1）接触性障害

酸性やアルカリ性の物質による（接触性皮膚炎，腐食）.

2）中毒

生体内で化学物質の量が体内の解毒機能を上回り有害化した状態（原因となった化学物質＝**毒物**）．重金属，有機溶剤，青酸化合物，有機ガス，その他（フッ化物，各種農薬，植物毒，細菌毒，動物毒など）による.

参考）自家中毒

生体内で生じた諸種の化学物質による中毒現症のこと.

4．生物学的因子

1）微生物

原生動物，真菌，細菌，スピロヘータ，リケッチア，ウイルスなど

2）寄生虫

節足動物，蠕虫類など

遺伝性疾患と先天異常

胎児期に病因が作用して生じる疾患を**先天異常**（先天性疾患）という．先天異常を病因からみると，母系あるいは父系の遺伝子の異常による場合，受精直後に生じる染色体異常による場合，遺伝子や染色体に異常がなく，催奇性因子による場合，に分けられる．また，先天異常を形態形成異常の有無からみると，全身的あるいは局所的な形態形成異常をきたしたものを**奇形**とよぶ．

I 染色体異常・遺伝子異常

1．染色体と遺伝子

染色体上の遺伝子を通じて遺伝情報が子孫へ伝えられ，その働きによって形質が発現する．

染色体や遺伝子の異常による疾患は，染色体を構成する遺伝子の異常により生じる**遺伝子病**と，染色体の数や構造の異常により生じる**染色体異常**（**配偶子病**ともよばれる）との２つに大別される．

生物種によって固有の一定数の染色体が細胞の核に存在する．ヒトでは23対46本の染色体があり，うち22対44本は**常染色体**，1対2本が**性染色体**（女性でXX，男性でXY）である（**図3-1**）．

染色体の両端にはテロメアとよばれる構造がある．この構造は体細胞が分裂のたびに短縮して，細胞分裂が一定の回数に達すると消失し，細胞寿命が終わる．

図3-1　ヒト染色体の模式図

2．遺伝子異常

先天異常のうち，精子あるいは卵子によって受け継がれる遺伝子異常による疾患を遺伝子病という．遺伝子病のうち，染色体上の遺伝子の1カ所のみに異常がある場合を単一遺伝子の異常という．単一遺伝子の異常の中で，タンパク質や脂肪などの代謝に必要な酵素が欠如する疾患を先天性代謝異常といい，出生時にスクリーニング検査がされている．

単一遺伝子の異常は，遺伝子Aと対立遺伝子aの組み合わせにより遺伝子型はAA，Aa，aaの3種類に分けられ，AAとAaとが同じ形質をあらわす場合を**優性（顕性）遺伝**，aaのみが形質をあらわす場合を**劣性（潜性）遺伝**という．また，病的遺伝子の座がX染色体上にあるものを**伴性遺伝**とよぶ．

なお，疾患ばかりでなく，血液型（ABO血液型やRh血液型），味盲（特定の苦味物質に対する感受性の欠如），その他の正常形質（指紋，体型，毛髪，顔貌，利き手・利き足，つむじ，声色，ある種の才能，寿命など）も遺伝する（このような場合は異常とはいわない）．

3．染色体異常

染色体の数の異常（欠如や過剰）や構造の異常（染色体の一部が欠失，転座，断片化などをきたす）により生じる疾患で，以下のような例がある.

1）Down〈ダウン〉症候群

21 番常染色体が 3 本あり，全染色体数が 47 本.

2）Turner〈ターナー〉症候群
Klinefelter〈クラインフェルター〉症候群

性染色体の数の異常.

（1）Turner〈ターナー〉症候群

女性で X 染色体の片方が欠如.

（2）Klinefelter〈クラインフェルター〉症候群

X 染色体が 1 本過剰な男性.

3）猫鳴き病

5 番常染色体の一部が欠失.

Ⅱ 先天異常

胎児期に生じる生理的あるいは形態的異常を**先天異常**といい，遺伝子の異常や胎内環境の異常などに起因する. 生理的異常には**代謝障害**が，形態的異常には**奇形**がある.

1. 代謝異常

脂質，糖，タンパク質などの代謝に関与する酵素が先天的に欠如して重篤な代謝障害をきたす疾患がある（代謝障害については p.118 参照）.

2. 奇形（形成異常）

胎生期の身体の形成発育過程で生じる局所的あるいは全身的な形態的形成異常を奇形という. 多くの奇形は特に受精後 3 ～ 8 週(胎芽期)に催奇性因子が作用することで生じる.

1）奇形の分類

（1）単体奇形

一個体で全身性あるいは局所性にみられる場合（全身の大きさの奇形，身体各部の奇形，臓器の奇形など）で, 過剰発育（巨人症, 多指症），発育抑制（低形成），融合不全（裂奇形），分離不全（合指症），遺残や開存（卵円孔，ボタロー管），閉鎖や狭窄（胆道，腸管）などがある. なお，一個体に 1 種類の奇形をきたす場合が多いが，2 種類以上の奇形が存在することもある.

（2）二重奇形（二重体）

一卵性双生児において，両胎児が種々の程度に癒着している奇形である.

2）奇形の原因（催奇性因子）

（1）遺伝的因子

催奇性因子が胎児の側に内在している場合で，多指症，合指症，種々の裂奇形などがあるが，詳細は明らかでない.

（2）環境的因子

- 物理的因子：放射線や機械的障害など.
- 化学的因子：サリドマイドをはじめとする種々の薬物や化合物.
- 生物学的因子：ウイルス（風疹など），細菌（梅毒）など.
- 内分泌異常：下垂体，甲状腺，副腎などの異常に伴って.
- その他，栄養や母体の年齢など.

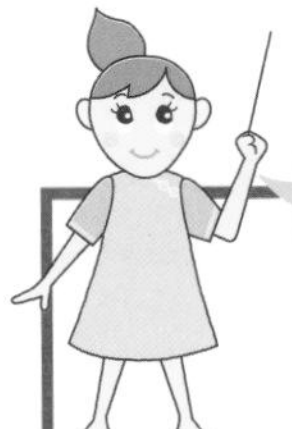

国試に出題されています！

問　単一遺伝子病はどれか.（第 27 回 /2018 年）

a　血友病
b　歯周病
c　唇顎口蓋裂
d　ダウン症候群

答　a

細胞・組織の障害

適応力を超えた外的あるいは内的な障害的因子（病因）が作用すると，細胞や組織は形態的ならびに機能的に障害をきたす．このような障害性の変化をまとめて**退行性変化**とよび，**変性**（代謝障害），**萎縮**，**壊死**に大別される．

I 変性

物質代謝の過程に異常をきたした結果生じた病的状態を変性（代謝障害）という．具体的には，生理的物質代謝過程が障害された結果，病的産物が以下のように出現し，沈着する．

- 生理的には存在しない物質の出現と沈着
- 生理的に存在する物質の量的または部位的な出現と沈着

変性の結果，多くは細胞や組織の機能低下を伴う．

変性は出現する物質の性状によって分類される．

1．タンパク質変性

細胞内や細胞間に異常なかたちでタンパク質が出現する病変で，出現するタンパク質の種類や形態所見により，角質変性（粘膜や皮膚の角化亢進），アミロイド変性（生理的に存在しないタンパク質の出現），粘液変性（上皮性あるいは間葉性粘液の蓄積），などがある．

2．脂肪変性

脂肪の代謝障害により，種々の脂肪が量的あるいは部位的に異常に出現する病変で，脂肪肝，動脈硬化症，化膿性炎，先天性脂質代謝障害などがある．これらのうち，動脈硬化症は動脈の内膜にコレステロールなどの脂質が沈着し，次第に線維化や石灰化をきたす疾患である．

なお，全身的に脂肪の増加をきたした場合を脂肪過多症（肥満症），特定の臓器全体の脂肪が増加した場合を（脂肪症）という．

3．糖質変性

糖尿病と糖原病がよく知られている．

1）糖尿病

糖尿病はインスリンの不足によって高血糖と糖尿をきたす疾患で，Ⅰ型とⅡ型がある．

（1）Ⅰ型糖尿病（インスリン依存型，若年型）

自己免疫的機序で膵臓のβ細胞が破壊されてインスリンが欠乏することによる．

（2）Ⅱ型（インスリン非存型，成人型）

インスリンの膵臓での分泌障害や標的臓器での作用障害による．

2）糖原病

糖原病は糖原（グリコーゲン）が量的あるいは部位的に異常に蓄積する先天性疾患で，糖代謝障害によって肝臓，腎臓，筋肉，中枢神経などに障害をきたす．

4．石灰変性

カルシウム塩の病的出現をきたすことで，石灰沈着あるいは石灰化ともよばれる．病的変化に陥った細胞や組織に生じやすい．唾石や胆石などの結石も石灰変性である．

5．色素変性

色素が質的，量的あるいは部位的に異常に出現する．

1）内生性色素

（1）メラニン色素

メラノサイトという細胞の中で形成される黒褐色の色素で，生理的には表皮，網膜，中枢神経などに存在する．病的にはある種の内分泌疾患や種々の疾患に伴って皮膚や粘膜に沈着する．

(2) ヘモジデリン

ヘモグロビン由来の茶褐色の色素である．血管外で崩壊した赤血球の鉄色素が組織内や細胞内に沈着する．

(3) ビリルビン

赤血球が肝臓で破壊される際にヘモグロビンから形成される色素である．血中にビリルビンが増加して全身の諸臓器に沈着すると黄疸とよばれる．

2) 外来性色素

重金属，炭粉，塵埃など．

6．結晶体変性

血液や組織液に溶解していた物質が結晶化して組織内に沈着することで，痛風がよく知られている．痛風は高尿酸血症によって尿酸ナトリウム結晶が関節軟骨や周囲組織に沈着して激痛で発症する関節炎を引き起こす疾患である．

Ⅱ 萎縮

正常の大きさに発育した臓器，組織あるいは細胞が，容積の減少により縮小することで，生理的なものと病的なものとに分けられる．なお，個体発生の途上で発育が停止したことで正常の大きさに達しなかった場合は**形成不全**とよばれ，萎縮とは本質的に異なる．

1．生理的萎縮（老人性萎縮）

生体は成長発育のピークを過ぎると，その後は加齢とともに次第に縮小するが，その発現の過程や程度には大きな個体差がある．

2．病的萎縮

1) 廃用性萎縮

臓器や組織の機能が制限あるいは停止させられた場合に生じる（臓器や組織が長期間活動しない状態のとき）．

2) 圧迫萎縮

長期間にわたって局所に持続的な圧力が加わる場合に生じる．

3) 栄養障害性萎縮

全身的あるいは局所的に十分な栄養が供給されない場合に生じる．

4) その他

中枢神経や末梢神経に障害をきたした場合，内分泌の機能低下をきたした場合などに生じる．

Ⅲ 細胞死

1．壊死（ネクローシス）

生体内の一部に生じた細胞や組織の病的な死を壊死あるいはネクローシスという．

1) 壊死の原因

(1) 血液循環障害による栄養欠乏

代表的なものに血栓症や塞栓症による心筋梗塞や脳梗塞がある．

(2) 物理的作用

急激な外傷，持続的な慢性刺激による機械的作用，高温または低温による温度作用，電気や放射線の作用で生じる．

(3) 化学的作用

強酸や強アルカリなどの腐食作用，種々の化学物質や毒物の作用で生じる．

(4) その他

分泌物や排泄物などの組織内流入や血管運動神経障害に伴う循環障害などで生じる．

2) 壊死の性状

(1) 凝固壊死

水分の消失とタンパク質の凝固をきたす壊死で，細胞の微細構造は失われるが，壊死組織の概形はかなりの期間保持される．

例：循環障害による臓器の部分的壊死（腎臓や脾臓など）

(2) 融解壊死（液化壊死）

壊死組織が速やかに軟化融解をきたした場合で，主としてタンパク質分解酵素の作用による自己融解である．

例：脳の梗塞巣（脳軟化症），化膿性疾患（膿瘍）など

(3) 壊疽

壊死巣が腐敗菌の感染あるいは外界の影響のために二次的変化をきたしたもの．

①乾燥壊疽（ミイラ化）：壊死組織が乾燥した状

態で，水分が蒸発しやすく，血液供給がほとんどない場合に生じる（四肢末端などで）．

②湿性壊疽：壊死組織の水分が失われず，かつ腐敗菌の感染をきたした場合で，悪臭を放つ（歯髄壊疽や肺壊疽など）．

3）壊死の転帰

(1) 小さな壊死巣

自己融解し，好中球やマクロファージに**貪食**（どんしょく）され，排除される．

(2) やや大きな壊死巣

周囲に肉芽組織が形成され，これによって周囲組織と分けられる．この部分から肉芽組織が壊死巣内に侵入し，壊死組織と置換してのちに線維化する（**器質化**）．

(3) 大きな壊死巣

周囲を肉芽組織が取り囲み，この肉芽組織が線維を形成して壊死巣を包み込む（**被包**）．

2. アポトーシス

遺伝子に組み込まれたプログラムにしたがって生じる細胞の生理的な死をアポトーシスという．

1）壊死との違い

壊死とは異なって，アポトーシスは遺伝子によって制御されているため，炎症反応は起こらず，最終的に細胞は断片化してマクロファージに貪食される．

2）アポトーシスの意義

アポトーシスは個体の発生の過程ならびに形態や機能の維持に欠かすことのできない生理的な細胞の死である．発生過程で役割を果たした細胞が消失，あるいは臓器や組織では古い細胞が新しい細胞と入れ替わって形態や機能を維持する．たとえば，発生の過程でアポトーシスが妨げられると，不要になった細胞がいつまでも残存して奇形の原因となる．逆にアポトーシスが促進されると，本来の臓器や組織の機能が果たせなくなる．

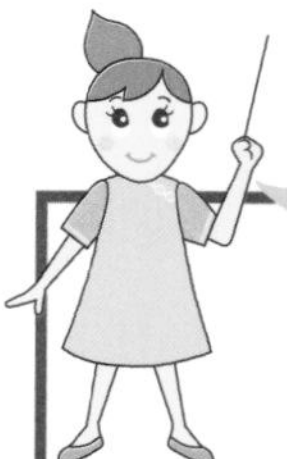

国試に出題されています！

問　脂肪代謝障害による疾患はどれか．1つ選べ．（第30回/2021年）

a　痛風
b　糖尿病
c　粥状動脈硬化症
d　フェニルケトン尿症

答　c

循環障害

生体を構成する組織や細胞は，新鮮な血液と組織液の持続的な供給によって物質代謝を営み，その生命を維持するとともに，分解，合成，分泌や代謝産物の排泄を行う．

あらゆる組織や細胞に新鮮な血液や組織液を供給し，分泌物や排泄物の運搬を行っているのが循環系であり，その経路によって以下のように分けられる．

(1) 体循環（大循環）

左心室→動脈系→毛細血管→静脈系→右心室

(2) 肺循環（小循環）

右心室→肺動脈→肺→肺静脈→右心房

(3) 門脈循環

腹部臓器の毛細血管→門脈→肝臓→肝静脈→大静脈

(4) 微小循環

細動脈→毛細血管→細静脈（この過程で体液の交換が行われる）

(5) リンパ系循環

組織液→リンパ毛細管→リンパ管（リンパ節が介在）→胸管→静脈

正常な循環に障害をきたす疾患は全身性に生じるものと局所性に生じるものとに分けられる（**表 3-2**）．

Ⅰ 全身性の循環障害

1．ショック

血管容積に対する循環血液量が減少した結果生じる急激な全身性の末梢循環障害で，臨床的に血圧低下，皮膚蒼白，意識消失，冷汗などをきたす．循環血液量の低下をきたす原因によって以下のように分けられる．

(1) 出血性ショック

急激な大量出血（外傷，血管破裂，内臓破裂）

(2) 心原性ショック

心筋梗塞や不整脈などによる心拍出力低下

(3) 敗血症性ショック

細菌内毒素による血管拡張

(4) アレルギー性ショック

I 型アレルギーによる全身の血管拡張と透過性亢進

2．浮腫（水腫）

組織間隙に組織液が異常に増加した状態で，全身性に生じる場合と，局所性に生じる場合とがある．全身性の浮腫は水分ならびに電解質が体内に蓄積した状態であり，局所性の浮腫は組織間隙に血漿成分が漏出蓄積した状態である．

浮腫の成因と種類には以下のようなものがある．

①毛細血管圧の上昇（うっ血性浮腫）
②血漿膠質浸透圧の低下（腎性浮腫，飢餓性浮腫）
③毛細血管透過性の亢進（炎症性浮腫，神経性浮腫）
④組織内塩化ナトリウムの増加
⑤リンパ還流障害

Ⅱ 局所の循環障害

1．循環血液量の異常

1）虚血

臓器や組織に流入する動脈血量が異常に減少した状態である．

(1) 虚血の原因

動脈の狭窄または圧迫，動脈のけいれん性収縮（神経性虚血），代償性虚血（生体の一部に充血が生じた場合，その付近または遠隔の部位に虚血をきたすことがある）．

表 3-2　循環障害

全身性の循環障害	
ショック	血管容積に対する循環血液量が減少した結果生じる急激な全身性の末梢循環障害
浮腫（水腫）	組織間隙に組織液が異常に増加した状態（全身性と局所性）
局所性の循環障害	
【循環血液量の異常】	
虚　血	臓器や組織に流入する動脈血量が異常に減少した状態
充　血	臓器や組織に流入する動脈血量が増加している状態
うっ血	静脈の狭窄や閉塞で静脈血の流出が妨げられ，臓器や組織内に静脈血が異常に増加した状態
出　血	血液の全成分が心血管外に出ること（赤血球が出ることが必須条件）
【閉塞性の循環障害】	
血栓症	心臓あるいは血管の中で血液が凝固した状態
塞栓症	ある物質が血流により他の部位に運ばれ，その物質より小さい直径の血管につまって閉塞した状態
梗　塞	栄養動脈（終末動脈）が永続的に閉塞され，その流域下の組織が壊死に陥ること

(2) 虚血の結果

組織や細胞の栄養障害（特に酸素欠乏）→細胞の機能（代謝）低下→細胞の変性と壊死→動脈分布領域の組織の壊死

2）充血

臓器や組織に流入する動脈血量が増加している状態（**図 3-2**）で，多くは可逆性，一過性の変化である．原因によって以下のように分類する．

(1) 機能性充血

臓器や組織の機能が生理的に亢進して代謝が高まった結果生じる．

(2) 炎症性充血

炎症に伴う循環障害の主要なもの．

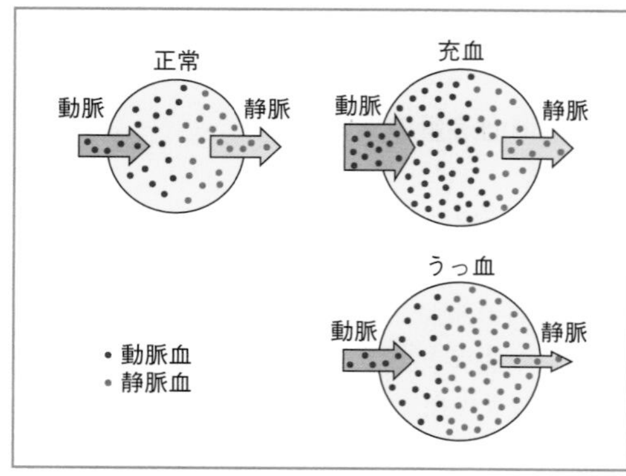

図 3-2　充血とうっ血の模式図

(3) 血管運動神経性充血

血管収縮神経の麻痺によって，あるいは血管拡張神経の興奮によって生じる．

(4) 代償性充血

生体の一部に虚血が生じた場合，その付近または遠隔の部位に充血をきたすことがある．

3）うっ血

静脈の狭窄または閉塞によって静脈血の流出が妨げられ，臓器や組織内に静脈血が異常に増加した状態（**図 3-2**）で，充血とは異なり，多くは慢性かつ持続性である．

初期には局所の毛細血管の拡張と静脈血のうっ滞のために青紫色を呈する（**チアノーゼ**）．次いで，局所血管における静脈圧の上昇と酸素欠乏によって血管透過性が亢進し，毛細血管から血清成分が組織内に出る（**うっ血水腫**）．

4）出血

血液の全成分が心臓や血管の外に出ることで，特に赤血球が血管外に出ることが必須条件である．

(1) 出血の原因

①破綻性出血

外傷などによって血管壁が破壊されて生じる出血．

②漏出性出血

血管壁の脆弱化や血液凝固系の異常による出

血.

③**出血性素因**（出血傾向）

自然出血をきたして紫斑や血腫を形成，あるいは小さな外傷性出血でも止血しがたいことを特徴とする一群の疾患．血管壁の障害(壊血病,蛇毒)，血液凝固系の障害（血友病），血小板の減少または機能障害（血小板減少性紫斑病，血小板無力症）などによる．

(2) 出血の種類

①部位により：鼻出血，吐血（食道や胃からの出血），喀血（気管からの出血），下血（腸からの出血），血尿（泌尿器からの出血），血腫（出血した血液が組織内や臓器内に貯留）など．

②規模により点状出血，斑状出血，紫斑など．

2. 閉塞性の循環障害

1）血栓症

心臓あるいは血管の中で血液が凝固した状態で，この場合の血液凝固物を**血栓**という．

(1) 血栓の原因

血液の性状の変化（血液凝固系の亢進や脱水症），血流の異常（遅延やうっ滞），血管壁の障害（内面の粗糙化）

(2) 血栓の結果

血栓が剥離した場合に血流に運ばれて塞栓となる．局所で大きくなると血管腔を狭窄し，ついには閉塞する．

2）塞栓症

ある物質が血流に乗ってある部位から他の部位に運ばれ，その物質より小さい直径の血管につまって閉塞した状態で，血管を閉塞させた物質を**塞栓**という．

(1) 塞栓の種類

血栓性塞栓，細胞性塞栓（骨髄や腫瘍細胞），脂肪塞栓，ガス（空気）塞栓，細菌・寄生虫塞栓

(2) 塞栓の結果

末梢領域の虚血や壊死.

3）梗塞

吻合枝をもたない動脈（終末動脈）が永続的に閉塞された場合，その流域下の組織が壊死に陥ることを梗塞とよぶ．

(1) 梗塞の原因

ほとんどは動脈の閉塞による（多くは血栓症あるいは塞栓症の結果）．

(2) 梗塞の種類

①虚血性梗塞（白色梗塞）

終末動脈の閉塞によって，その動脈の分布区域に虚血をきたした結果の壊死．

②出血性梗塞（赤色梗塞）

虚血性梗塞に出血が加わった場合で，肺や肝臓などの二重血管支配を有する臓器に生じる．

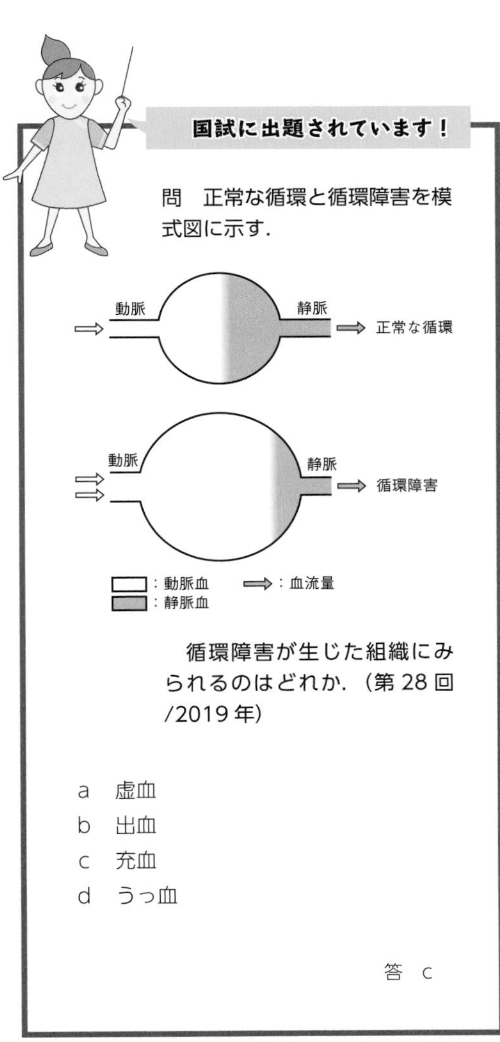

SECTION 5

増殖と修復

組織や臓器は，それらの構成細胞の分裂，増殖，分化によって恒常性を維持している．さらに，種々の因子の作用による機能亢進，組織欠損，異物の侵入などをきたすと，これらに対応する種々の細胞動態を示し，その多くは細胞や組織の増殖を基本とする．

Ⅰ 肥大と増生（過形成）

組織や臓器がその容積の増加をきたした場合，それが構成実質細胞の容積の増大による場合を**肥大**，構成実質細胞の数の増加による場合を**増生**（**過形成**）という（**図 3-3**）．しかし，実際にはこれらの両方が混在していることが多く，通常は一括して肥大とよぶ．なお，実質細胞は萎縮傾向を示すものの，間質の線維組織や脂肪組織が増加した結果として組織や臓器の容積が増すことを仮性肥大という．

原因の明らかな肥大は，その原因が除去されると組織や臓器の容積の増大は停止し，なかには萎縮傾向をきたすものもある．原因となる刺激が持続した場合，対応する組織や臓器の肥大には限界があり，ついにはその機能に破綻をきたすこともある．

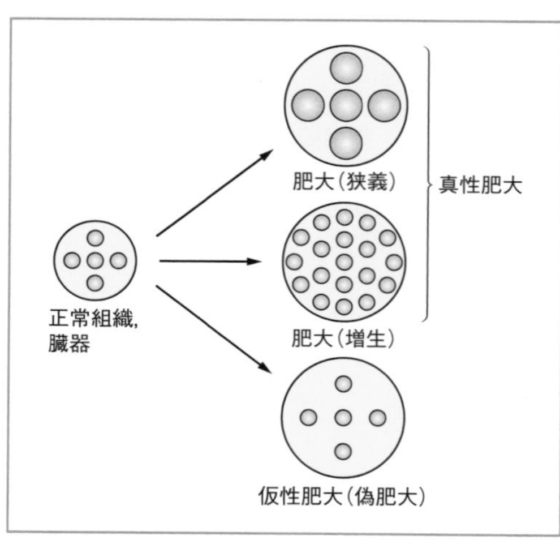

図 3-3　肥大の模式図 [16)]

肥大は成因によって次のように分けられる．

1．生理的肥大（機能性肥大，作業肥大）

組織や臓器の持続的機能負担が増したとき，組織や臓器は次第に肥大するとともに，その機能も亢進する．

例：スポーツ選手や肉体労働者の骨格筋や心筋の肥大，妊娠時の子宮や乳腺の肥大．

2．病的肥大

1）代償性肥大

組織あるいは臓器の一部に障害をきたした場合，残存部の機能負担が増して生じる肥大である．

例：両側性臓器（腎臓や副腎など）の片側の機能が低下や喪失した場合．

2）刺激性肥大

軽度の機械的刺激や慢性炎症が持続すると，その刺激部位に肥大をきたす．

例：歯肉や口腔粘膜の肥厚や増生．

3）その他

内分泌性肥大（ホルモンの標的臓器に），特発性肥大（発育異常や原因不明）

Ⅱ 化生

ある分化（成熟）した細胞や組織が，形態的にも機能的にも他の分化した細胞や組織へ転換する現象である．

化生の原因は，ほとんどは慢性刺激（特に炎症，物理的あるいは化学的刺激）であり，適応反応であることが多い．

化生は上皮組織にも，あるいは間葉組織にも生じる．しかし，上皮組織が間葉組織に転換，あるいは間葉組織が上皮組織に転換することはない．

1）上皮組織の化生

線毛上皮である上顎洞粘膜上皮が扁平上皮に転換する例，唾液腺の上皮が脂腺細胞やオンコサイトとよばれる特殊な細胞になる例がある．

2）間葉組織の化生

線維芽細胞が骨芽細胞となって骨を形成することがある．

Ⅲ 再生

組織や臓器に部分的な欠損が生じた場合，同一種類の細胞や組織の新生増殖によって欠損部が回復される現象を**再生**という．

成熟した個体の細胞は，再生能から以下のように分けられる．

1．不安定細胞

常に分裂と増殖を繰り返している細胞で，皮膚や粘膜の重層扁平上皮やその他の被覆上皮細胞，骨髄細胞，リンパ節や脾臓の細胞など．

2．安定細胞

再生力を有するが，通常はごくわずかの細胞のみが分裂増殖し，何らかの刺激が加わった場合に活発に増殖する細胞で，肝臓の実質細胞，線維芽細胞，骨芽細胞，血管内皮細胞，末梢神経細胞など．

3．永久細胞

組織や臓器の形成完了後は分裂増殖することのない細胞で，中枢神経系や心筋を構成する細胞．

Ⅳ 創傷の治癒

組織や臓器の損傷や欠損を**創傷**といい，これに引き続いて生じる組織反応によって治癒に向かう機転を創傷の治癒という．

1．創傷の一般的な治癒経過

①出血と組織の退行性変化（変性と壊死），次いで欠損部に凝血塊を形成（血餅が充満）
②好中球やマクロファージによる壊死組織や混入物の処理，線維素による痂皮（かひ）（かさぶた）の形成
③凝血塊が肉芽組織に置換（欠損部に肉芽組織が充満：器質化），欠損部表層に上皮が再生
④肉芽組織の線維化（瘢痕（はんこん）化）

2．皮膚および粘膜の創傷と治癒

1）一次創傷と一次治癒

鋭利な刃物による切創のように，創面が密接しており，かつ感染をきたしていない創傷を一次創傷といい，この場合の治癒を一次治癒という．肉芽組織の形成量は少なく，わずかな瘢痕を残す（**図 3-4**）．

2）二次創傷と二次治癒

創傷が大きいか，あるいは創面が開いている場合，または感染をきたしている創傷を二次創

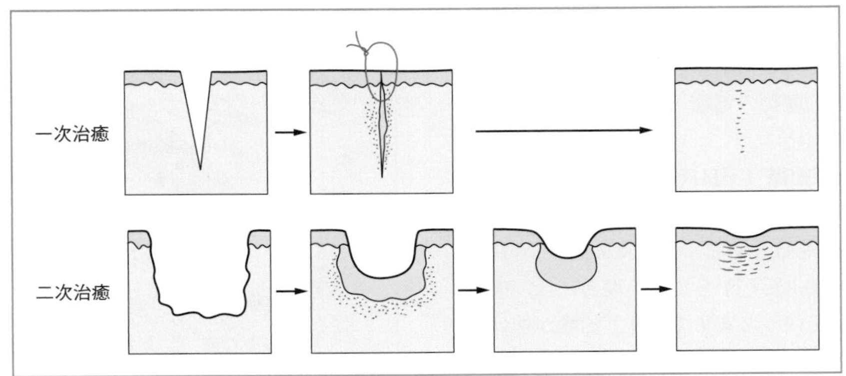

図 3-4　創傷の治癒の模式図

傷といい，この場合の治癒を二次治癒という．肉芽組織の形成量が多く，大きな瘢痕を残して治癒し（**図 3-4**），しばしば瘢痕収縮をきたす．

二次治癒の過程で密な膠原線維の過剰増殖をきたすことがあり，**ケロイド**とよばれる．

3）骨折の治癒

骨折は二次創傷であり，二次治癒をする．治癒過程は基本的には皮膚や粘膜の治癒と同様であるが，肉芽組織は最終的に骨組織を形成する．具体的には以下のような経過をとる．

①出血と外傷性炎症，②凝血塊形成と壊死組織の除去，③凝血塊が肉芽組織に置換，④肉芽組織内に骨形成，⑤骨による骨折部の結合，⑥治癒．

3．肉芽組織と器質化

肉芽組織は組織傷害をきたした部分あるいは組織欠損部に増殖してくる幼若な間葉組織で，創傷治癒や異物の処理などの際には必要不可欠な要素である．

1）肉芽組織の構成細胞

（1）炎症性細胞

好中球（貪食や種々の酵素の放出など），リンパ球（抗原の認識や記憶など），形質細胞（抗体の産生），マクロファージや異物巨細胞（貪食や抗原の提示）など（**図 3-5**）．

（2）毛細血管

炎症性細胞や栄養の供給など．

（3）線維芽細胞

欠損部や病的な部分の組織補塡のための膠原線維を形成する．骨の創傷部では骨を形成する．

2）肉芽組織の役割

①組織欠損の補塡
②創傷の治癒（瘢痕組織を形成）
③異物や病的産物の処理（吸収，器質化，被包）
④炎症への対応

3）病的肉芽組織（不良肉芽）

損傷部の治癒のために肉芽組織が形成されても，細菌感染をはじめとする種々の刺激が持続，あるいは栄養供給が十分でない場合には，肉芽組織は炎症を伴ったままであり，治癒が妨げられる．このような場合の肉芽組織を病的肉芽組織（不良肉芽）という．

Ⅴ 異物の処理

体外から侵入した異物，または体内で形成された病的産物に対して，肉芽組織が増殖し，これを処理する．異物や病的産物周囲に充血，滲出，細胞浸潤が起こり，次いで血管結合組織の増殖によって肉芽組織が形成され，異物や病的産物を融解吸収しながら内部に侵入し，やがて肉芽組織は線維化して治癒する．異物や病的産物の大きさにより，処理過程が以下のように異なる．

①微小な場合：好中球あるいはマクロファージ（ときに異物巨細胞）によって**貪食**（どんしょく）される．
②吸収性の大きな場合：周囲に肉芽組織が形成され，異物や病的産物を周囲から融解吸収して最終的に肉芽組織に置換（**器質化**）するとともに，線維化をきたして瘢痕治癒する．
③非吸収性の大きな場合：肉芽組織が周囲を取り囲み，次第に肉芽組織が線維化をきたして異物や病的産物を被膜状に包む（**被包**）．

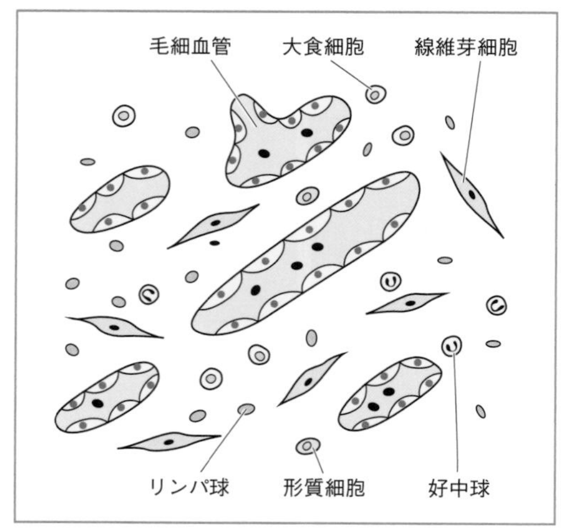

図 3-5　肉芽組織の模式図

SECTION 6 炎症

炎症は基本的に生体を守る反応であり，疾患ではない．しかし，生体を守る反応が種々の症状として現れる．

Ⅰ 炎症の概念と徴候

1．炎症の概念

炎症とは，種々の有害刺激に対する生体の防衛反応である．具体的には，刺激が加わった局所に退行性変化，循環障害と滲出，ならびに組織増殖をきたすとともに，免疫機構が働いて生体を守る．

2．炎症の徴候

臨床的に発赤，発熱，疼痛，腫脹，機能障害がみられ，これらを**炎症の五大徴候**という．

一般に経過の短い炎症（**急性炎症**，数日〜数週）は，臨床的に五大徴候が明らかで，組織学的に血管反応と滲出現象が著しく，炎症性細胞は好中球が主体である．

経過の長い炎症（**慢性炎症**，数カ月〜数年以上）は，最初から慢性として徐々に生じる場合と，急性炎症から移行する場合とがある．組織学的には滲出現象は弱く，肉芽組織の形成と線維組織の増生などの組織増殖が主体で，炎症性細胞はリンパ球，形質細胞，マクロファージなどが多い．

Ⅱ 炎症の原因

1．生物学的因子

種々の細菌，ウイルス，クラミジア，リケッチア，真菌，原虫，寄生虫など．

2．物理的因子

主に体表面から作用する機械的刺激，温度作用（温熱・寒冷），電気的刺激，放射線や紫外線など．

3．化学的因子

外部から体内に取り込まれた化学物質や体内で形成された代謝産物，薬物，タンパク質など．金属塩などの抗原物質で感作されたアレルギー反応（免疫反応は病原体など，外部からの刺激に対する防衛に欠くことができないが，条件によっては，免疫反応が生体の細胞や組織を傷害することがあり，その傷害は炎症のかたちをとることが多い）や体内で形成された病的産物や壊死組織など．

Ⅲ 炎症の機序と病態

1．炎症の機序

有害刺激が加わった部分の細胞や組織は損傷あるいは壊死をきたす（退行性変化）．それとともに，傷害部分の血管反応が生じ（循環障害と滲出），最終的に肉芽組織の形成によって治癒へ向かう（組織増殖）．この炎症の経過における組織学的変化は以下のとおりである．

2．炎症の経過と病態

1）炎症の経過

炎症は次の３つの組織学的所見を呈しながら経過する．

(1) 退行性変化

炎症性刺激が加わった局所の細胞や組織は変性（変質），萎縮，壊死をきたす．このような退行性変化の中で，一般には壊死をきたすことが多い．

(2) 循環障害と滲出

次いで生じるのは血管反応で，これはケミカルメディエーター（化学仲介物質）を介して血管あるいは末梢神経を刺激し，末梢血管の拡張と充血を引き起こす．さらに，末梢血管から血漿成分や血球成分が周囲へ滲出し，これが傷害部分に集積して滲出物となる．滲出現象として最初に現れるのは炎症性浮腫で，次いで好中球を主とした細胞が血管外に遊走する（**炎症性細胞浸潤**）．

(3) 組織増殖

炎症巣の壊死細胞や組織などの病的産物，滲出物，異物の処理ならびに組織欠損の修復や再生のために肉芽組織が形成される．この肉芽組織は次第に線維化をきたして瘢痕組織となる．

2）炎症の病態

炎症の病態は以下のような組織学的所見を反映している．

(1) 発赤

動脈血の流入量が増したことによる（**炎症性充血**）．

(2) 発熱

動脈血の流入量が増したことによる．

(3) 腫脹

血管透過性の亢進により，血液の漿液成分が血管外へ滲出（**炎症性浮腫**）するとととともに，炎症性充血も一因となっている．

(4) 疼痛

局所で細胞から放出されたケミカルメディエーターにより健常組織も傷害されるとともに，末梢神経が刺激されることによる．

(5) 機能障害

疼痛や腫脹によって運動が抑制されることによる．

Ⅳ 炎症の分類

炎症の原因，あるいはそれらの作用の仕方によって，炎症の３つの組織学的病態（退行性変化，循環障害と滲出，組織増殖）のうちのいずれかが顕著に現れる．炎症は経過や組織学的病態などによって分類される．

1．急性炎症と慢性炎症

1）急性炎症

経過が短い炎症（数日～数週）で，症状が激しく（臨床的な五大徴候が明瞭），組織学的に血管反応（滲出）と好中球を主とする細胞浸潤をきたす．

2）慢性炎症

経過の長い炎症（数カ月から数年，ときに 10 年以上）で，最初から徐々に生じる場合と急性炎症から移行する場合とがある．臨床的に五大徴候は不明瞭で，組織学的にリンパ球，形質細胞，組織球の浸潤，肉芽組織や線維組織の増生をきたす．

2．滲出性炎

炎症巣における組織学的病態のうち，滲出現象が著しいもので，多くは急性の経過をとる．滲出物の性状によって以下のように分けられる．

1）漿液性炎

急性炎症初期の炎症性充血に伴う血管からの液性成分の滲出が顕著なもの．

例：アレルギー性炎，軽度の熱傷など．

2）カタル性炎

粘膜に生じる漿液性炎で，炎症性刺激によって粘液腺の分泌亢進をきたした結果，滲出物と分泌物とが混合している．

例：鼻カタル，胃腸カタルなど．

3）線維素性炎

滲出物中に多量の線維素（フィブリン）の析出をみるもの．

例：内臓諸臓器の漿膜や粘膜で．

4）化膿性炎

滲出物の主体が好中球とその崩壊物とからなる炎症で，このような滲出物を**膿**という．膿は変性に陥った好中球と，それが融解した液状物とからなり，アルカリ性を呈する．形態的にさらに以下の３型に分けられる．

(1) 膿瘍

組織や臓器内に好中球が限局性に浸潤し，その中央部が壊死・融解して空洞化し，そこに膿が貯留した状態．

例：皮下膿瘍，歯肉膿瘍，歯槽膿瘍など．

(2) 蜂窩織炎

化膿性炎が組織や臓器内でびまん性に拡がった状態で，比較的疎な結合組織に生じる．

例：口底部蜂窩織炎，頸部蜂窩織炎など．

(3) 蓄膿症

副鼻腔や胸腔などの粘膜で囲まれた生体内の生理的空洞に化膿性炎が生じ，そこに膿が貯留した状態．副鼻腔の１つである上顎洞に生じることが多い．

5) その他

(1) 壊疽性炎

壊死に陥った組織が腐敗菌の感染をきたして軟化し，悪臭を放つようになる炎症．

例：肺壊疽，壊疽性口内炎，歯髄壊疽．

(2) 出血性炎

血管傷害をきたし，多くの赤血球が浸出物に混在する炎症．

例：出血性大腸炎，ペスト，腸チフス．

3. 増殖性炎と肉芽腫性炎

退行性変化や滲出性変化に比較して組織増殖が優位な炎症で，慢性の経過をとる．増殖の主体は肉芽組織であるが，増殖した肉芽組織が次第に線維化するとともに，古くなると瘢痕化によって組織や臓器の変形をきたす．

例：肝硬変症，肺線維症など．

増殖性炎の中で，特異な臨床所見と病理組織所見を呈する一群の疾患があり，**肉芽腫性炎**とよばれる．肉芽腫性炎の病態は，それぞれに特異な起炎菌があること，伝染性であること，慢性で治癒しがたいこと，特徴的な臨床経過をとること，組織学的に初期から肉芽組織の増殖が主体をなすこと，その肉芽組織は特徴的な組織所見を呈すること，などである．

1) 結核症

結核菌の感染による（多くは飛沫感染による経気道感染）．初期に結核菌の侵入をきたした肺と肺門部リンパ節に結核結節を形成する（初期変化群）．初感染後４～８週でツベルクリン反応は陽転する．次いで，結核菌はリンパ行性，血行性，管内性に全身の臓器に拡がり（二次結核症），種々の臓器に多数の小さな結核結節を形成することもある（粟粒結核症）．

2) 梅毒

梅毒スピロヘータの感染による．多くは性行為の際に生殖器から侵入するが，ときに性器外感染や血液からの感染もある．臨床的に初期変化群，蔓延期，臓器梅毒の病期を経る．母体が感染していると，経胎盤的に胎児に感染することもある（先天性梅毒）．

3) Hansen〈ハンセン〉病

らい菌の感染によるが，感染経路は未確定で，長期の不定の潜伏期を経て発症する．リンパ行性ならびに血行性に全身性に拡がり，各所にゴム腫とよばれる病巣を形成して臓器の変形（なかでも皮膚と神経に）をきたす．

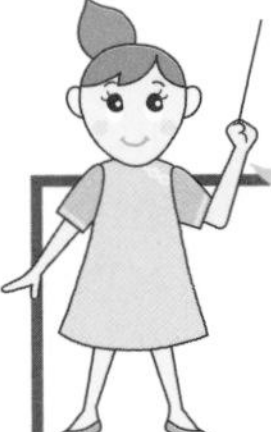

国試に出題されています！

問　慢性炎症時に出現し，抗体を産生するのはどれか．（第24回/2015年）

a　好中球
b　形質細胞
c　マクロファージ
d　T細胞〈Tリンパ球〉

答　b

SECTION 7

免疫異常と移植

免疫とは「自己と非自己とを区別」する機構であるが，その反応によって生体が傷害されたり，不備によってさまざまな疾患が生じる.

Ⅰ アレルギー反応

免疫応答（二次応答）が生体に対して傷害的に作用した結果，炎症をきたすことがあり，アレルギー性炎とよばれる．この場合の炎症は局所循環障害と滲出現象が主体である.

アレルギー性炎は成立機序によって次の四型に分類される．Ⅰ～Ⅲ型は，抗原に接触した直後から数時間以内に発現するので**即時型アレルギー**，Ⅳ型は抗原に接触してから 24 ～ 48 時間後に発現するので**遅延型アレルギー**とよばれる.

1. Ⅰ型アレルギー

アナフィラキシー型ともよばれ，ひとたび感作された抗原に 2 回目以降に接触した際に即座に生じる．肥満細胞（好塩基細胞）と IgE が関与している．肥満細胞表面に結合した IgE 抗体に抗原が作用すると，肥満細胞からセロトニンやヒスタミンが過剰に放出され，血管透過性の亢進，平滑筋の収縮，粘液腺の分泌亢進などをきたす.

例：気管支喘息，花粉症，蕁麻疹（じんましん），食物や薬物に対するアレルギーなど.

2. Ⅱ型アレルギー

細胞傷害型アレルギーともよばれ，傷害される細胞（主として赤血球や血小板）の表面に IgG 抗体と補体あるいはマクロファージが結合することによって細胞傷害をきたす.

例：ABO 型不適合輸血による赤血球破壊，Rh 型不適合妊娠による新生児溶血性貧血，特発性血小板減少性紫斑病など.

3. Ⅲ型アレルギー

免疫複合体型アレルギーともよばれ，抗原抗体複合物が臓器や組織に沈着し，これが補体によって活性化されて傷害をきたす.

例：溶連菌感染後の糸球体腎炎，関節リウマチ，血清病など.

4. Ⅳ型アレルギー

抗体は関与せず，抗原を認識した T リンパ球が放出するサイトカインで活性化された細胞によって標的細胞を傷害する（細胞性免疫）.

例：接触性皮膚炎，金属アレルギー，ツベルクリン反応など.

Ⅱ 自己免疫疾患

自分の体を構成するタンパク質が抗原として認識され，それに対する抗体（自己抗体）が産生されて抗原抗体反応が生じることがあり（**自己免疫現象**），この現象によって傷害をきたす疾患が**自己免疫疾患**である．全身の種々の臓器や部位に生じるものと，特定の臓器に生じるものとがある.

1. 全身性自己免疫疾患

関節リウマチ，全身性エリテマトーデスなど.

2. 臓器特異的自己免疫疾患

橋本病，Basedow〈バセドウ〉病，インスリン依存性糖尿病（Ⅰ型糖尿病），Sjögren〈シェーグレン〉症候群など.

Ⅲ　免疫不全症候群

先天的あるいは後天的に免疫機構に異常をきたすと，液性免疫や細胞性免疫の成立が不完全あるいは不能となる．この状態を免疫不全といい，種々の疾患をきたす．

1．先天性免疫不全症候群

免疫担当細胞の欠損，不足または機能異常，血清補体因子の欠損または機能異常などで，遺伝子の異常に起因する．

2．後天性免疫不全症候群

リンパ系組織の腫瘍，自己免疫疾患，放射線被曝，免疫抑制薬，感染症（特にウイルス）などに起因する．

Ⅳ　移植免疫

1．移植の種類

移植組織や臓器を提供する者を**ドナー**，受け入れる者を**レシピエント**という．現在行われている移植医療はドナーとレシピエントの関係で次のように分けられる．

1）同種異系移植

一般に行われている臓器移植（腎移植，肺移植，心移植など）で，遺伝子の異なる個体間で行われる．

2）自家移植

自分の皮膚や粘膜，骨などを病的欠損部に移植する．

3）その他

同種同系移植と異種移植がある．前者は同じ遺伝子の個体間（一卵性双生児）で行われるが，実際に行われる頻度は少ない．後者は異なる種属間（例：ブタとヒト）でのものだが，実用には至っていない．

2．拒絶反応

同種同系移植で，ドナーとレシピエントとの間で組織適合性抗原（HLA）が異なると，レシピエントの免疫機構は移植組織や臓器を異物（非自己）と認識して拒絶反応を起こす．拒絶反応は免疫抑制薬によってある程度抑えられるが，さまざまな副作用をきたす．

3．移植片対宿主病

骨髄移植では，レシピエントの免疫能が著しく低下しているため，移植骨髄に含まれているドナーの免疫担当細胞がレシピエントの組織を傷害する．このためレシピエントに生じる全身性疾患を移植片対宿主病という．移植後数日で生じる場合（急性）と数カ月後に生じる場合（慢性）がある．

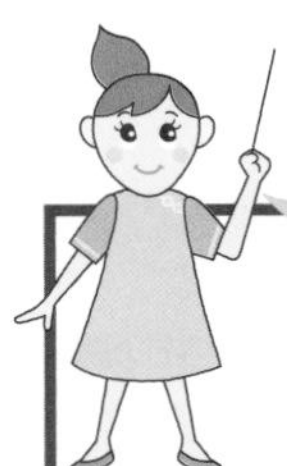

国試に出題されています！

問　金属アレルギーはどれか．
（第23回/2014年）

a　Ⅰ型アレルギー
b　Ⅱ型アレルギー
c　Ⅲ型アレルギー
d　Ⅳ型アレルギー

答　d

SECTION 8

腫瘍

腫瘍には個体に大きな影響を与えないものと，適切な治療がなされなければ数カ月～数年で死に至るものとがある．また，腫瘍は「新生物」あるいは「がん」ともよばれる．この場合，悪性腫瘍を「悪性新生物」と表現し，「がん」は腫瘍，特に悪性腫瘍の総称として使われることが多い．

Ⅰ 腫瘍の概念と疫学

1．腫瘍の概念

腫瘍とは，生体を構成する細胞が何らかの原因によって本来の生物学的性状を変え，無秩序で非可逆的に自律的過剰増殖をきたすようになった状態である．細胞の腫瘍化の原因が除去されても腫瘍の増殖は継続する．

腫瘍が生じた場合，多少にかかわらず個体に影響を及ぼす．影響の少ない腫瘍を**良性腫瘍**，影響の著しい腫瘍を**悪性腫瘍**という．良性腫瘍と悪性腫瘍とは臨床的にも組織学的にも異なる（**表 3-3**）．

2．腫瘍の疫学

日本人の死因の第 1 位はがんで，全体の 27.6 %を占める（次いで心疾患が 15.0 %，老衰が 9.6 %，脳血管障害が 7.5 %の順）（2020 年）．年齢別に死因をみると，がんは 30 歳代から多くなり，50 ～ 60 歳代でピークに達する．それ以降は心疾患，脳血管障害，老衰，肺炎の占める割合が年齢とともに高くなる．罹患臓器別死亡数の割合は男性では肺がん，胃がん，大腸がん，膵臓がんが，女性では大腸がん，膵臓がん，胃がんの順である（2020 年）．

がんの部位別頻度を罹患統計でみると，男性では前立腺，胃，大腸，肺，女性では乳房，大腸，肺，胃の順で，それらで 60%前後を占めている（2020 年）．全がんに占める口腔がんの割合は 1 %前後であるが，高齢者の増加とともに患者数は年々増加傾向にあり，男女比では男性が女性の 1.5 ～ 1.8 倍といわれている．

Ⅱ 腫瘍の原因と発生・進展の機序

腫瘍細胞は正常細胞が遺伝子の異常をきたすことによって生じる．遺伝子の異常をきたす原因を**発がん因子**という．

表 3-3　良性腫瘍と悪性腫瘍との性状の比較

	良性腫瘍	悪性腫瘍
発育形式	膨張性 周囲組織を圧排	浸潤性 周囲組織を破壊
発育速度	緩徐	急速
転移	しない	しばしば
再発	まれ	しばしば
全身への影響	小さい	大きい（悪液質）
予後	良好	しばしば不良
組織の分化度	分化（成熟） （正常に近い）	未分化（未成熟） （正常組織と異なる）

1．発がん因子

1）外因

(1) 化学的因子

発がん作用を有する化学物質（発がん物質）で，さまざまな合成化学物質が知られており，さらに天然化学物質（植物やカビの成分）や，一部の医薬品や農薬にも発がん作用がある．

(2) 物理的因子

放射線，紫外線，慢性の機械的刺激があり，特に放射線は遺伝子を直接的に傷害する．

(3) 生物学的因子

なかでもウイルスによる成人T細胞性白血病，ヒトパピローマウイルスによる子宮頸がんがよく知られている．

2）内因

(1) 一般的素因

腫瘍の発生は年齢，性，人種などによって異なる．これには生活様式や環境的な因子も関わっている．

(2) 遺伝的素因

最近では一部の大腸がんや乳がんなどで遺伝性のものの存在が明らかになっている．

(3) その他

免疫能，栄養状態，個体の体質や嗜好など．

2．腫瘍の発生

正常細胞は必要に応じて分裂して形態と機能を維持し，ときに増殖して適応しようとする．細胞の分裂も遺伝子の作用で調整されており，分裂を促す遺伝子をがん遺伝子，不必要な細胞分裂を抑える遺伝子をがん抑制遺伝子という．さまざまな発がん因子の作用により，がん遺伝子やがん抑制遺伝子も含めた細胞の正常な遺伝子が傷害され，腫瘍化（がん化）へ向かう．軽度な遺伝子の傷害は正常な細胞に存在するDNA修復遺伝子によって修復される．しかし，傷害が完全に修復されなければ次世代の細胞へ誤った遺伝子情報が伝わり，これが次第に増幅されて腫瘍細胞（不死化細胞）となる．

3．腫瘍の進展の機序

1）膨張性発育と浸潤性発育

増殖する腫瘍と周囲の正常組織との間に線維性組織からなる被膜が形成される発育を膨張性発育といい，良性腫瘍の特徴である．一方，被膜の形成なしに周囲の正常組織内に浸透するように増殖することを浸潤性発育といい，悪性腫瘍の特徴である．

膨張性発育と浸潤性発育とで，原発巣（最初に腫瘍が生じた部位）で腫瘍が増大して周囲に広がることを連続性発育，悪性腫瘍が浸潤性発育によって周囲に広がることを直接浸潤という．

2）転移

腫瘍細胞が原発巣から離れた部位に達し，そこで増殖することを**転移**といい，悪性腫瘍の特徴である．転移の経路によって以下のように分けられる．

(1) 血行性転移

原発巣で周囲組織内に浸潤性発育した腫瘍が血管に入り込み，血流に乗って遠隔部の諸臓器に達して増殖する．

(2) リンパ行性転移

原発巣で周囲組織内に浸潤性発育した腫瘍がリンパ管に入り込み，リンパに乗って所属リンパ節に達して増殖する．

(3) 播種

腫瘍細胞が胸膜や腹膜に達し，胸腔内や腹腔内に散布されたように増殖する．

(4) 管内性転移

消化管内や気道内に生じた腫瘍が遊離し，同一管腔内の離れた部位に達して増殖する．

3）腫瘍の生体に及ぼす影響

(1) 局所的影響

発育に伴う機械的圧迫で循環障害をきたし，周囲組織は萎縮・壊死に陥る．悪性腫瘍では神経浸潤による疼痛や血管破壊による出血をきたすことがしばしばある．壊死部に感染をきたすことも多い．

(2) 全身的影響

良性腫瘍では全身的影響をきたすことは少ない．悪性腫瘍では正常組織の破壊や栄養障害によって体重減少，貧血，食欲不振，倦怠感，免疫能の低下による易感染性などをきたす．このような状態を**悪液質**とよぶ．

Ⅲ 腫瘍の肉眼的・組織学的特徴

多くの腫瘍は塊状となって増殖するため，固形腫瘍とよばれる．これに対して，血液細胞から生じた腫瘍は塊状とならない．腫瘍が外向性に増殖すると隆起状，ポリープ状（有茎状），乳頭状，カリフラワー状などの肉眼所見を呈する．良性腫瘍では表面の粘膜や皮膚は平滑だが，悪性腫瘍では表面が粗造となり，進行して潰瘍が形成されると噴火口状となる．

組織学的に腫瘍細胞の増殖からなる部分を**実質**，増殖する腫瘍を支える線維性組織を**間質**といい，間質の血管から腫瘍細胞に栄養が供給される．腫瘍細胞と発生母組織の細胞との類似性の程度を分化度といい，類似した形態を呈する場合を高分化，かけ離れた形態を呈する場合を低分化と表現する．

腫瘍は発生母組織により上皮性と非上皮性とに分けられる．**上皮性腫瘍**は皮膚や粘膜，唾液腺や甲状腺などの上皮細胞が腫瘍化したもので，腫瘍細胞相互の結合があるため，腫瘍細胞が密に集合して実質を形成する（腫瘍胞巣）．**非上皮性腫瘍**は細胞間結合のない間葉系細胞が腫瘍化したもので，腫瘍細胞が密に集合することはなく，間質と混じり合っている．なお，腫瘍実質が上皮性と非上皮性の両方の細胞が腫瘍化したものもあり，**混合腫瘍**とよばれる．

Ⅳ 腫瘍の分類

腫瘍は臨床的動態，由来組織や細胞，ならびに細胞形態などによって次のように分類されるが，悪性度から良性と悪性に，由来組織から上皮性，非上皮性ならびに混合性に大別され，さらにそれぞれを由来細胞によって分ける．具体的には以下のとおりである．

1．発生母組織と良悪性による腫瘍の分類

1）良性上皮性腫瘍

乳頭腫，腺腫など．

2）良性非上皮性腫瘍

線維腫，脂肪腫，軟骨腫，骨腫，筋腫，血管腫，リンパ管腫など．

3）悪性上皮性腫瘍（癌腫）

扁平上皮癌，腺癌など．

4）悪性非上皮性腫瘍（肉腫）

線維肉腫，骨肉腫，脂肪肉腫，血管肉腫，白血病（発生母組織は骨髄），リンパ腫（発生母組織はリンパ節あるいは節外のリンパ組織）など．

5）混合腫瘍

・良性：歯牙腫，線維腺腫（乳腺）
・悪性：腎芽腫（腎臓）

2．前癌状態と前癌病変

口腔内は扁平上皮に覆われており，口腔領域の悪性腫瘍の多くはこの扁平上皮に由来する（扁平上皮癌）．そしてこの扁平上皮癌になるリスクが正常粘膜よりも高いと思われる病変を前癌状態とよんだ．これには白板症，紅板症，口腔扁平苔癬，梅毒性口内炎，慢性カンジダ症などが挙げられた．また，なかでも癌化しやすい白板症や紅板症などを前癌病変とよんだ．

しかし，2017年以降は前癌状態や前癌病変という用語は用いず，扁平上皮癌に進展するリスクのある病変や変化を**口腔潜在的悪性疾患**とよんでいる．わが国では白板症と紅板症の癌化リスクの高いことがよく知られている．

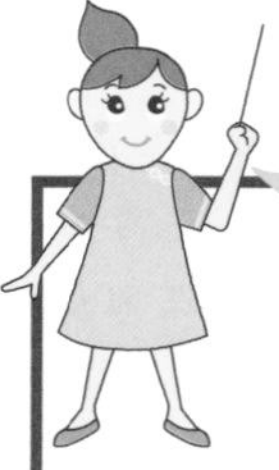

国試に出題されています！

問　歯肉腫瘍の病理組織の模式図を示す．黒塗りは腫瘍細胞の分布を示す．この腫瘍はどれか．（第24回/2015年）

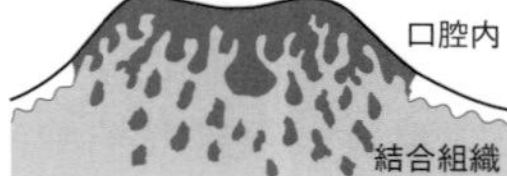

a　乳頭腫
b　線維腫
c　線維肉腫
d　扁平上皮癌

答　d

SECTION 9 歯の発育異常

I 大きさの異常

1. 矮小歯（わいしょう）

正常歯より異常に小さい歯．上顎側切歯や上下顎智歯に好発．正中歯などの過剰歯も矮小歯のことが多い．まれに，成長ホルモン分泌低下性低身長症などに伴って多数歯が矮小化することもある．

2. 巨大歯

正常歯より異常に大きい歯．まれに上顎中切歯（融合歯との鑑別要）や上顎犬歯，下顎智歯に出現．下垂体性巨人症が関与することもある．

II 形の異常

1. 双生歯

1つの歯胚が分裂して不完全な2つの歯を形成したもの（**図3-6A**）．

2. 癒合歯（融合歯）

近接する歯胚が融合してできた歯（**図3-6B**）．

3. 癒着歯

歯根完成後に近接する歯がセメント質で結合したもの（**図3-6C**）．

4. 歯内歯（陥入歯）

歯冠のエナメル質と象牙質の一部が歯髄腔に向かって陥入したもの（**図3-7**）．エックス線的に歯の中に歯があるようにみえる．上顎側切歯に好発する．

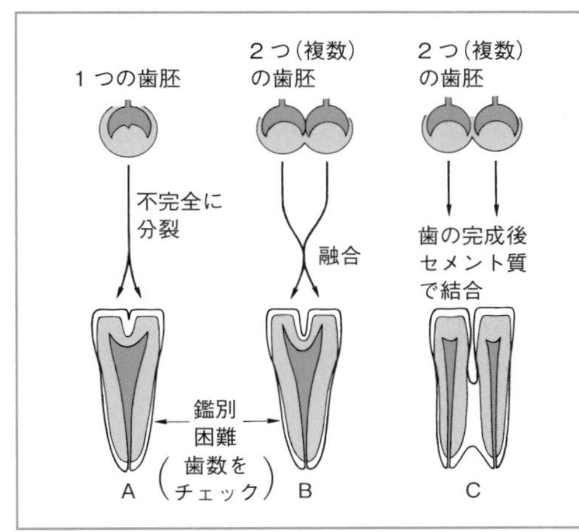

図3-6　双生歯（A），癒合歯（B），癒着歯（C）

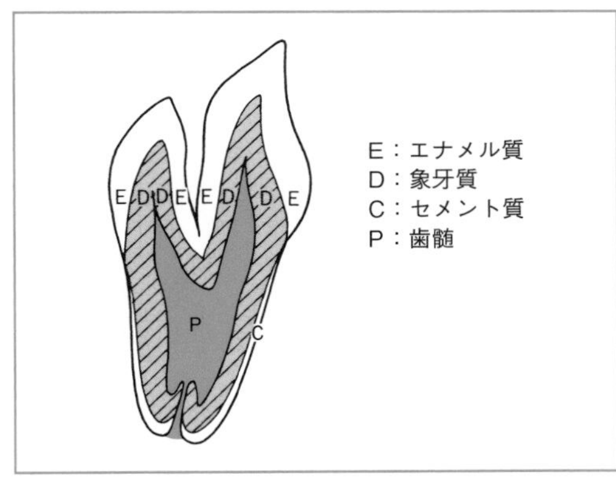

図3-7　歯内歯

5. エナメル滴

歯根面上に異所性に形成された小球状エナメル質．大臼歯の歯頸部から根分岐部に多い（**図3-8**）．

6. その他の歯冠や歯根の形態異常

1）中心結節

臼歯咬合面中央部の異常結節．下顎第二小臼歯や第三大臼歯に好発．破折により，歯髄炎を

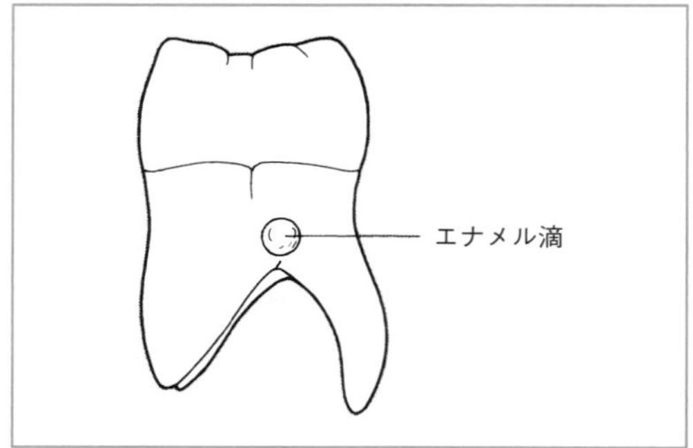

図 3-8　エナメル滴

併発することあり．

2）Carabelli〈カラベリー〉結節

上顎大臼歯舌側近心咬頭舌側面の異常結節．

3）彎曲歯

歯の形成中の外傷などにより，歯根が彎曲した歯．

Ⅲ　数の異常

1．無歯症（欠損歯）

1）完全無歯症

乳歯と永久歯が完全に欠如することで，遺伝的外胚葉性異形成症に関連してきわめてまれに生じることがある．

2）部分的無歯症

1 歯からそれ以上の歯の欠損．第三大臼歯が最も多く，第二小臼歯，上顎側切歯にも好発．

2．過剰歯

(1) 正中歯（上顎両中切歯間に出現．最も多い過剰歯，矮小歯のことが多い）

(2) 臼後歯（智歯の遠心；第四大臼歯）

Ⅳ　構造の異常

1．局所的原因によるもの

原因の作用した歯に局所的な変化が生じる．

1）外傷

永久歯の発育中に，打撲などで外力が乳歯を介して作用し，形成不全や歯根の彎曲をきたすことがある．上顎切歯部に多い．

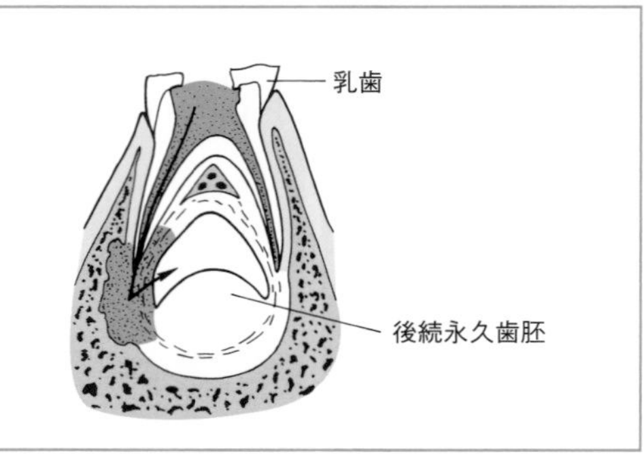

図 3-9　ターナー歯

2）炎症

乳歯の根尖性歯周炎が後続永久歯胚に波及すると，永久歯のエナメル質に形成不全をきたす．このような形成不全歯を Turner〈ターナー〉歯という（**図 3-9**）．小臼歯や上顎切歯に多い．

2．全身的原因によるもの

変化は原因の作用した時期に形成された成長線に一致して，歯の全周に生じ，また左右対称性にみられることが多い．

1）栄養障害

ビタミンの欠乏，高熱性疾患や消化器疾患などに伴う栄養障害により形成不全が生じることがある．

2）先天性梅毒

先天性梅毒に際して，歯胚にスピロヘータが感染し，歯の形成不全が生じることがある．以下のような特徴的な形成異常がみられる．

(1) Hutchinson〈ハッチンソン〉歯

歯冠がビア樽状に切端に向かって細くなり，切縁に半月状の欠損を示す形成異常歯で，主に上顎中切歯にみられる（**図 3-10A**）．実質性角膜炎，内耳性難聴とともにハッチンソンの三徴候の 1 つにあげられる．

(2) Fournier〈フルニエ〉歯

主に第一大臼歯にみられる形成異常で，歯冠が蕾状（蕾状臼歯）や桑実状（桑実状臼歯）を呈する．Moon〈ムーン〉歯ともよばれる（**図 3-10B**）．

3）フッ素

フッ素の過剰摂取によりエナメル質の形成不

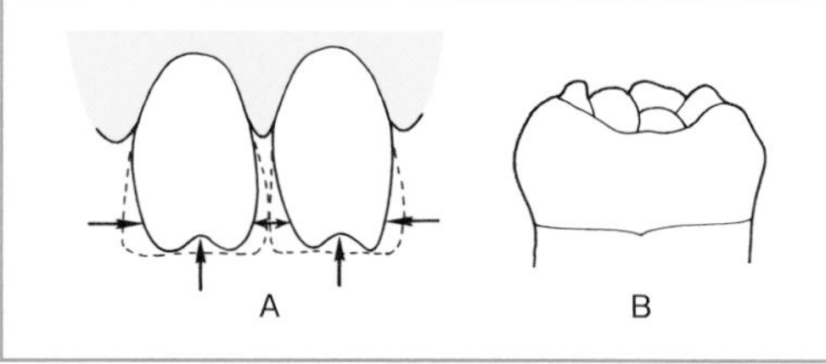

図 3-10　先天性梅毒に歯の形成異常
A：ハッチンソン歯，B：フルニエ（ムーン）歯

全が起こる．一般に 1 ppm 以上のフッ素を含有する飲料水を歯の形成期に常飲することによって生じ，歯冠に白斑から実質欠損まで種々の程度の異常が観察される．このような変化のある歯を斑状歯（歯のフッ素症）という．

4）遺伝

エナメル質形成不全症，象牙質形成不全症など遺伝的因子によって一次的に生じるまれな形成不全が知られている．

Ⅴ　萌出の異常

『ポイントチェック④』を参照．

Ⅵ　位置の異常

『ポイントチェック④』を参照．

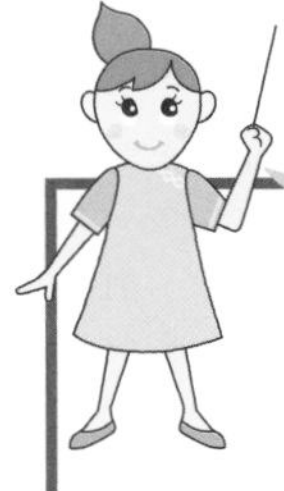

国試に出題されています！

問　歯の形の異常も模式図に示す．矢印は歯髄を示す．
　正しいのはどれか．（第 23 回 /2014 年）

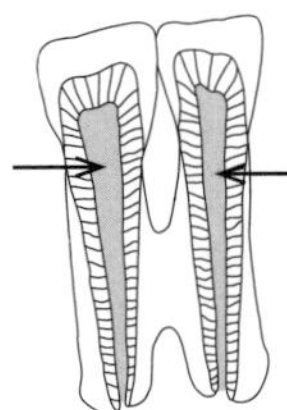

a　双生歯
b　癒合歯
c　癒着歯
d　歯内歯

答　c

SECTION 10

歯の損傷と色の異常

I 歯の損傷

1．物理的損傷

歯の物理的損傷は，歯質が徐々に損傷する慢性の損傷と，大きな力が一度にかかり急速に歯質が損傷する急性の損傷に大別される．前者には咬耗症と摩耗症が，後者には歯の破折や脱臼がある．

1）咬耗症

歯と歯の接触によって接触部の歯質に実質欠損が生じることで，一般に前歯では切縁に，臼歯では咬頭や咬合面に好発する（**図 3-11**）．隣り合う歯の接触により隣接面にも観察される．加齢的に徐々に進行するが，歯ぎしり（ブラキシズム），不正咬合，硬いものを食べる習慣などで進行が加速される．咬耗面は滑沢平坦であるが，欠損が大きくなり象牙質が露出すると，皿状に陥凹し褐色の着色を示すこともある．歯の欠損部に対応する部位には，生体反応として硬化象牙質や第三象牙質が出現することもある．

2）摩耗症

歯と歯の接触以外の機械的作用により歯が磨滅することで，発生部位は原因によってさまざまである．部分床義歯のクラスプ，パイプなどの習慣，あるいは吹奏楽器演奏やガラス吹きなどの職業に関連して生じることがある．

なお，歯頸部のくさび状欠損は，歯ブラシの不正使用によって生じる代表的な摩耗症と考えられてきたが，現在では，異常な咬合圧に起因する応力が歯頸部に集中することで生じるアブフラクションと考えられている．肉眼所見や組織所見は咬耗症と同様である．

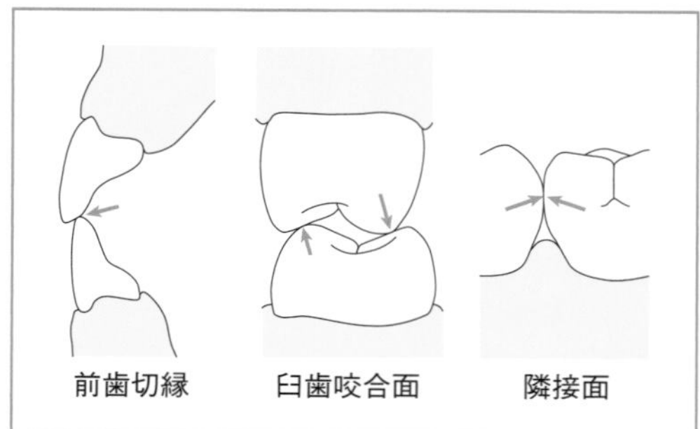

図 3-11　咬耗症の好発部位 [16)]
咬耗症は歯と歯が接触によってすり減る現象で，切縁，咬合面，隣接面などに起こりやすい（矢印）．

3）歯の破折（歯折）

（1）病的歯折

う蝕，くさび状欠損，充填物などにより歯質が大きく失われた際に生じる破折．

（2）外傷性歯折

転倒，スポーツ事故，交通事故などで大きな力が歯にかかったときに生じる破折．

歯冠部歯折，歯根部歯折，不完全歯折（亀裂），完全歯折など．

4）脱臼

歯が歯槽窩から抜け出ることで，歯根膜が完全に断裂して歯が抜け出す完全脱臼と，歯根膜が一部で残存し歯が歯槽窩内に留まっている不完全脱臼に分類される．

2．化学的損傷

1）酸蝕症（侵蝕症）

化学的作用，特に酸の作用による歯の損傷で，歯質が表在性に脱灰され欠損を生じるもの．

病因によって以下のように大別される．

（1）職業性酸蝕症

火薬工場，メッキ工場，肥料工場などの塩酸，硝酸，硫酸などの強酸を取り扱う工場で働く人の前歯部唇側面に発生することがある．酸の蒸気による．産業歯科医学的に重要である．

（2）食品性酸蝕症

炭酸飲料や有機酸を含む果物を大量に常飲，

常食することによる．前歯部に発現することがある．

(3) 胃液中の塩酸による酸蝕症

慢性嘔吐を繰り返すことによって胃酸が口腔内に停滞し，前歯舌側面や臼歯咬合面に欠損が生じることがまれにある．

Ⅱ 色の異常

1．歯質の着色

1) 外因性色素による着色

(1) テトラサイクリン

テトラサイクリン系抗菌薬の大量投与により着色をきたすことがある．エナメル質形成不全を随伴することがある．

2) 内因性色素による着色

(1) 先天性ポルフィリン症

ポルフィリンの代謝異常で，ポルフィリンが尿中に排泄されるとともに，骨や歯に沈着し，歯はピンク色～暗赤色となる．

(2) 重篤な新生児黄疸

胎児性赤芽球症（母体と胎児の Rh 型不適合による溶血）では溶血により生じたビリルビンが歯に沈着し，緑色～淡黄色の着色がみられる．

(3) 歯髄の出血や壊死

ヘモグロビンや組織分解産物が象牙質に沈着し，歯は灰黒色から青黒色に変化する．

2．歯面の着色

①たばこのタール：暗褐色～黒色
②食品着色料：いろいろな色
③金属：いろいろな色（銅，青銅：青緑色，水銀：黒色，銀，鉄，ニッケル：黒褐色）
④細菌由来色素：緑色

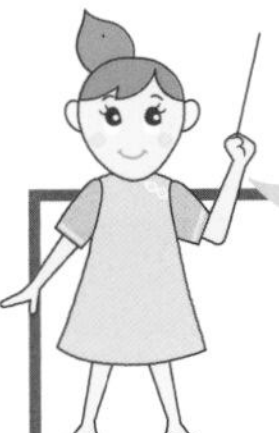

国試に出題されています！

問　アブフラクションついて正しいのはどれか．（第 27 回 / 2018 年）

a　咬合面に生じる．
b　過度の咬合圧によって生じる．
c　エナメル質に限局して生じる．
d　酸の曝露による職業的歯科疾患である．

答　b

SECTION 11 う蝕

Ⅰ 定義

う蝕とは細菌の感染により，歯の無機質の脱灰と有基質の破壊をきたす歯の硬組織疾患である．

Ⅱ 発生機序

（病因論の詳細については『ポイントチェック②』を参照）

まずプラーク中の炭水化物から細菌の作用によって産生された酸によって無機質の脱灰が起こり，続いて残った有基質が細菌の酵素によって溶解されるという，酸脱灰説が最も支持されている．

Ⅲ 好発部位

①乳歯：上下顎臼歯，上顎切歯
②永久歯：第一大臼歯に多く，第二大臼歯，上顎切歯，小臼歯，智歯が続く．

Ⅳ 分類

1．発現部位

小窩裂溝う蝕，平滑面う蝕，隣接面う蝕，歯頸部う蝕，根面う蝕

2．経過

急性う蝕，慢性う蝕，停止性う蝕

3．原発／再発

一次性う蝕，二次性う蝕

4．臨床状態

C_1（エナメル質に限局したう蝕），C_2（象牙質に及ぶう蝕），C_3（歯髄炎を伴うう蝕），C_4（残根状態）

5．組織

エナメル質う蝕，象牙質う蝕，セメント質う蝕

Ⅴ エナメル質う蝕

初期にはエナメル質の脱灰によって，病変部に白濁（白斑）や褐色調の着色（着色斑）がみられる．脱灰はエナメル質表面よりやや深部に起こる（表面下脱灰）（**図 3-12**）．病変は主にエナメル小柱の走行に一致し，う蝕円錐とよばれる円錐形病巣を形成する．エナメル小柱の走行方向は部位によって異なるので，エナメル質のう蝕円錐は小窩裂溝部では円錐の底面を象牙質に向け，平滑面う蝕では逆にそれを表面に向ける（**図 3-12**）．

病変が進行すると実質欠損をきたし，う窩を形成する．う蝕病巣には表面から深部に向かって，次のような層構造が観察される（**図 3-13**）．

(1) 完全崩壊層：う窩を形成

(2) 脱灰および有機性基質崩壊層：病巣の主体をなし，無機質の脱灰と有機質の崩壊

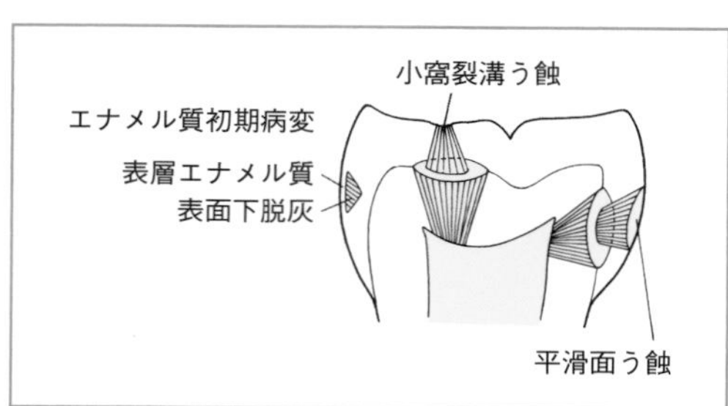

図 3-12　う蝕円錐とエナメル質初期う蝕

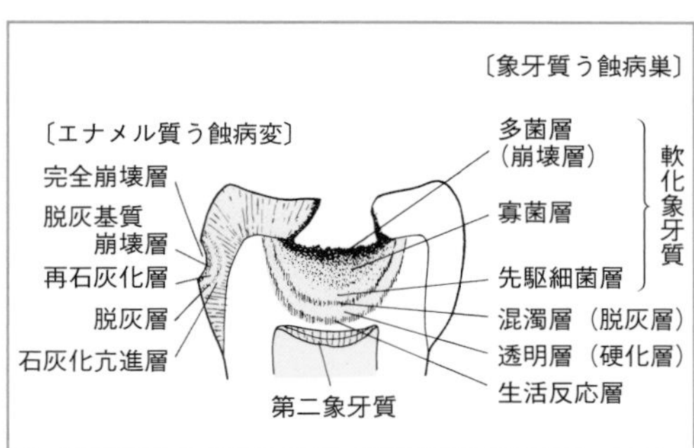

図 3-13　う蝕病巣

(3) 再石灰化層：脱灰層が再石灰化
(4) 脱灰層：無機質の脱灰
(5) 石灰化亢進層：脱灰層で遊離した無機塩が沈着し，石灰化が亢進

Ⅵ 象牙質う蝕

う蝕がエナメル質から象牙質に及ぶと，エナメル-象牙境で側方に広がり，続いて象牙細管の走行に沿って深部に進行するので，象牙質のう蝕病巣は底面をエナメル-象牙境に，先端を歯髄側に向けたう蝕円錐を形成する（**図 3-12**）．象牙質のう蝕病巣では象牙質が有機質に富むため，脱灰後も基質が残り，軟化象牙質がみられる．

象牙質う蝕病巣には表層から順に，次のような層構造が観察される（**図 3-13**）．

1．多菌層（崩壊層）

基質が軟化崩壊し，多数の細菌が存在．細菌の侵入増殖した象牙細管は，数珠状に拡大したり空洞形成を示す．

2．寡菌層

象牙質が脱灰され，象牙細管内に少数の細菌が侵入．

3．先駆細菌層

細菌の侵入はわずかで，基質の変化も少ない．

4．混濁層（脱灰層）

次の透明層が脱灰され，透過光による研磨標本の観察で混濁してみえる．

5．透明層（硬化層）

象牙細管に無機塩が沈着し，透過光による研磨標本の観察で透明にみえる．

6．生活反応層

う蝕に対する象牙質の生活反応として，象牙細管内に不均一な石灰化や気体発生がみられ，透過光による研磨標本の観察で混濁してみえる．

軟化層，脱灰層，先駆細菌層が軟化象牙質に相当し，う蝕検知液に可染．混濁層，透明層，生活反応層は研磨標本により識別できる層構造．

慢性う蝕では病巣に対応する歯髄壁に，第三象牙質の形成がみられる．

Ⅶ セメント質う蝕

歯肉退縮によって，露出したセメント質に生じることが多い．細菌の侵入はシャーピー線維束やセメント層板に沿って深部や側方に拡大する．う蝕がセメント-象牙境に達すると側方に拡大し，象牙質からセメント質が剝離することもある．

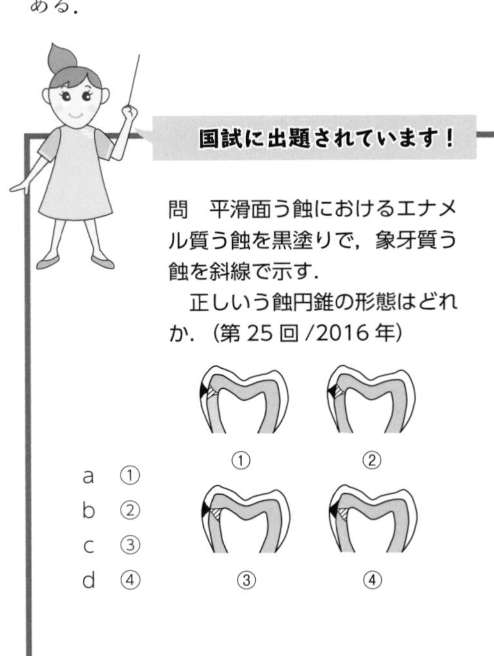

SECTION 12 象牙質，セメント質の増生

Ⅰ 象牙質の増生

1．第二象牙質および第三象牙質

いずれも歯根完成後に形成される象牙質のことで，原生象牙質（歯根完成前に形成される象牙質）と区別される．

1）第二象牙質（生理的第二象牙質）

生理的刺激に反応して加齢的に形成されるもので，咬合の応力が集中する歯髄天蓋部，根分岐部，根管の入口付近などにみられることが多い（**図 3-14**）．

2）第三象牙質（病的第二象牙質，修復象牙質）

咬耗症，摩耗症，酸蝕症，う蝕，窩洞形成などに伴う病的刺激に対応して，被刺激部の象牙質歯髄面に形成されるもの（**図 3-14**）．

3）第三象牙質の組織学的特徴

①原生象牙質に比較して，象牙細管が少数で細く，走行も不規則．
②原生象牙質との境界が明瞭で，色素に濃染．
③象牙芽細胞の封入を伴い，骨様象牙質の形態を示すことがある．

2．象牙（質）粒

歯髄内にみられる球状～塊状の石灰化物で，その存在部位と髄壁との位置関係から，遊離性（歯髄内に遊離），壁着性（髄壁に付着），介在性（第二象牙質内に封入）に，また，構造から真性（象牙細管を含有）と偽性（細管構造を欠く）に分類される．顕微鏡レベルのものから，エックス線で観察されうるものまで大きさはさまざまである．一般に自覚症状を欠くが，神経を圧迫して疼痛を伴ったり，歯髄腔を閉鎖し歯髄処置に困難をきたすこともある（**図 3-14**）．

Ⅱ セメント質の増生

1．セメント質増生

慢性根尖性歯周炎，咬合性外傷，対合歯の喪失などに関連して，根面にセメント質のびまん性あるいは限局性の過剰形成がみられる．組織学的には一般に有細胞セメント質が増生する（**図 3-14**）．

2．セメント（質）粒

歯根膜にみられる小球状の石灰化物で，歯根との位置関係によって，遊離性（歯根膜内に遊離して存在），壁着性（セメント質に付着して存在），介在性（肥大したセメント質内に封入されたもの）に分類される（**図 3-14**）．

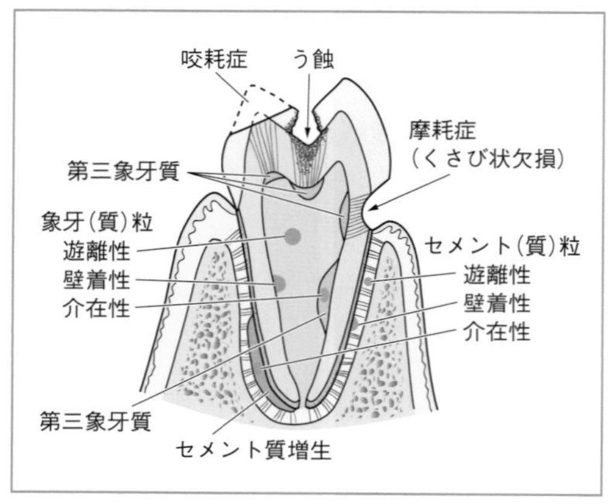

図 3-14 象牙質，セメント質の増生
う蝕，咬耗症，摩耗症に伴う病的刺激に対応して，被刺激部の象牙質歯髄面に第三象牙質が形成される．歯髄内に遊離性，壁着性，介在性の象牙（質）粒がみられる．歯根膜内には遊離性，壁着性，介在性のセメント（質）粒がみられる．慢性根尖性歯周炎などに関連して，根面にセメント質の過剰形成（セメント質増生）がみられる．

SECTION 13 歯髄の病変

I 歯髄充血

歯髄中の血管に血液が貯留する状態で，歯髄炎の前駆病変と考えられる．可逆的病変なので，早期の対応で歯髄炎への移行を止めることができる．

II 歯髄の変性

歯髄には外来刺激や加齢によってさまざまな変性がみられる．変性のうち最もよくみられるものは，象牙芽細胞の空胞変性と歯髄の基質に生じる石灰変性である．

III 歯髄壊死

感染を伴わない歯髄の組織死を歯髄壊死という．外傷によって根尖部からの血流が遮断された時などに生じる．

IV 歯髄炎

1．原因

歯髄炎のほとんどはう蝕病巣からの細菌性刺激によって生じるが，窩洞形成などの物理的刺激や薬物による化学的刺激もしばしば歯髄炎の原因となる．

2．歯髄炎の分類

①経過：急性と慢性
②炎症の範囲：一部性と全部性
③組織反応の種類：漿液性，化膿性，壊疽性，増殖性など
④露髄の有無：閉鎖性と潰瘍性（開放性）
⑤感染経路：う蝕続発性，上行性，血行性

歯髄炎の命名にあたっては，これらの分類を組み合わせて用いる．

3．主な歯髄炎

1）急性漿液性（単純性）歯髄炎（図 3-15A）

象牙質う蝕病巣下の歯髄に循環障害（歯髄充血）が生じ，血管の透過性が高まると，歯髄組織内に漿液性滲出が起こる．病変は初めう蝕病巣下に限局しているが（一部性），やがて歯髄全体に拡大する（全部性）．初期には疼痛（特に冷水痛）は一過性であるが，後期になると持続性になる．

2）急性化膿性歯髄炎（図 3-15B）

急性漿液性歯髄炎が進行すると，歯髄の充血，漿液性滲出の増強に加えて好中球の浸潤が起こり，化膿性炎に移行する．化膿による軟化空洞

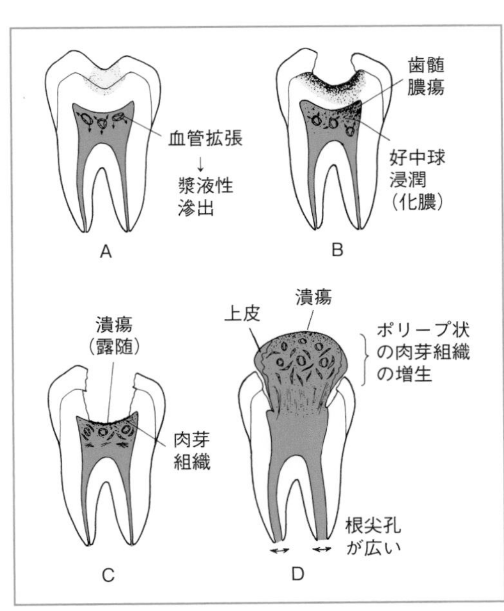

図 3-15　主な歯髄炎
A：急性漿液性（単純性）歯髄炎，B：急性化膿性歯髄炎，C：慢性潰瘍性歯髄炎，D：慢性増殖性歯髄炎（歯髄ポリープ）

が歯髄の一部に限局する場合を歯髄膿瘍という．持続性，拍動性の激痛を伴う．腐敗菌の感染を受けると急性壊疽性歯髄炎となり，やがて歯髄全体が破壊されて歯髄壊疽になる．

3）慢性潰瘍性歯髄炎（図 3-15C）

う蝕のため歯質が崩壊し，歯髄の一部が露出して潰瘍を形成したもので，潰瘍面はフィブリンや膿で覆われている．潰瘍部には多数の好中球浸潤を伴う肉芽組織が増生し，深部の歯髄には線維化やリンパ球，形質細胞の浸潤が観察される．疼痛は通常ほとんどないが，食片などでう窩が閉鎖され歯髄の内圧が上がるとその限りではない．

4）慢性増殖性歯髄炎（歯髄ポリープ）（図 3-15D）

歯髄の生活力が旺盛な乳歯や若年者の永久歯では，開放された歯髄から肉芽組織のポリープ状増生が起こる．肉芽組織表面はしばしば潰瘍を形成し，強い好中球浸潤を伴うが，内部ではリンパ球，形質細胞が主体をなし，さらに深部ではコラーゲン線維が増加して線維性組織の層を形成している．歯髄ポリープはときに歯肉より移植された重層扁平上皮によって覆われる．

機械的刺激により容易に出血し，疼痛は通常伴わないが，食片がう窩に圧入されて一過性の疼痛を示すこともある．

5）上行性歯髄炎（図 3-16）

う蝕続発性でなく，深い歯周ポケット，隣在歯の根尖病変，顎骨骨髄炎などが拡大して，根尖孔から歯髄に上行性に細菌感染を起こすことがまれにある．

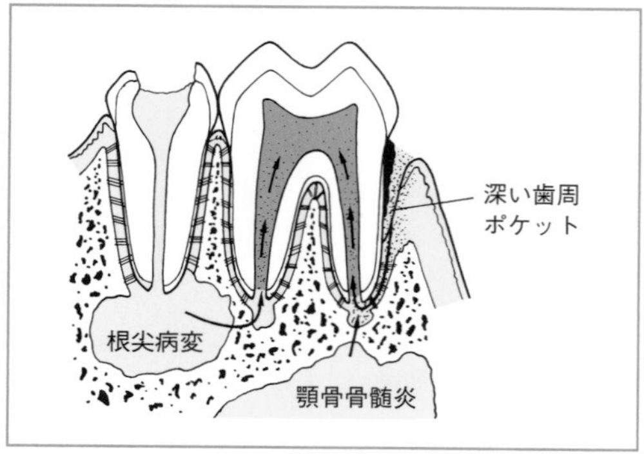

図 3-16　上行性歯髄炎

6）血行性歯髄炎

重篤な敗血症に際して，まれにう蝕や破折のない健全歯の歯髄にも血行を介して細菌が感染し，歯髄炎を起こすことがある．

V 歯髄壊疽（えそ）

壊死に陥った歯髄や高度の炎症を伴って生活力を失った歯髄に腐敗菌が感染すると歯髄壊疽になる．腐敗による強度の悪臭を伴う．

SECTION 14 根尖部歯周組織の病変

I 根尖性歯周炎の分類と特徴

根尖性歯周病の多くは化膿性歯髄炎や歯髄壊疽に引き続いて，感染が根尖孔周囲の歯周組織に拡大することによって生じる．

1．急性根尖性歯周炎

初期には根尖孔周囲の歯根膜に充血，漿液性滲出ならびに軽度の好中球浸潤がみられ（急性根尖性漿液性歯周炎），次いで好中球浸潤が強くなると，根尖部に急性膿瘍を形成する（急性根尖性化膿性歯周炎）．病変部の歯槽骨やセメント質表面には，破骨細胞や破歯細胞による吸収がみられる．

初期には罹患歯の挙上感や打診痛，弛緩や動揺がみられるが，疼痛はあまり激しくない．やがて化膿が強くなると，持続性，拍動性の激痛が出現し，所属リンパ節の腫脹や発熱を生じることもある．

2．慢性根尖性歯周炎

1）慢性根尖性化膿性歯周炎

多くは急性根尖性歯周炎が慢性化したもので，根尖部に慢性膿瘍を形成する．膿瘍の周囲には膿瘍膜とよばれる肉芽組織層が形成され，さらに時間が経つと線維性結合組織によって被包されるようになる．周囲の歯槽骨には破骨細胞による吸収がみられる．

臨床症状はほとんどないが，エックス線的に歯根膜腔の拡大や根尖周囲の骨透過像が観察される．膿汁の排出路である瘻孔（歯瘻）が形成されることもある．

2）慢性根尖性肉芽性歯周炎

慢性膿瘍をとりまく肉芽組織が増生し，膿瘍を吸収置換したもので，以下の2つに大別される．

（1）歯根肉芽腫（図3-17A）

根尖部に線維芽細胞と毛細血管よりなる肉芽組織が増生したもので，自覚症状はほとんどない．エックス線的に根尖部の境界明瞭な透過像を呈する．肉芽組織内には炎症細胞浸潤や膠原線維の形成が種々の程度にみられるほか，泡沫細胞やコレステリン結晶，Malassez〈マラッセ〉の上皮遺残に由来する扁平上皮の増生をみることもある．

（2）歯根嚢胞（図3-17B）

歯根肉芽腫内にマラッセの上皮遺残由来の上皮が増生し，上皮の内部に嚢胞化が起こって生じるほか，根尖膿瘍から直接移行するものもある．

嚢胞壁は内層の肉芽組織層と外層の線維性結合組織層よりなり，嚢胞腔の内面は重層扁平上皮で裏装されている．嚢胞壁には炎症細胞浸潤が種々の程度に認められ，異物巨細胞を伴うコレステリン結晶の析出や泡沫細胞の集簇（しゅうぞく）が観察される．嚢胞腔内には漿液性の内容物やコレス

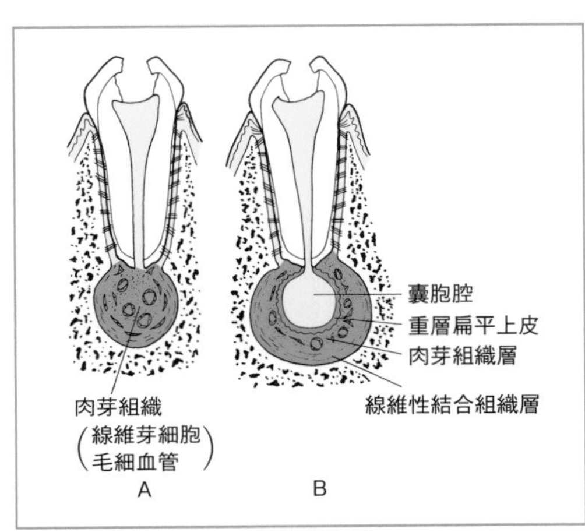

図3-17　慢性根尖性肉芽性歯周炎
A：歯根肉芽腫，B：歯根嚢胞

テリン結晶を入れている．エックス線的には根尖部の境界明瞭な類円形透過像が特徴的である．

なお，抜歯後に取り残された歯根嚢胞を，残留嚢胞という．

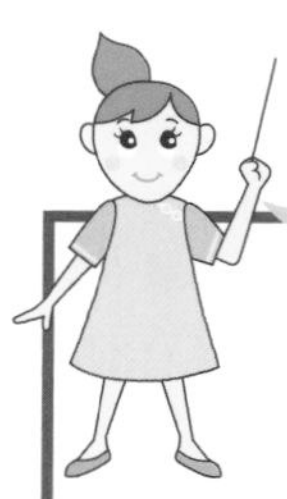

国試に出題されています！

問　歯根肉芽腫のエックス線写真を示す．

矢印が示すエックス線透過部で増殖する上皮の由来はどれか．（第 26 回 /2017 年）

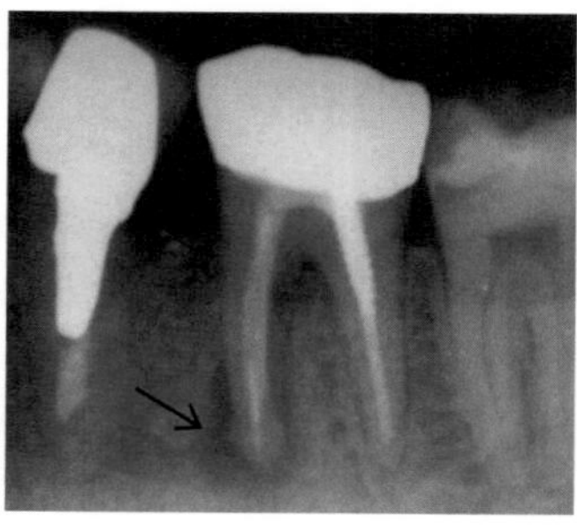

a　歯肉外縁上皮
b　付着〈接合〉上皮
c　退縮エナメル上皮
d　Malassez の上皮遺残

答　d

SECTION 15 歯周組織の病変

I 歯周病の定義と分類

歯周病とは歯周組織（歯肉，歯根膜，セメント質，歯槽骨）に生じる疾患のうち，辺縁部歯周組織の病変をさす（**表 3-4**）．歯周病のほとんどは，プラーク細菌によって引き起こされる炎症性病変であるプラーク性歯肉炎と慢性歯周炎である．

なお，病因論の詳細については『ポイントチェック②』を参照．

II 歯肉炎と歯周炎

歯肉に限局した炎症を歯肉炎，炎症がさらに深部の歯根膜や歯槽骨に及んだものを歯周炎という．これらは炎症とそれに伴う組織破壊の範囲をさす語で，炎症の強さを意味するものではない（**図 3-18**）．

表 3-4　歯周病の分類

歯周病の分類
I．歯肉病変
1. プラーク性歯肉炎
2. 非プラーク性歯肉病変
3. 歯肉増殖
II．歯周炎
1. 慢性歯周炎
2. 侵襲性歯周炎
3. 遺伝疾患に伴う歯周炎
III．壊死性歯周病
1. 壊死性潰瘍性歯肉炎
2. 壊死性潰瘍性歯周炎
IV．歯周組織の膿瘍
1. 歯肉膿瘍
2. 歯周膿瘍
V．歯周-歯内病変
VI．歯肉退縮
VII．咬合性外傷
1. 一次性咬合性外傷
2. 二次性咬合性外傷

（日本歯周病学会 2006）

III 主な歯周病

1．歯肉病変

1）プラーク性歯肉炎

プラークによって引き起こされる歯肉炎で，一般的に慢性の経過を示す．プラークに加えて全身因子（妊娠，糖尿病，白血病，月経周期など）が関連する歯肉炎を全身因子関連歯肉炎とよび，ビタミンCなどの栄養因子が関連する歯肉炎を栄養障害関連歯肉炎という．

歯肉はうっ血のため暗赤色を呈し，易出血性である．特に歯間乳頭は腫脹し，スティップリングは消失する．深くなった歯肉溝（歯肉ポケット）から排膿を伴うこともあるが，エックス線的に歯槽骨の吸収はみられない．組織学的には歯肉結合組織に血管の拡張や水腫，形質細胞やリンパ球の浸潤などがみられ，歯肉線維の破壊がみられる（**図 3-18A**）．

全身因子関連歯肉炎では，妊娠や思春期のホルモンアンバランスと関連して，肉芽組織ないし線維性結合組織が増生し，慢性増殖性（過形成性）歯肉炎とよばれる病態を示すことがある．このような病変では，歯肉の腫大によってポケットが相対的に深くなり，仮性ポケット（これも歯肉ポケット）を生じる．

2）非プラーク性歯肉病変

プラーク以外の原因で生じる歯肉病変で，ウイルスや真菌などのプラーク細菌以外の感染，粘膜皮膚病変（扁平苔癬，類天疱瘡，尋常性天疱瘡，エリテマトーデスなど），アレルギー反応，外傷などによって生じるものをいう．

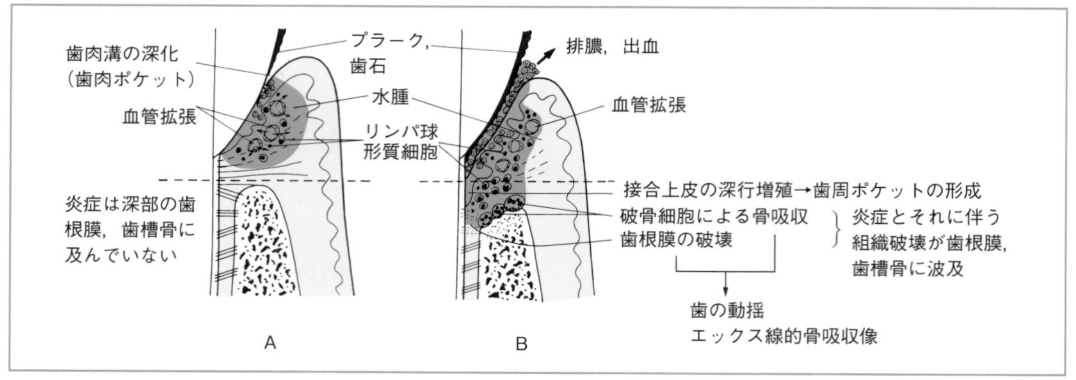

図 3-18　歯肉炎と歯周炎
A：歯肉炎（プラーク性歯肉炎），B：歯周炎（慢性歯周炎）

3）歯肉増殖

（1）薬物性歯肉増殖症

本症のうち最も代表的なものは，抗痙攣薬であるフェニトイン（ダイランチン）を服用しているてんかん患者に生じる歯肉の過形成で，10歳代に多く，病変は前歯部に好発する．高血圧や狭心症の治療薬であるニフェジピンや臓器移植に際して免疫抑制に用いるシクロスポリンAが，同様の歯肉腫大を引き起こすこともある．薬物の影響でプラークに対する歯肉の反応様式が変わり，歯肉結合組織が増殖性になると考えられている．

（2）遺伝性歯肉線維腫症

家族性にみられるまれな発育異常で，歯肉のびまん性線維性増殖をきたす．歯肉象皮病ともよばれる．

2. 歯周炎

1）慢性歯周炎

プラーク細菌によって引き起される深達（しんたつ）性の炎症性歯周病で，35歳以降の成人に生じる（成人性歯周炎ともよばれた）．一般に歯槽膿漏症とよばれるものの多くは，本症の進行したものである．歯肉は慢性歯肉炎と同様に暗赤色に腫脹するとともに，深部の歯根膜の破壊や歯槽骨の吸収のため，歯の動揺やエックス線的な歯槽骨の水平性あるいは垂直性の吸収像が観察される．

接合上皮は歯根膜線維の破壊に伴い，根面に沿って深行増殖するとともに，プラークに近接する部位では歯面から剥離し，深い歯周ポケット（アッタチメントロスを伴う真性ポケット）を形成する．歯周ポケットからは排膿や出血がみられる．ポケットに面する上皮はポケット上皮とよばれ，びらんや潰瘍が観察される．ポケットに近い部分では多数の好中球が浸潤しているが，深部では形質細胞やリンパ球が浸潤細胞の主体をなしている．歯根膜線維に炎症性破壊がみられるとともに，歯槽骨には破骨細胞による吸収像が観察される（**図 3-18B**）．歯周組織破壊には細菌由来の為害物質のみならず，炎症や免疫反応に際して産生されるプロスタグランジンやサイトカインなど宿主由来のケミカルメディエーターの関与も考えられている．

2）侵襲性歯周炎

思春期に発生することが多く（以前は若年性歯周炎ともよばれた），急激な歯槽骨の垂直性吸収を特徴とする歯周炎で，女性に多く家族性に発生する傾向がある．病変は初め上下顎の第一大臼歯部と中・側切歯部に限局性に発現し，歯肉の炎症症状やプラークの付着の目立たない深い骨縁下ポケットを形成するが，時間の経過につれて病変は全顎に及び，炎症症状も強くなる．特殊なグラム陰性嫌気性桿菌の感染や，宿主の白血球機能異常が原因と考えられている．

3）遺伝疾患に伴う歯周炎

家族性周期性好中球減少症，Down〈ダウン〉症候群，Chediak-Higashi〈チェディアック・ヒガシ〉症候群，Papillon-Lefèvre〈パピヨン・ルフェーブル〉症候群などの遺伝疾患に関連して出現する歯周炎である．このうち，パピヨン・

ルフェーブル症候群は，手掌，足蹠の過角化症に高度の歯周炎を伴うまれな劣性遺伝性疾患で，歯周炎は乳歯の萌出直後から出現し，乳歯の脱落とともに消退するが，永久歯の萌出とともに同様の病変が再発する．

3. 壊死性歯周病

歯肉縁や歯間乳頭の壊死，有痛性潰瘍形成を特徴とする歯肉炎を壊死性潰瘍性歯肉炎という．潰瘍は易出血性で，表面は偽膜で覆われている．病変部には紡錘菌とスピロヘータの増殖を伴う（Vincent〈ワンサン〉感染）．炎症が深部歯周組織まで波及したものを壊死性潰瘍性歯周炎，口腔粘膜に拡大したものをワンサン口内炎という．

4. 歯周組織の膿瘍

歯肉への外傷などにより歯肉に形成された膿瘍を歯肉膿瘍，深いポケットの入口が組織の収縮や食片の圧入などにより封鎖され，ポケット内で細菌繁殖することによって生じる膿瘍を歯周膿瘍という．

5. 歯周-歯内病変

歯周病が根尖孔や根管側枝を介して歯髄に波及したものや，歯髄疾患が歯周組織に波及したもの．

6. 歯肉退縮

歯周炎や不適切なブラッシングによる機械的刺激あるいは加齢に伴って歯肉が萎縮すること．

7. 咬合性外傷

外傷性咬合（歯周組織に対する過剰のストレス）により引き起こされる歯周組織の慢性変化を咬合性外傷と総称する．健全な歯周組織に異常な咬合力が加わって生じる場合を一次性咬合性外傷といい，ブラキシズム（歯ぎしり），高すぎる充塡物や補綴装置，不正咬合，習慣（パイプ喫煙，吹奏楽器演奏）などが原因となる．一方，歯周炎などで歯周組織の負担力が弱くなった歯に，普通の咬合力が作用して外傷性変化を生じる場合を二次性咬合性外傷という．いずれの場合も，歯の動揺，移動，咬合痛がみられるとともに，歯槽骨の垂直性吸収が特徴的である．

圧迫側の歯周組織では歯根膜腔は狭窄し，歯根膜の硝子化や壊死，歯槽骨の吸収がみられる．

牽引側では歯根膜腔は拡大し，歯根膜線維の緊張，断裂がみられる．外傷性咬合のみでは歯肉の変化や歯周組織の炎症は惹起されないが，歯周炎に咬合性外傷が加わり，あるいは咬合性外傷に二次的に炎症を合併すると，深部歯周組織の破壊が促進される．

Ⅳ エプーリス

エプーリスは「歯肉に生じる腫瘤（epi：上，oulon：歯肉）」に対する臨床的な総称で，慢性刺激に対する歯肉や歯根膜からの反応性増生物である．20～30歳代の女性に多い．

1. 肉芽腫性エプーリス

腫瘤が主に肉芽組織からなるもの．

2. 線維性エプーリス

時間の経過とともに肉芽腫性エプーリスに線維化が起こったもの．

3. 血管腫性エプーリス

毛細血管の増生と拡張が目立つもの．妊娠期に生じる**妊娠性エプーリス**（妊娠腫）として現れることもある．

4. 骨形成性エプーリス

線維組織内に骨やセメント質様の硬組織形成を伴う．

SECTION 16

口腔創傷の治癒

I 口腔粘膜傷の治癒

p.125 を参照.

II 抜歯創の治癒

抜歯創は第二次創傷治癒のかたちで治癒する(p.125 参照).

1. 抜歯直後

抜歯窩内に出血と凝血がみられる(**図 3-19 A**).

2. 抜歯後 2〜4 日目

抜歯創周辺の結合組織から肉芽組織が増殖を開始し,抜歯窩の凝血塊内に侵入を開始する(器質化の開始).創縁の歯肉上皮も増殖し,創面を覆い始める(上皮化の開始).壊死組織は大食細胞(マクロファージ)やタンパク分解酵素で除去される.骨縁部には破骨細胞が現われ,骨吸収がみられる.

3. 抜歯後約 1 週目

凝血塊は肉芽組織によってほぼ置き換えられる(器質化の完了).創面は再生上皮で覆われる(上皮化の完了)(**図 3-19B**).抜歯窩の歯槽壁面には骨芽細胞が出現する(骨新生の開始).

4. 抜歯後約 20〜40 日目

抜歯窩が新生骨梁で満たされる.新生骨は多量の類骨を含んでいるので,エックス線的に抜歯窩の外形を辿ることができる(**図 3-19C**).

5. 抜歯後約 2〜3 カ月目

抜歯窩内の新生骨の改造が完了し,周囲の既存骨との境界がほとんどわからなくなる(**図 3-19D**).

＊抜歯創の治癒不全については『ポイントチェック④』を参照.

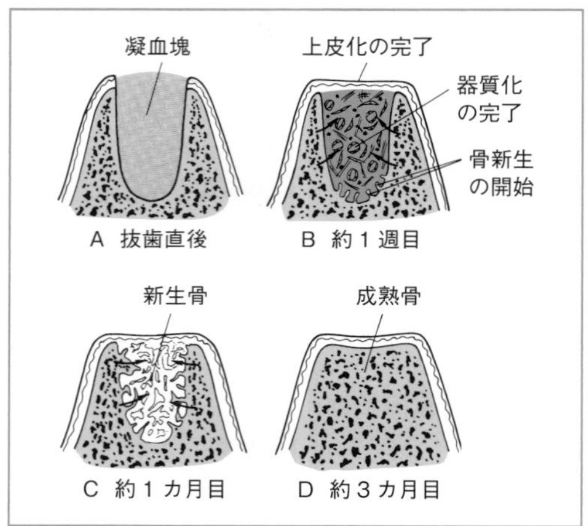

図 3-19 抜歯創の治癒の過程

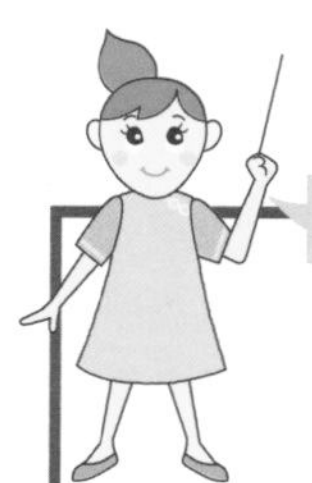

国試に出題されています！

問 抜歯創の治癒過程で正しいのはどれか.(第 21 回 /2012 年)

a 出血→肉芽組織形成→血餅形成→仮骨形成
b 出血→血餅形成→肉芽組織形成→仮骨形成
c 出血→肉芽組織形成→仮骨形成→血餅形成
d 出血→血餅形成→仮骨形成→肉芽組織形成

答 b

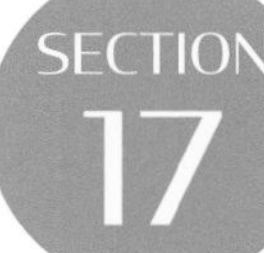

口腔粘膜の病変

Ⅰ 潰瘍を主徴とする疾患

1．慢性再発性アフタ

最も代表的な潰瘍性病変で，**アフタ性口内炎**ともよばれる．潰瘍は偽膜で覆われ，周囲に紅暈を伴う小型の類円形潰瘍が生じる．強い接触痛を伴う．1～2週間で治癒するが，再発傾向がある．

2．Behçet〈ベーチェット〉病

大型で不規則な形状を示す口腔粘膜の再発性アフタ性潰瘍，前房性ぶどう膜炎などによる眼症状，外陰部潰瘍を主症状とする難治性の疾患である．

Ⅱ 水疱を主徴とする疾患

1．ウイルス感染症

1）急性疱疹性歯肉口腔内炎

単純ヘルペスウイルスによる．初感染で発症したもので乳幼児に多い．頬粘膜や歯肉に小水疱が多発する．

2）ヘルペス性口唇炎

初感染後に潜在していた単純ヘルペスウイルスの再活性化による．口唇周囲に多発性の水疱が生じる．成人に多い．

3）帯状疱疹

帯状疱疹ウイルスによる．初感染によって**水疱瘡**（みずぼうそう）が生じる．皮膚とともに口腔粘膜にも水疱が生じる．初期感染後，知覚神経内に潜伏したウイルスが免疫力低下などで活性化し，神経支配領域に一致して帯状の水疱の集簇（帯状疱疹）を形成する．神経に沿った疼痛を伴う．口腔顔面領域にも三叉神経の支配領域に疱疹が発生する．

4）手足口病

コクサッキーウイルスA16やエンテロウイルス71などが原因で生じる感染症で，口腔粘膜，手掌，足の裏などに水疱性の発疹が生じる．飛沫感染や接触により感染する．夏季に幼児を中心とした流行がみられる．

2．皮膚粘膜疾患

1）天疱瘡

自己免疫疾患で，皮膚や口腔粘膜に水疱が生じる．上皮細胞間の接着に関係するタンパクに対する自己抗体がつくられるために，上皮細胞間の接着が傷害され**上皮内に水疱**が生じる．若年期に発症し，男女差はない．水疱周囲の正常に見える粘膜や皮膚も，擦過により容易に上皮が剝脱する（**ニコルスキー現象**）．

2）類天疱瘡

50歳以上の女性に好発する**自己免疫疾患**．基底膜構成タンパクに対する自己抗体がつくられるために，上皮と結合組織の結合が傷害され**上皮下水疱**が生じる．水疱は歯肉，口蓋，舌，頬粘膜などに生じる．

Ⅲ 紅斑・びらんを主徴とする疾患

1．紅板症

粘膜に生じる赤色病変で，特定な疾患に分類できないものに対する臨床病名である．50歳以上に好発し，約半数が悪性化する代表的な**口腔潜在的悪性疾患**（前癌病変）である．

2．地図状舌

糸状乳頭が消失し，舌粘膜が紅斑状になる限局性舌炎．紅斑は時間とともに位置や形状が変

わるので，移動性舌炎ともいう．

Ⅳ 白斑を主徴とする疾患

1．口腔扁平苔癬

皮膚疾患である扁平苔癬が口腔粘膜に生じたもので，中年女性に好発する．頬粘膜に発生することが最も多い．びらん性に赤く見える粘膜を背景に**線状の白色病変**が網状あるいは**レース模様**を示す網状型の頻度が高い．病理組織学的には上皮直下のリンパ球の帯状浸潤と上皮基底層細胞の変性が特徴的である．

2．口腔カンジダ症

口腔常在菌である ***Candida albicans*** **の日和見感染**によって生じる．抵抗力の弱い高齢者や幼児のみならず，AIDS などの免疫不全患者で発症する．舌，頬粘膜，口蓋などに斑状の白色病変がみられるが，こすると剝離することが多い．

3．白板症

粘膜に生じる白色病変で，特定な疾患に分類できないものに対する臨床病名である．中年以降の男性に好発し，歯肉，舌，頬粘膜，軟口蓋，口底にみられる．多くは単純な角化亢進や軽度の上皮性異形成を示すのみであるが，上皮内癌や浸潤癌になっていることもある．確定診断には病理組織学的検査が必要．代表的な**口腔潜在的悪性疾患**（前癌病変）である．

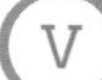

Ⅴ 色素沈着

1．メラニン色素沈着症

メラニンが口唇，頬粘膜，歯肉などに沈着し黒色を呈するもの．**Addison〈アジソン〉病，Peutz-Jeghers〈ポイツ・ジェガース〉症候群，von Recklinghausen〈フォン・レックリングハウゼン〉病，McCune-Albright〈マッキューン・オルブライト〉症候群**では，部分症として口腔粘膜にメラニン沈着がみられる．喫煙者では歯肉にびまん性のメラニン沈着がしばしば観察される．

2．黒毛舌

舌背部の糸状乳頭が延長して毛が生えたように見える病変（毛舌）に，細菌由来の黒色色素が沈着したもの．**菌交代現象**の結果，色素産生菌が優勢となって生じると考えられている．

3．外来性色素沈着

銀，水銀，鉛，蒼鉛，アマルガムなどの**金属色素**が口腔粘膜に沈着することがある．

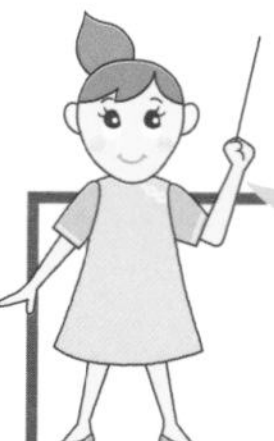

国試に出題されています！

問　口腔粘膜の再発性アフタ性潰瘍形成を特徴とする病変はどれか．1つ選べ．（第29回/2020年）

a　麻　疹
b　口腔扁平苔癬
c　口腔カンジダ症
d　Behçet 病〈ベーチェット病〉

答　d

SECTION 18 顎骨の病変

Ⅰ 炎症性疾患

1．骨髄炎

1）急性顎骨骨髄炎

初期には，原因歯周囲に疼痛が生じるが，進行すると原因部の前後に拡大し，局所のリンパ節腫脹，発熱，悪寒戦慄などの全身症状を伴うこともある．骨髄中に好中球の浸潤がみられ，ところによって骨組織が壊死に陥って腐骨を形成する．

2）慢性顎骨骨髄炎

急性骨髄炎から慢性化膿性骨髄炎に移行する場合と，はじめから慢性的に進行する場合とがある．著明な反応性の骨形成を示すものは慢性硬化性骨髄炎とよばれる．

2．骨壊死

大量の放射線照射後や**ビスホスホネート製剤**の長期投与によって，顎骨の壊死がみられることがある．

Ⅱ 外傷

最も外力を受けやすい位置にある下顎骨の骨折が多く，顔面骨折の約70％を占める．オトガイ部に最も多い．上顎の骨折は歯槽突起部に多く，前歯部に好発する．

Ⅲ 嚢胞

1．歯原性嚢胞

1）歯根嚢胞

（p.145 参照）

2）歯原性角化嚢胞

20歳代の男性に多い．下顎智歯部から上行枝にかけて好発する．境界明瞭な単房性あるいは多房性のエックス線透過像を示す．嚢胞壁は薄い角化重層扁平上皮に裏装された線維性結合組織からなる．**多発性母斑様基底細胞癌–顎嚢胞症候群**の部分症として生じることもある．

3）含歯性嚢胞

歯冠形成終了後に退縮エナメル上皮に嚢胞化が生じたもので，**嚢胞内に埋伏歯の歯冠**を含む．10〜30歳代の下顎智歯，上顎犬歯などに好発する．嚢胞壁は線維性結合組織よりなり，その内面は薄い非角化重層扁平上皮から立方上皮で裏装されている．

2．非歯原性嚢胞

1）術後性上顎嚢胞

上顎洞炎（蓄膿症）の根治手術後，数年以上を経て瘢痕組織中に生じる嚢胞で，内面は一般的に多列線毛上皮で裏装されている．

3．軟組織の嚢胞

唾液の流出障害により生じる粘液嚢胞（p.155参照）のほか，類皮嚢胞や類表皮嚢胞などが生じる．

Ⅳ 腫瘍・腫瘍類似病変

1．歯原性腫瘍

1）エナメル上皮腫

最も代表的な歯原性腫瘍である．若い成人の下顎大臼歯部から下顎枝にかけて好発する．腫瘍が増大するにつれて，顎骨の膨隆をきたす．単房性あるいは多房性のエックス線透過像を示す．組織学的には濾胞型と叢状型に大別される．

2）歯牙腫

エナメル質，象牙質，セメント質がいろいろな割合で存在する組織奇形（過誤腫）で，集合歯牙腫（正常の歯に類似した小さな歯牙様構造物の集合体からなるもの）と複雑歯牙腫（歯の形が明らかでなく，各成分が不規則に混じりあっているもの）に大別される．

2．非歯原性腫瘍

1）良性腫瘍

（1）骨腫

成熟骨組織の増殖よりなる．骨腫とよばれるものの多くは反応性の過形成（**外骨症：口蓋隆起，下顎隆起**）と考えられている．

（2）軟組織の良性腫瘍

①線維腫：多くは線維性組織の反応性病変で，歯肉，舌，頬粘膜に好発する．

②血管腫，リンパ管腫：血管やリンパ管の過誤腫（組織奇形の一種）として舌，口唇，頬粘膜などに生じることがある．

2）悪性腫瘍

（1）扁平上皮癌

口腔粘膜上皮から発生するが，浸潤性の発育を示し顎骨内にも浸潤する．まれに，顎骨内に歯原上皮由来の扁平上皮癌が生じたり，歯原性嚢胞の裏装上皮が癌化して扁平上皮癌となることもある．

（2）悪性非上皮性腫瘍

骨肉腫や軟骨肉腫などがまれに顎骨に生じることがある．

3．腫瘍類似病変

1）線維性異形成症

遺伝子異常に基づく骨の形成異常．若年者の単一の骨に生じるものが多い．ときに複数の骨に生じ，皮膚の褐色色素斑，内分泌異常を伴って**McCune-Albright〈マッキューン・オルブライト〉症候群**の部分症として顎骨病変が生じることもある．骨格の成熟とともに発育を停止する．エックス線像は病変の進行に伴って，すりガラス状や嚢胞状など多様な像を示す．

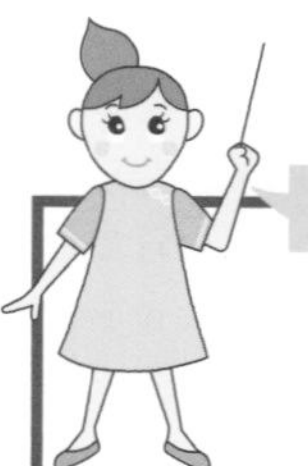

国試に出題されています！

問　軟組織に発生する嚢胞はどれか．（第 26 回 /2017 年）

a　歯根嚢胞
b　萌出嚢胞
c　含歯性嚢胞
d　鼻口蓋管嚢胞

答　b

SECTION 19 唾液腺の病変

唾液腺には発育異常，退行性病変，進行性病変，炎症，腫瘍などさまざまな疾患が生じる．以下に代表的な疾患を記載する．

I 炎症性疾患

1．急性唾液腺炎

主に耳下腺に生じる．消耗性疾患時や大手術の後など，全身の抵抗力が低下したときに，口腔から上行性にブドウ球菌やレンサ球菌が感染し急性炎が生じる．両側性に耳下腺が腫脹し，膿性の分泌物が排出されるようになる．

2．慢性唾液腺炎

急性唾液腺炎から移行するものと，はじめから慢性に経過するものがある．

1）慢性再発性唾液腺炎

反復性に耳下腺の腫脹をきたす慢性炎で，中年期以降にみられるものは女性に多く，シェーグレン症候群の可能性が示唆されている．

3．ウイルス性唾液腺炎

1）流行性耳下腺炎

おたふく風邪といわれるもので，**ムンプスウイルス**の感染によって生じる．小児に発生し，両側の耳下腺が腫大しておたふくのような顔貌を呈する．髄膜炎や精巣炎を生じることもある．一度罹患すると，終生免疫が得られる．

2）巨細胞封入体症

特異な封入体を入れた巨細胞の出現を特徴とする疾患で，**サイトメガロウイルス**の感染によって起こる．主に胎内で感染する乳幼児の疾患で，死産，早産，発育異常などの原因となる．白血病，臓器移植に伴う免疫抑制剤の投与，HIV感染症などの免疫能が低下している場合には，成人に生じることもある．

II 唾石症

唾液腺に唾石の生じる疾患で，顎下腺の排泄管内に多い．中年以降に多く，しばしば唾液腺の腫脹や疼痛を伴う．食物摂取時に唾液量が増加し，症状が強くなることが多い．顎下腺に唾石が多いのは，ほかの唾液腺に比較して唾液が粘稠であるとともに導管が長く屈曲しているので，唾液の停滞が起こりやすいことによると考えられている．

III 粘液囊胞

唾液の流出障害により生じる囊胞で，下口唇や舌下部の小唾液腺に好発する．口底部の大唾液腺の導管に生じる大きな囊胞は，その外観から**ガマ腫**とよばれる．

IV 唾液腺腫瘍

1．多形腺腫

最も代表的な唾液腺腫瘍（腺腫）で，口腔では口蓋に好発する．腫瘍組織がいろいろ（多形）な組織パターンを示す．

2．悪性唾液腺腫瘍

粘表皮癌，腺様囊胞癌などの悪性腫瘍が生じることもある．

V 自己免疫疾患

1. Sjögren〈シェーグレン〉症候群

口腔乾燥症（ドライマウス）とドライアイを主徴候とする自己免疫疾患で，乾燥症候群ともよばれる．しばしば慢性関節リウマチや全身性エリテマトーデスなどの全身の疾患を伴う．口腔乾燥症は唾液腺の障害によるもので，唾液分泌の減少に伴って，口腔粘膜の萎縮，多発性のう蝕，高度の歯周炎などもみられる．中年の女性に多く，耳下腺や顎下腺が無痛性に腫脹する．唾液腺には，導管周囲にリンパ球を主とした炎症細胞が密に浸潤し，腺房の消失や間質結合組織の線維化などが観察される．シェーグレン症候群の診断には，唾液や涙の分泌量の測定に加えて，血清学的な検査（SS-A および SS-B 抗体）や口唇腺の生検が行われる．

2. IgG4 関連唾液腺炎

左右の唾液腺，特に顎下腺がゆっくりと固く腫れてくる疾患で，従来は「Mikulicz〈ミクリッツ〉病」とよばれたり，慢性硬化性唾液腺炎あるいは Küttner〈キュットナー〉腫瘍とよばれていたものが相当する．間質の著明な線維化が特徴的で，高度のリンパ球浸潤と腺房細胞の消失が観察される．IgG4 の関連する自己免疫疾患である IgG4 関連疾患として考えられている．

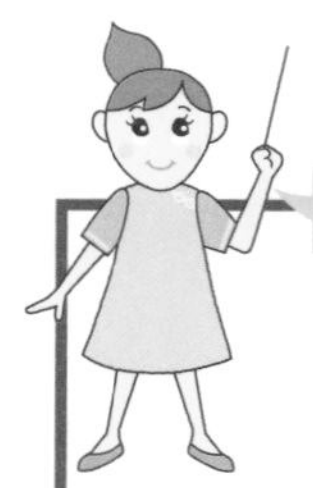

国試に出題されています！

問 ［　　］に入る語句の組合せで正しいのはどれか．

多形腺腫は［ ① ］腫瘍で，好発部位は［ ② ］である．（第 23 回 /2014 年）

	①	②
a	悪 性	顎下腺
b	悪 性	耳下腺
c	良 性	顎下腺
d	良 性	耳下腺

答 d

Ⅳ編

感染と免疫

疾病の成り立ち及び回復過程の促進 ②

SECTION 1 一般性状

I 細菌

原核細胞(細胞の中心には核の形態をもたず，遺伝子は1本の二本鎖環状DNA）からなる微生物の代表．細菌のほかに，原核生物の微生物は，マイコプラズマ，リケッチア，クラミジアがある．

1. 形態

小さいものは直径1 μm前後で，球菌，桿菌，ラセン菌の3形態に分かれる．

2. 構造

リボソーム以外の細胞小器官はない．

1）莢膜

最外層にあり，宿主の食細胞に抵抗する因子(白血球抵抗性因子)．

2）細胞壁（図4-1）

グラム陽性菌は厚いペプチドグリカンとリポタイコ酸（LTA）からなる．グラム陰性菌は薄いペプチドグリカンとその外側にリポ多糖(LPS）を含む外膜からなる．

3）鞭毛

運動器官で特定の細菌にある．

4）線毛

付着器官で特定の細菌の外側全体を覆う．

5）リボソーム

rRNA（リボソームRNA）がタンパク質を合成．

6）芽胞

環境が悪化したとき，長期の生存に耐えるため，特定の細菌のみにできる．

7）核様体（核)（図4-2)

遺伝子である環状のDNAで形成．

3. 代謝

細菌の代謝がヒトと大きく違うのは，好気的代謝と嫌気的代謝があることである．糖の解糖系以降の好気的代謝は呼吸，嫌気的代謝は発酵とよばれる．

4. 増殖（図4-3)

二分裂法で増えるので，2^nで増加．発育増殖曲線を書くと，一定の誘導期を経た後，対数グ

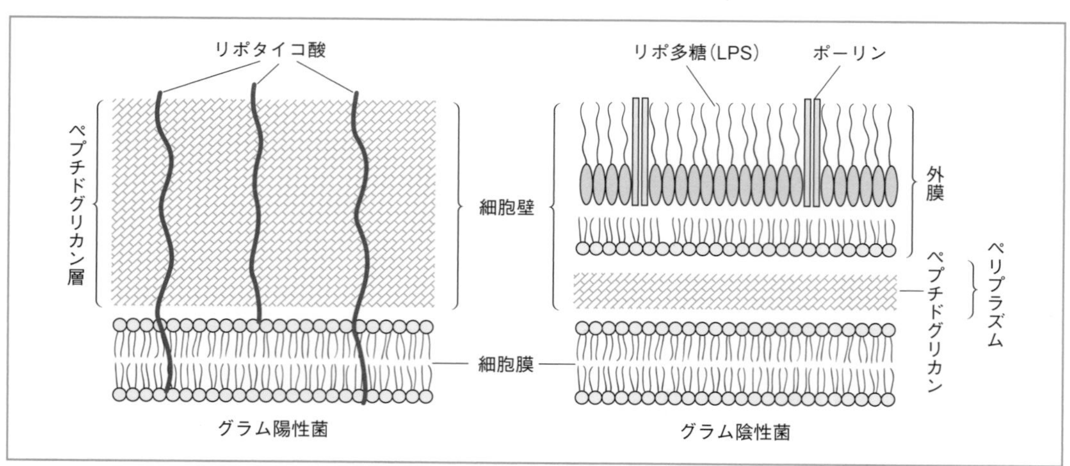

図4-1　グラム陽性菌と陰性菌の細胞壁構造

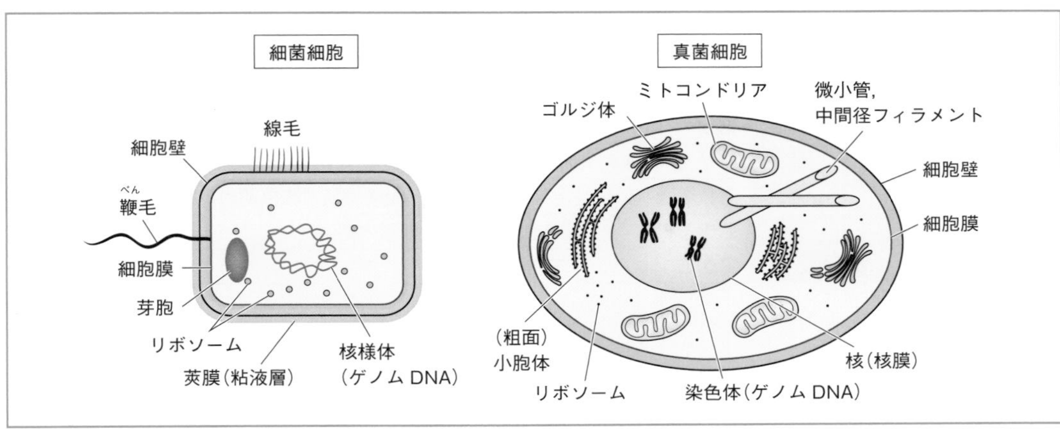

図 4-2　細菌細胞と真菌細胞の構造

ラフで直線を描く対数増殖期を経て，定常期になり，やがて死滅期に至る．

Ⅱ ウイルス

・最も小さい微生物
・核酸は DNA か RNA のどちらかしかもたない
・増殖のために生きた細胞に寄生（偏性寄生性）

1. 構造（図 4-4）

細胞の形態をもたず，遺伝子（核酸）は DNA か RNA のどちらか一方で，大きさは数十～数百 nm．核酸をカプシド（ウイルスによってはさらにエンベロープ）が覆う．

2. 増殖（図 4-5）

感染先の細胞内で以下のように増殖（一段階増殖）．

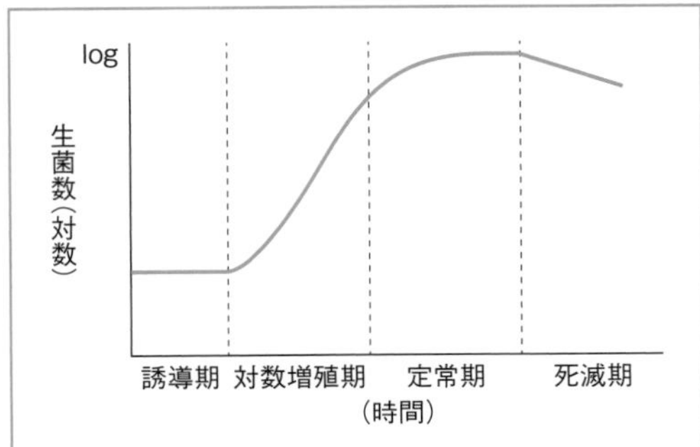

図 4-3　細菌の増殖曲線

①細胞に吸着，②侵入，③脱殻・暗黒期（ウイルスが確認できない時期），④核酸複製・粒子合成，⑤新生ウイルス組立て，⑥放出

ウイルスとそれ以外の微生物（原核生物；細菌，マイコプラズマ，リケッチア，クラミジア，真核生物；真菌）との比較を**表 4-1** に示す．

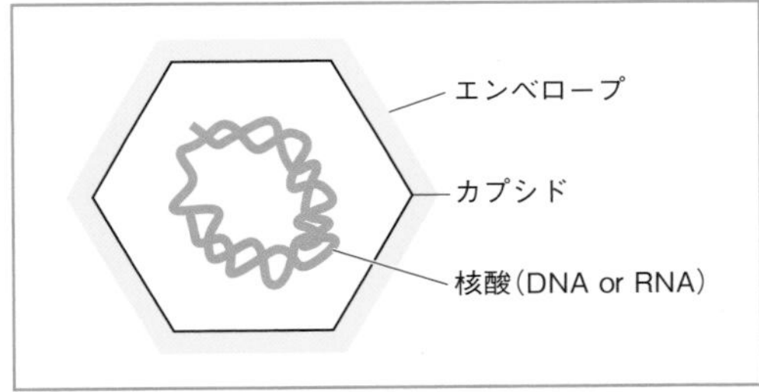

図 4-4　ウイルスの構造

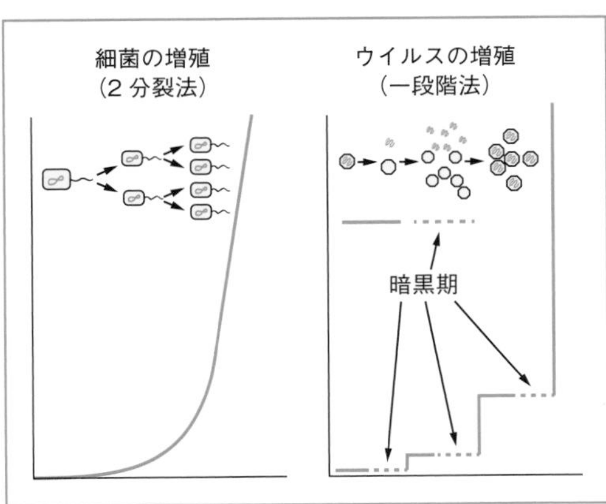

図 4-5　細菌とウイルスの増殖曲線

Ⅳ編　感染と免疫

表 4-1　微生物の特徴と代謝

	細菌・マイコプラズマ・真菌	リケッチア クラミジア	ウイルス
細胞構造	あり		なし
核酸	DNA と RNA の両方		DNA か RNA のどちらか片方
増殖様式	対数増殖（分裂や出芽）		一段階増殖「暗黒期の存在」
単独で増殖	できる	できない（偏性細胞内寄生性）	
エネルギー産生	できる	できない	

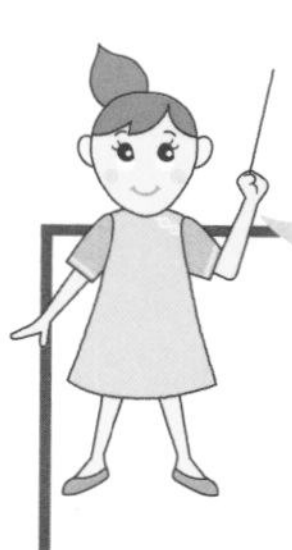

国試に出題されています！

問　食細胞の貪食に対する細菌の抵抗要因はどれか．1 つ選べ．（第 31 回 /2022 年）

a　芽　胞
b　莢　膜
c　線　毛
d　鞭　毛

答　b

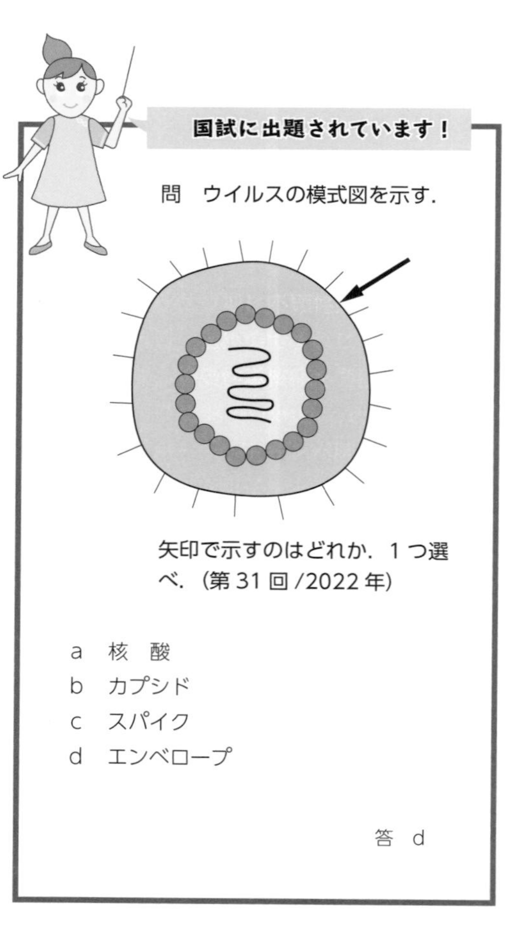

国試に出題されています！

問　ウイルスの模式図を示す．

矢印で示すのはどれか．1 つ選べ．（第 31 回 /2022 年）

a　核　酸
b　カプシド
c　スパイク
d　エンベロープ

答　d

SECTION 2

観察方法

I　培養法

1．細菌の培養法

1）培養法

培養とは，微生物を人工的に増殖させる方法である．

(1) 分離培養

特定の 1 種類の微生物のみを分離するために行う培養法．

(2) 純培養

特定の微生物のみを単一で培養すること．

(3) 好気培養

増殖するときに，酸素を必要とする偏性好気性菌や通性嫌気性菌を培養する場合に用いる培養法．

(4) 嫌気培養

酸素存在下では増殖できない嫌気性菌を培養する場合に用いる培養法．

(5) 炭酸ガス培養

発育に CO_2 が必要な細菌の培養に用いる方法．

2）培地

培地とは，培養する細菌の生育に必要な栄養素を含み，pH や塩濃度などが化学的に調整されたものである．分離培養とは，複数の種類の細菌が混在した中から単一の菌株ごとに分けることである．

(1) 液体培地

液状の培地のこと．最も基本的な培地はブイヨンである．

(2) 固形培地

液体培地に寒天などを加え，固形にしたもの．細菌を単離することが可能である．ブイヨンに寒天を加えた最も基本的な組成の培地を普通寒天培地という．

(3) 特殊成分添加の培地

ブイヨンや普通寒天培地では，栄養が不十分で増殖できない細菌を培養するために，血液や血清（血液寒天培地），脳や心臓などの臓器抽出液〔ブレインハートインフュージョン（BHI）培地〕などが用いられる．

(4) 選択培地

目的に応じて特定の菌種を増殖させる培地のこと．目的とする菌の増殖には影響がないが，目的外の細菌の増殖を抑制するため，化学物質や抗菌薬，色素などが添加されている．

(5) 分離培地（表 4-2）

複数の種類の細菌が混在した中から単一の菌株ごとに分けるために用いられる培地のこと．分離のために選択培地が用いられる場合がある．

表 4-2　口腔細菌分離培地

分離菌	培地
口腔レンサ球菌	ミティス・サリバリウス（MS）培地
Streptococcus mutans *Streptococcus sobrinus*	ミュータンスレンサ球菌選択培地 （MSB 培地）
Aggregatibacter actinomycetemcomitans	TSBYE 寒天培地
Porphyromonas 属 *Prevotella* 属	黒色色素産生性嫌気性桿菌用選択培地 （CDC バクテロイデス培地）

2．真菌の培養

細菌の増殖は抑制するが，真菌の増殖には影響しない選択培地（サブロー寒天培地）が用いられる．真菌の培養は，25～30℃，好気培養が適している．

3．ウイルスの培養

ウイルスは人工培地で増殖できないため，培養には実験動物，発育鶏卵，培養細胞などが用いられる．

Ⅱ　細菌の顕微鏡観察

肉眼では観察できないため，微生物の観察にはさまざまな顕微鏡を用いる．

1．顕微鏡の種類

1）光学顕微鏡

細菌の染色標本の観察に用いられる．油浸レンズを用い，油浸オイルをスライドグラスと対物レンズの間に入れ，1,000倍で観察する．

2）位相差顕微鏡

細菌を無染色の状態で，運動性も保ったまま観察することが可能である．

3）暗視野顕微鏡

スピロヘータの観察に適している．

4）蛍光顕微鏡

蛍光抗体法や蛍光抗原法，遺伝子組換えにより蛍光性タンパク質を発現させたものの観察などに用いられる．

5）電子顕微鏡

試料に電子線を当てて，それを透過してきた電子を拡大する．電子顕微鏡には，細菌内部の微細構造を観察する透過型電子顕微鏡と細菌の表面を走査して観察する走査型顕微鏡がある．

2．グラム染色

細菌やプラーク中の微生物を観察する一般的な細菌染色方法である．

【グラム染色の手順】（図4-6）

①塗抹→②乾燥→③固定（火炎固定）→④クリスタルバイオレット（染色）→水洗→⑤ヨード液（媒染）→水洗→⑥95％エタノール（脱色）→水洗→⑦石炭酸フクシン溶液（染色）→水洗→乾燥

グラム染色によって，紫に染まるグラム陽性菌とピンクに染まるグラム陰性菌に染め分けられる．グラム染色性は，細菌の細胞壁構造の違い（p.158参照）によるものである．

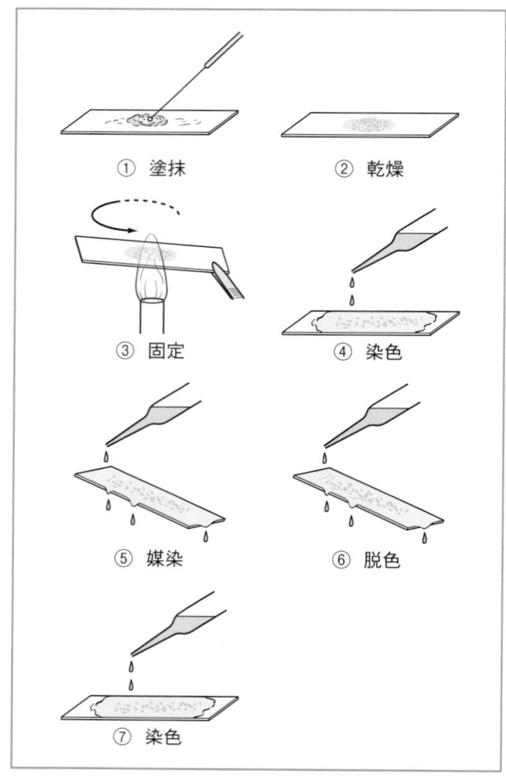

図4-6　グラム染色

感染

Ⅰ　微生物の病原性

1．毒素

宿主（しゅくしゅ）（ヒトや動物）に障害を与える毒素には**外毒素**と**内毒素**の２種類がある（**表 4-3**）．

外毒素は産生する細菌によって作用が異なる（**表 4-4**）．

2．菌体表層物質

宿主の上皮や粘膜に，まず付着することが細菌感染の第一歩となる．付着した細菌はその場で定着・増殖し，感染が成立する．そのため，細菌表層には付着にかかわるさまざまな物質（線毛，菌体表層のタンパクや多糖）が存在する．

3．組織破壊酵素

感染成立後，宿主組織を破壊し，感染症を拡大させる働きのある酵素には以下のような種類がある．

1）ヒアルロニダーゼ

結合組織の主成分であるヒアルロン酸を分解する酵素．

例：*Streptococcus pyogenes*（化膿レンサ球菌あるいはＡ群レンサ球菌）

表 4-3　外毒素と内毒素の比較

	外毒素	内毒素
由来	細菌の菌体内で産生され菌体外に分泌	グラム陰性菌の外膜に存在する
成分	タンパク質	リポ多糖
熱感受性	易熱性（熱に弱い）	耐熱性
毒性	強い（ng～μg 単位の微量でも有毒） 菌種により作用異なる 臓器特異性に作用	弱い（μg～mg 単位で作用） 菌種による差ない
抗原性	強い	ほとんどない
ホルムアルデヒドによる無毒化	できる トキソイド*	できない

*トキソイドはホルムアルデヒドにより毒性を消失させ，免疫原性のみを残したものでワクチンとして使用される．

表 4-4　外毒素の種類と働き

種類	細菌種；毒素
細胞毒	黄色ブドウ球菌；α/β 毒素 化膿性レンサ球菌；ストレプトリジン O ウエルシュ菌；α 毒素
神経毒	破傷風菌；破傷風毒素 ボツリヌス菌；ボツリヌス毒素
腸管毒 （エンテロトキシン）	コレラ菌，下痢性大腸菌，黄色ブドウ球菌 ウエルシュ菌
スーパー抗原になる毒素	黄色ブドウ球菌；毒素型ショック症候群毒素（TSST-1）

2）プロテアーゼ（タンパク分解酵素）

さまざまな種類があり，1つの細菌が複数のプロテアーゼを産生することもある．

例：歯周病原性が強い*Porphyromonas gingivalis*のジンジパイン

3）核酸分解酵素

例：*Staphylococcus aureus*（黄色ブドウ球菌）
Streptococcus pyogenes（化膿レンサ球菌）

Ⅱ 宿主の抵抗性

感染症の原因となる微生物に抵抗し，宿主を守る防御機構には自然免疫と獲得免疫がある．

1．体液中の抗菌物質

自然免疫の液性因子として，体液中に以下の抗菌物質が存在する．

1）リゾチーム

唾液や涙に存在し，細菌の細胞壁を溶解する．

2）トランスフェリン・ラクトフェリン

鉄結合性タンパクで，細菌が発育に必要な鉄を奪い取ることで抗菌的に働く．トランスフェリンは血液中，ラクトフェリンは唾液中に多い．

3）ペルオキシダーゼ

唾液中に存在し，口腔細菌が産生する H_2O_2（過酸化水素）や唾液中のロダン塩と反応し，抗菌イオンを産生する．

4）ディフェンシン

唾液中に存在し，細菌や真菌の細胞膜を破壊することで抗菌的に働く．

5）ヒスタチン

唾液中に存在し，細菌や真菌の細胞膜を破壊することで抗菌的に働く．

6）補体

血清中に存在し，細菌の破壊（溶菌）や，食細胞の食作用の増強*などに働く複数のタンパク質群．（p.169～170 参照）

*オプソニン効果

2．食細胞

宿主内に侵入した微生物を貪食することで殺菌する細胞を食細胞とよぶ．好中球，マクロファージ・樹状細胞が食細胞として働く．

3．炎症反応

宿主の防御機構の1つとして感染局所に起こる反応で，防御的に働くだけではなく，機能障害など，宿主に不利益な現象も起こす．

4．補体系

詳細は p.169～170 を参照．炎症や免疫反応に関わる活性を示す血清中のタンパク質群で，病原微生物や毒素に抵抗性を発揮する．

5．抗体

血液中に存在する可溶性タンパク質（免疫グロブリン）である（p.168 の**図 4-8** を参照）．可変域で特異的に異物（抗原）と結合し，抗原の感染力などの活性を抑え，獲得免疫の体液性免疫の主役として働く．さらに補体を活性化させ，抗原を障害する．定常域の構造の違いから5種類（クラス）あり，それぞれ性質（特徴）が異なる．

6．T 細胞

詳細は p.167 の**表 4-5** を参照．獲得免疫の司令塔となるヘルパーT細胞や，細胞性免疫の主役となる細胞傷害性T細胞が重要な働きをする．

7．サイトカイン

免疫反応や炎症に関連する細胞が，細胞間の情報伝達のため分泌する可溶性タンパク質の総称．効果の標的となる細胞にはサイトカインの受容体がある．

多種類・多数のサイトカインは以下のネットワークを形成し働く．

①免疫調節性サイトカイン：T 細胞，B 細胞の活性化．
②炎症性サイトカイン：炎症反応を活性化．
③ケモカイン：細胞の遊走（移動）を促す．

Ⅲ 感染の成立

1．感染と発症

1）感染

宿主の体表や体内に微生物が付着後に，定着・増殖を始める一連の過程．

2）発症（発病）

感染後，宿主に病的な変化が起きた状態を指し，その疾病を感染症とよぶ．

3）汚染

微生物が単に宿主や物品に付着しただけの状態．

2．不顕性感染

感染後の宿主が無症状のまま（発症しない）経過すること．不顕性感染の宿主が感染源となることもある．

Ⅳ 感染経路

1．直接感染

飛沫感染，接触感染など，感染源の宿主から直接感染すること．

2．間接感染

①経口感染
②経皮感染
③創傷感染
④動物（ベクター）媒介感染
⑤空気感染（飛沫核感染）

3．垂直感染

親子間の感染をさすが，母子感染をさすことが多い．母子間での妊娠期（経胎盤感染）・出産時（産道感染）・保育期（母乳感染など）の密な関係性で生じる感染があるからである．

4．水平感染

社会一般の中で，感染者との接触か飛沫を直接受けて，または物（空気・水・食物・物品）や媒介生物を介し間接的に感染が広がっていくことをさす．

Ⅴ 感染の種類

1．日和見感染

免疫力の低下などにより抵抗力が弱くなり，感染症にかかりやすくなった宿主（易感染宿主）に起こる病原性の弱い，あるいは病原性のない微生物が原因の感染症．

例：免疫力が低下したエイズ患者では最終的に日和見感染症で死亡することが多い．

2．内因感染

宿主がもともともっている常在微生物が原因で発症する．

3．外因感染

常在菌叢には存在しない，外界からの病原微生物によって起こる一般的な感染を意味し，内因感染に対比して表現する場合に用いる用語である．

4．院内感染

病院などの医療機関内で，患者が原疾患とは別の感染症を発症する，あるいは医療従事者が院内で感染症に罹患すること．これを防止するために以下の対策がとられる．

1）スタンダードプレコーション（標準予防策）

すべての患者，体液・排泄物を感染の可能性があるものとして取り扱う．

2）院内感染防止対策

(1) 手洗いの徹底
(2) グローブの着用
(3) 防護具の着用
(4) 針刺し事故対策

SECTION 4 免疫

I 免疫の種類

1. 自然免疫

生まれながらに備わっていて，迅速に働く非特異的防御機構.

・異物に対して非特異的に働く.
・免疫記憶をもたない.
・対応のスピードは迅速.
・持続性はない.

1）液性因子

補体，抗菌タンパク質（リゾチーム，ラクトフェリン，ペルオキシダーゼ，ディフェンシンなど），抗ウイルスタンパク質（I型インターフェロン）

2）細胞性因子

食細胞，ナチュラルキラー（NK）細胞

2. 獲得免疫（図 4-7）

自然免疫の応答で獲得した異物情報に適応する特異的防御機構.

・個々の異物に特異的に働く.
・免疫記憶をもつ（異物の再侵入時に増強）.
・対応には数日間の準備が必要.
・持続性があり，異物排除まで継続する.

1）体液性免疫

主役は抗体（＋補体）.

抗体はB細胞が形質細胞に分化し産生する.

2）細胞性免疫

主役は細胞傷害性T細胞.

3. 能動免疫

獲得免疫のほとんどの場合で，病原体に感染するかワクチンの予防接種を受けることによって自力で得る免疫.

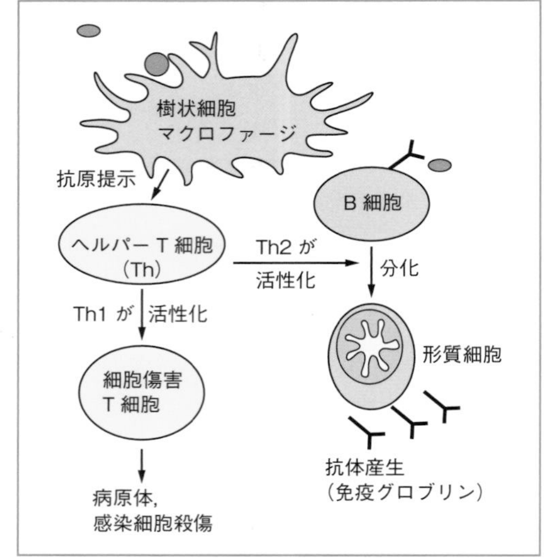

図 4-7　獲得免疫に関与する細胞の関係

4. 受動免疫

血清療法や胎児・乳児が胎盤や母乳を介して母体から抗体を得るなどのように，ほかの個体から受け取る免疫.

5. 自己免疫（免疫寛容）

免疫系（T細胞，B細胞）において，自己に対する反応性を排除し，非自己のみに対する反応性を保つ. 中枢性と末梢性がある. 自己免疫疾患は，免疫寛容（自己寛容）の破綻により，自己を免疫システムが攻撃することで起こる.

6. 免疫不全

免疫システムに異常があり，的確に免疫応答が起こらず，易感染性宿主となり日和見感染の危険性が高い.

7. 移植免疫

臓器移植医療では，免疫系が移植後の他人の臓器や細胞を非自己と認識し排除することが障害となる．これは，すべての細胞上に主要組織適合遺伝子複合体（MHC）を表出し，個体ごとに異なることで，異物と自己を見分ける手段としているためである．

8．粘膜免疫

粘膜における免疫機構のうち，全身の免疫システムを凝縮したような特殊な免疫システムを含んでいて，特に全身の腺組織での分泌型 IgA の産生に深く関わっている．このような組織は，粘膜関連リンパ組織（MALT）とよばれ，鼻咽頭（扁桃）粘膜，腸粘膜，肺胞粘膜の 3 カ所のみであり，そこで捉えられた異物に対する分泌型 IgA を産生する B 細胞が，全身腺組織へ移動する．

Ⅱ　免疫関連臓器・細胞

1．免疫関連臓器

免疫関連臓器は，以下の 2 つの組織に分かれる。

1）中枢（一次）リンパ組織

免疫細胞が生まれて分化する場所．

骨髄，胸腺．

2）末梢（二次）リンパ組織

分化した免疫細胞が実際に免疫反応する場所．

リンパ節，脾臓，粘膜関連リンパ組織など．

2．免疫担当細胞

免疫担当細胞は，造血細胞の白血球である．その種類は**表 4-5** に示すように，リンパ球，単球系細胞，骨髄球系細胞に分けられる．

Ⅲ　抗原抗体反応

1．抗原

・生体を刺激し免疫応答を引き起こす物質の総称．

・非自己の異物だが，自己の物質もありうる．自己免疫性疾患では自己の組織，腫瘍，感染細胞など．

・ワクチンは病原微生物の抗原で，感染性は極力減じたもの．

2．抗体（図 4-8）

特異的に抗原と結合するもので，血液中に存在する可溶性タンパク質（免疫グロブリン）．5 種類（クラス）あり，それぞれ特徴が異なる（**表 4-6**）．

3．抗原抗体反応

きわめて特異性が高い反応なので，試験管内

表 4-5　免疫担当細胞

リンパ球	B 細胞	抗体産生細胞（形質細胞）に分化して抗体を産生
	T 細胞	Th 細胞：ヘルパー T 細胞，抗原認識免疫応答自体をコントロール 細胞性免疫（Th1）：細胞傷害性 T 細胞（Tc）の活性化 体液性免疫（Th2/Tfh）：B 細胞の形質細胞への分化，増殖，抗体産生に関与
		Tr 細胞（Treg）制御 T 細胞：B 細胞，T 細胞の活性制御
		Tc 細胞（CTL）細胞傷害性 T 細胞：抗原を破壊
	K/NK 細胞	キラー（Killer）細胞またはナチュラルキラー（Natural killer）細胞： 非特異的または抗体に依存して（ADCC）特異的に標的細胞を破壊
単球系細胞		単球／マクロファージ：貪食，抗原提示 樹状細胞：抗原処理（貪食），抗原提示
骨髄系細胞（顆粒球系白血球）		好中球：貪食
		好塩基球：細胞表面に IgE や補体が結合しⅠ型アレルギー（アナフィラキシー）やアナフィラトキシン作用に関係
		好酸球：寄生虫の感染に応答，アレルギー疾患で増加

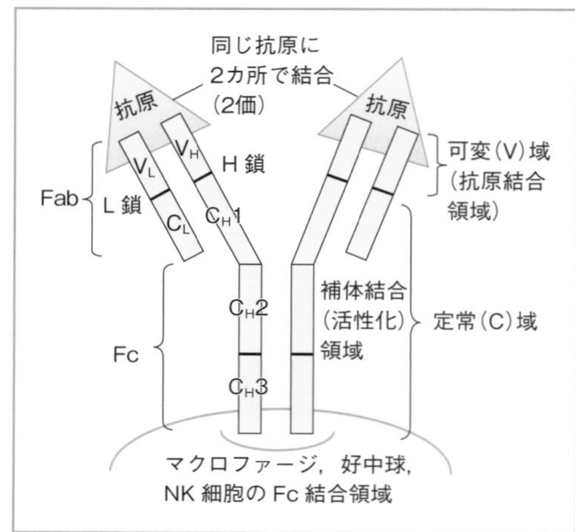

図 4-8　抗体（免疫グロブリン）の構造

で再現でき，患者血清を疾患の診断に利用（**血清反応**ともいう）．

1）凝集反応

抗原が粒子状の場合：赤血球凝集反応（血液型判定，血液型不適合妊娠による新生児溶血性疾患など），菌凝集反応（Widal反応：サルモネラ感染症診断）．

2）沈降反応

可溶性の抗原：抗体と反応し沈降物形成．(CRP試験；炎症の進行/終息段階を判定)

3）補体結合反応

補体による標的細胞の破壊/溶解．

4）毒素中和反応

毒力をなくす反応（AS（L）O試験：化膿レンサ球菌感染症診断）．

5）ウイルス中和反応

ウイルスの感染力をなくす反応．

Ⅳ アレルギー

獲得免疫反応が過度にまたは不適当な形で起こり，組織傷害を起こすこと．

1．即時型アレルギー；体液性免疫（Ⅰ～Ⅲ型）

1）Ⅰ型アレルギー（アナフィラキシー反応）

ある種の抗原（アレルゲン）に対してIgE抗体（レアギン）が産生されると，肥満細胞あるいは好塩基球に結合し，そこへ抗原が結合すると，細胞内の顆粒からケミカルメディエーターの**ヒスタミンが放出**される．このケミカルメディエーターが血管透過性亢進や平滑筋の収縮を招く（**図 4-9**）．

［Ⅰ型アレルギーによる疾患］

全身・局所アナフィラキシー，蕁麻疹，喘息，アトピー，アレルギー性鼻炎，花粉症，薬物アレルギー

2）Ⅱ型アレルギー（細胞障害型反応）

抗原を含む標的細胞に抗体（IgM, IgG）が結合し，補体の介助によって溶解される場合，あるいはマクロファージなどの食細胞によって傷害を受ける場合，さらに標的細胞に結合した抗体のレセプターをもつK細胞が結合して標的細胞を破壊する場合（ADCC）がある（**図 4-10**）．

［Ⅱ型アレルギーによる疾患（標的細胞の種類により次の2種類に大別）］

（1）赤血球，白血球，血小板などの血球成分が標的になる場合：溶血性貧血，新生児溶血性黄疸，顆粒球減少症，血小板減少性紫斑病

（2）腎，心筋，甲状腺などの臓器構成細胞が標的になる場合：重症筋無力症，橋本甲状腺炎

表 4-6　抗体（免疫グロブリン）クラスの特徴

種類	分子量	血清中含有量	補体結合性	胎盤通過性	特徴
IgG	150K	80 %	＋	＋	血清中の主要抗体，感染防御
IgM	900K	10 %	＋	－	5量体構造，感染初期に産生，B細胞の抗原受容体
IgA（分泌型）	170K（390K）	13 %	－	－	分泌液中の主要抗体（2量体）
IgD	180K	1 %	－	－	B細胞の抗原受容体
IgE	200K	0.002 %	－	－	アナフィラキシー反応に関与

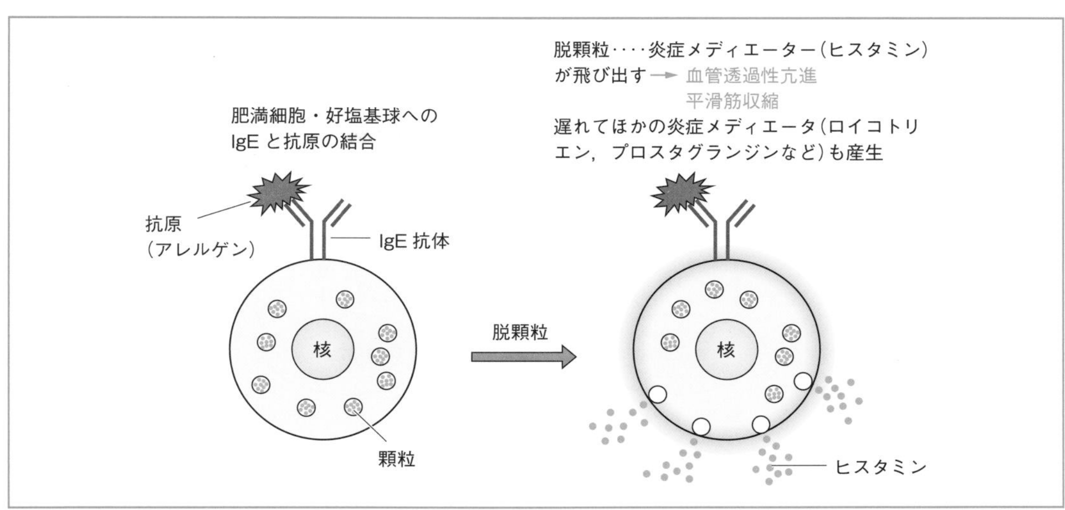

図 4-9 Ⅰ型アレルギー(アナフィラキシー)反応

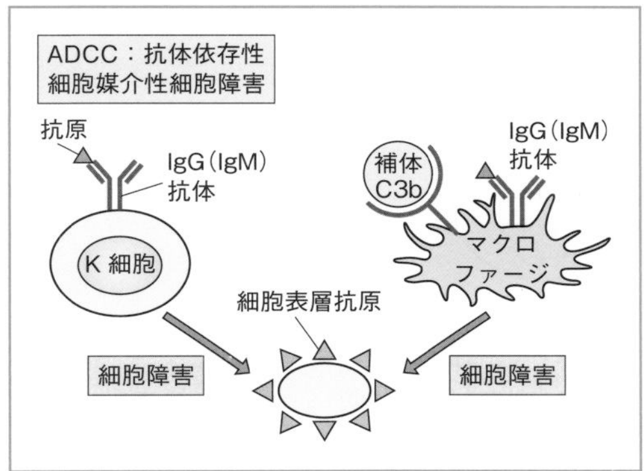

図 4-10 Ⅱ型アレルギー(細胞障害型)反応

3) Ⅲ型アレルギー(免疫複合体型,アルサス型反応)

Ⅲ型アレルギーは血中で抗原と抗体(IgM, IgG と補体)が反応し,抗原抗体複合物(免疫複合体)となり巨大化した結果,補体の活性化も加わり,腎臓や血管壁,周辺臓器や組織に沈着し組織傷害を起こす反応である(**図 4-11**).

[Ⅲ型アレルギーによる疾患]

血清病,自己免疫性免疫複合体病(全身性エリトマトーデス,糸球体腎炎,関節リウマチ),アルサス反応

2. 遅延型アレルギー:細胞性免疫

1) Ⅳ型アレルギー反応

抗原刺激を受けた T 細胞が分裂増殖後,サイトカイン産生型の活性化 T 細胞となり,活性化マクロファージなどの細胞が集合して,血管透過性亢進や凝固系が活性化され,毛細血管の増殖と線維芽細胞増殖によって,Ⅳ型(遅延型)アレルギー反応が誘導される(**図 4-12**).

[Ⅳ型アレルギーによる疾患や反応]

接触性皮膚炎,移植における拒絶反応,感染アレルギー(ツベルクリン反応,結核,ハンセン病,真菌症)

Ⅴ 補体

特異抗体と協同し細菌を溶解させる血清中の活性物質として命名.

連鎖的に活性化し,免疫反応や炎症の発現に重要な生物学的機能を発揮する.

1. 補体活性化経路

3つ(**古典経路,レクチン経路,副経路**)ある.レクチン経路と副経路は免疫応答が起こる前に異物を排除する非特異的な生体防御機構,すなわち自然免疫である.抗体が関与する古典経路は獲得免疫である.したがって,**補体は自然免疫・獲得免疫,両方で働く重要な液性因子**である.

補体タンパク質は正常血清中では不活性の状態で存在し,11 種類の成分(C1q, C1r, C1s, C2, C3, C4, C5, C6, C7, C8, C9)と,2

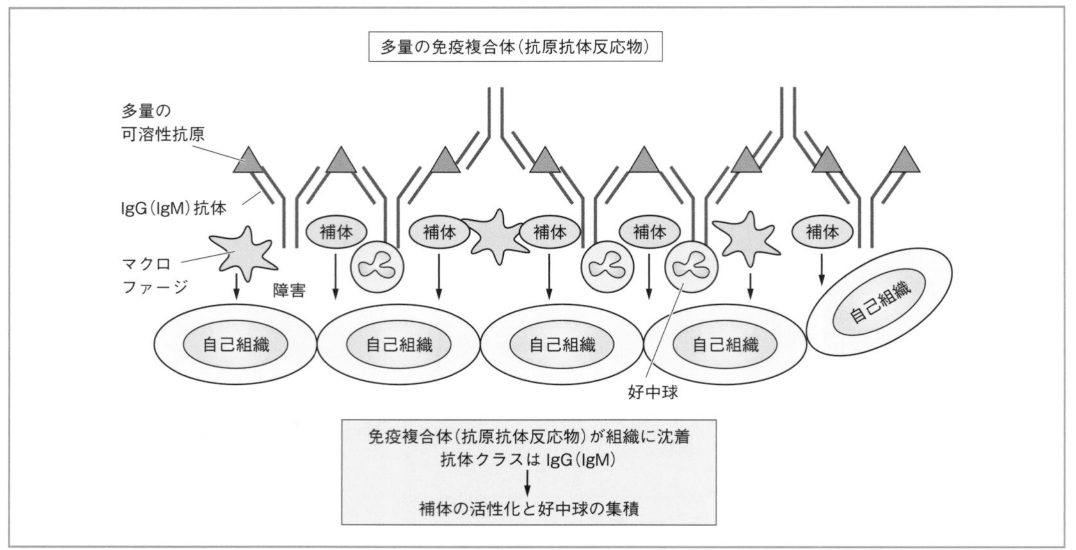

図 4-11　Ⅲ型アレルギー（免疫複合体型，アルサス型）反応

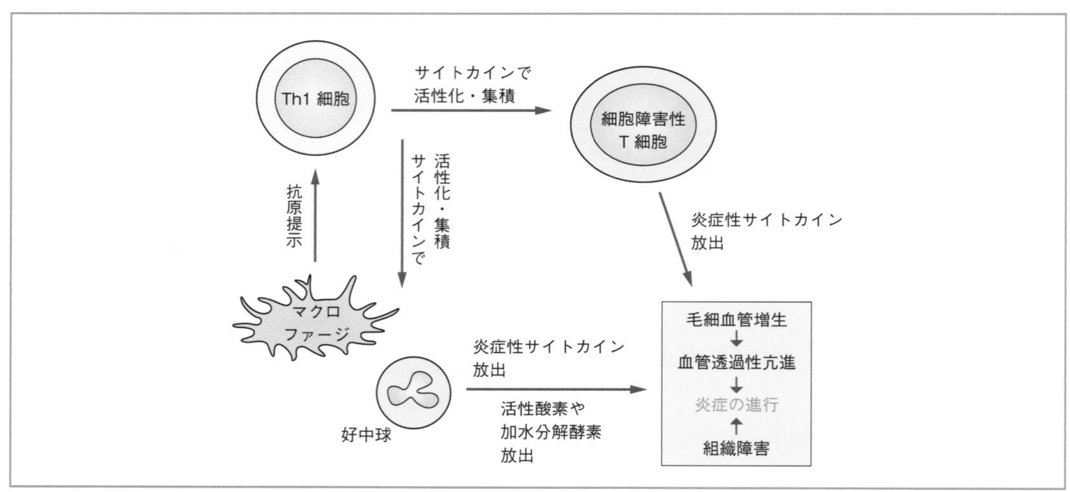

図 4-12　Ⅳ型アレルギー（遅延型）反応

種類の因子，6 種類の調節タンパクによって構成されている．

2. 補体の機能

1）オプソニン作用

細菌の構造物や毒素などで非特異的に活性化された補体成分は食細胞の貪食能と NK 細胞の攻撃力を助ける．

2）走化性作用

顆粒球（好中球，好塩基球，好酸球）や食細胞が抗原侵入部位（炎症部位に効率よく集積することを促す．

3）アナフィラトキシン作用

好塩基球や肥満細胞からの脱顆粒を促し，ヒスタミン放出により，血管透過性亢進や平滑筋収縮などのアナフィラキシー様の反応を起こす．

4）標的細胞破壊

補体成分は膜侵襲複合体（MAC）となって，標的細胞を破壊する．抗原抗体反応の補体結合反応はこの抗原破壊反応（溶菌，溶血，細胞破壊）である．

SECTION 5 化学療法

I 化学療法薬

感染症を化学物質の投与により治療することを化学療法といい，使用する薬を化学療法薬という．

1．特徴

微生物に特徴的な構造や代謝を標的にすることで微生物にのみ選択的に毒性を示す．

＝**選択毒性；化学療法指数＝最小有効量/最大耐量**が小さいほど有用．

[試験管内における有効性の指標]

最小発育阻止濃度（MIC）：小さいほど低濃度で有効．宿主に安全な量の薬の投与でこの濃度以上の血中濃度になれば臨床的に効果が期待できる．

[殺菌作用と静菌作用]

・殺菌＝菌を死滅させる効果；β-ラクタム系，アミノ配糖体系，キノロン系など．

・静菌＝菌の増殖を抑制する効果；アミノ配糖体系以外のタンパク質合成阻害薬．

2．作用機序

化学療法薬が微生物の増殖を抑制するメカニズムを作用機序という．

1）抗菌薬の作用機序（図 4-13，表 4-8）

細菌は原核生物なのでヒトの細胞と違う点が多く，これが抗菌薬の標的となる．

(1) 細胞壁合成阻害

細菌には細胞壁があるがヒトの細胞にはない．

⇒β-ラクタム系（細胞壁合成酵素を阻害；ペニシリン系，セフェム系，カルバペネム系など），グリコペプチド系（細胞壁前駆体に結合；バンコマイシンなど）

(2) タンパク質合成阻害

原核生物のリボソームはヒトを含む真核生物のものと異なる．

⇒マクロライド系（エリスロマイシンなど），リンコマイシン系（クリンダマイシン），テトラサ

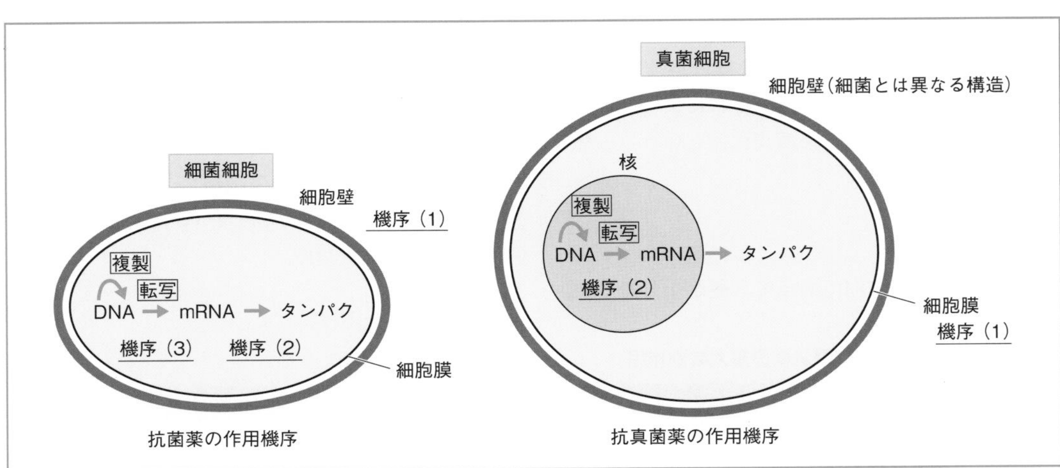

図 4-13　抗菌薬，抗真菌薬の作用機序
抗菌薬：(1) 細菌壁合成阻害，(2) タンパク質合成阻害，(3) 核酸合成阻害
抗真菌薬：(1) 細胞膜障害，(2) 核酸合成阻害

イクリン系（ミノサイクリンなど），アミノ配糖体系（ゲンタマイシンなど）

(3) 核酸合成阻害

核酸合成に関わる酵素が細菌とヒトでは異なる．

⇒キノロン系（DNA 合成阻害；オフロキサシンなど），リファンピシン（RNA 合成阻害）

2）抗真菌薬の作用機序（図 4-13，表 4-8）

真菌はヒトと同じ真核生物なので選択毒性が得にくい．

(1) 細胞膜障害

ヒトの細胞と細胞膜に含まれる成分が一部異なる．

⇒ポリエン系（エルゴステロールに結合して膜を障害；アムホテリシン B），アゾール系（エルゴステロール合成を阻害；ミコナゾールなど）

(2) 核酸合成阻害

真菌に特有の酵素で活性体となり作用．

⇒ピリミジン系〔フルシトシン（5-FC）〕

3. 抗菌スペクトル

それぞれの薬が有効な微生物の範囲を抗菌スペクトルといい，微生物の構造や代謝，および薬の化学構造などによって決まる．たとえば，細胞壁をもたないマイコプラズマに対し細胞壁合成阻害薬は無効で，グラム陰性菌に対し外膜を透過できないバンコマイシンは無効である．

抗菌スペクトルが広ければよいわけではなく，広域スペクトルの薬，たとえばテトラサイクリン系薬などの長期全身投与は菌交代現象（菌の入れ替わり）を起こす．それによって何らかの症状が起こる場合を菌交代症という（一種の副作用）．

4. 薬剤耐性

抗菌スペクトル内であっても薬が十分な効果を示さない微生物が出現することがある．これを薬剤耐性（獲得耐性）という．遺伝子の変異や外来遺伝子の獲得によって，微生物が薬剤の不活性化酵素や排出に関わるタンパク，薬剤低親和性の作用点などを産生することで起こる．

1）重要な耐性菌 MRSA（メチシリン耐性黄色ブドウ球菌）

院内感染の原因として重要．*mec*A 遺伝子由来の細胞壁合成酵素に β-ラクタム薬が作用しにくく，また，ほかの系統の薬に対する耐性に関わる遺伝子ももつので多剤耐性．バンコマイシンが有効．

2）薬剤耐性と薬剤感受性試験

臨床では耐性菌が存在するので，投与する薬の有効性を知るために薬剤感受性試験を実施する．

(1) 希釈法

培地で希釈した薬液に菌を接種し，MIC を測定する．常用量での血中濃度よりも MIC が小さければ有効性が期待できる．

(2) 拡散法（ディスク法）

菌を塗抹した寒天平板に，薬剤を含む濾紙（ディスク）を置いて培養する．ディスク周囲にできた阻止円の直径が大きいほど有効性が高い．

5. 副作用（表 4-7）

感染症の化学療法薬は選択毒性をもつが，ときに宿主にも有害作用が起こる場合があり，これを副作用という．

6. ウイルスに対する化学療法（表 4-9）

ウイルスは細胞をもたず，宿主細胞内でのみ，宿主の代謝系を利用して増殖．

⇒選択毒性をもつ薬が得られにくく，薬が有効なウイルスは少ない．

表 4-7　化学療法薬の重大な副作用

薬剤の系統	重大な副作用
β-ラクタム系	アナフィラキシーショック
テトラサイクリン系	胎児骨形成不全，歯の着色，菌交代症
アミノ配糖体系	第Ⅷ脳神経障害，腎障害
キノロン系	NSAIDs（非ステロイド性抗炎症薬）との併用で痙攣のおそれ

表 4-8　主要な抗菌薬・抗真菌薬

	作用機序	系統名	薬物例
抗菌薬	細胞壁合成阻害	β-ラクタム系：ペニシリン系，セフェム系，カルバペネム系	アモキシシリン（ペニシリン系），セファレキシン（セフェム系）
		グリコペプチド系	バンコマイシン
	タンパク質合成阻害	テトラサイクリン系	ミノサイクリン
		クロラムフェニコール系	クロラムフェニコール
		マクロライド系	アジスロマイシン
		リンコサミド系	クリンダマイシン
		アミノグリコシド系	ゲンタマイシン
	核酸合成阻害	キノロン系	オフロキサシン
抗真菌薬	細胞膜障害	ポリエン系	アムホテリシン B
		アゾール系：イミダゾール系，トリアゾール系	ミコナゾール（イミダゾール系），フルコナゾール（トリアゾール系）
	核酸合成阻害	フッ化ピリミジン系	フルシトシン

表 4-9　主要な抗ウイルス薬

薬剤名	作用機序	有効なウイルス
アシクロビル	DNA 合成阻害	単純ヘルペスウイルス（HSV），水痘-帯状疱疹ウイルス（VZV）
ガンシクロビル	DNA 合成阻害	サイトメガロウイルス（CMV）
オセルタミビル	ノイラミニダーゼ阻害	インフルエンザウイルス
ジドブジン	逆転写酵素阻害	ヒト免疫不全ウイルス（HIV）
インターフェロン（タンパク）	ウイルス増殖阻害	B 型肝炎ウイルス，C 型肝炎ウイルス

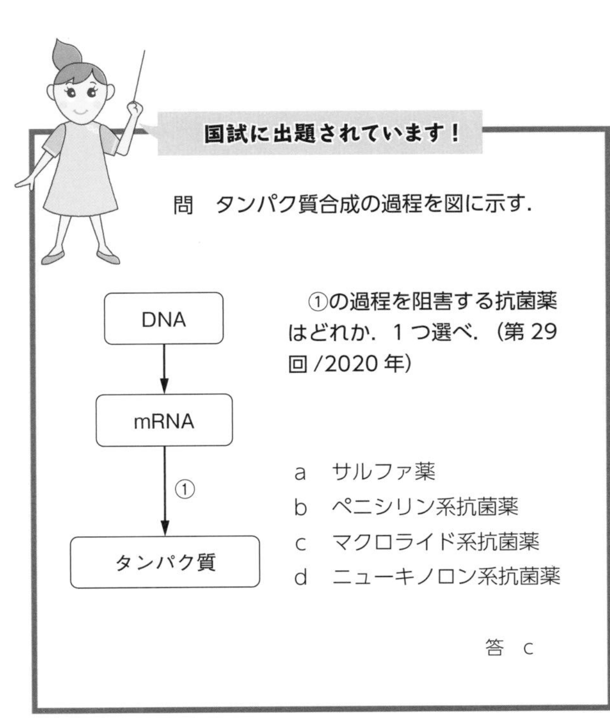

病原微生物とプリオン

細菌

I グラム陽性球菌

菌名にコッカス（coccus）＝グラム陽性球菌

1. ブドウ球菌属（*Staphylococcus*）（表 4-10）

［特徴］

通性嫌気性，カタラーゼ陽性（過酸化水素から酸素発生），耐塩性（10％食塩耐性），皮膚に生息，ブドウ状配列．

薬剤耐性菌：MRSA→院内感染

2. レンサ球菌属（*Streptococcus*）（表 4-11）

［特徴］

通性嫌気性，カタラーゼ陰性，咽頭や口腔に生息，連鎖状配列（一列に並ぶ）．

3. 腸球菌属（*Enterococcus*）

［特徴］

通性嫌気性，カタラーゼ陰性，腸管に生息，

表 4-10　ブドウ球菌の主要菌種と性状

菌種名	性状	疾患	主要な病原因子	関連事項
黄色ブドウ球菌（*Staphylococcus aureus*）	コアグラーゼ陽性，マンニット分解	皮膚化膿性炎，食中毒，毒素性ショック症候群	エンテロトキシン（毒素性食中毒の原因，耐熱性毒素），溶血毒，TSST-1（毒素性ショック症候群の原因）	耐性菌：MRSA（メチシリン耐性黄色ブドウ球菌；多剤耐性；バンコマイシンによる治療），VRSA（バンコマイシン耐性黄色ブドウ球菌；少ない）
表皮ブドウ球菌（*Staphylococcus epidermidis*）	コアグラーゼ陰性，マンニット非分解	病原性は弱い；日和見感染症		

表 4-11　レンサ球菌の主要菌種と性状

菌種名	性状	病原性	主要な病原因子	関連項目
化膿レンサ球菌（*Streptococcus pyogenes*）	咽頭に生息，β溶血（完全溶血），Lancefield 分類 A 群	猩紅熱，咽頭炎，劇症 A 群レンサ球菌感染症；続発症としてリウマチ熱，糸球体腎炎	ストレプトリジン（溶血毒），ストレプトキナーゼ，Dick 毒素（発赤毒素），組織破壊に関わる酵素類など	検査：ASO テスト，Dick テスト 治療：ペニシリン
肺炎レンサ球菌（*Streptococcus pneumoniae*）	鼻咽腔に生息，α溶血（不完全溶血）	肺炎，中耳炎，敗血症	莢膜	予防：ワクチン（小児，高齢者）
口腔レンサ球菌群 ＊詳細は p.183 参照	口腔に生息，α溶血，4 グループに大別（ミティス，サリバリウス，ミュータンス，アンギノーサス）	歯性菌血症から亜急性心内膜炎（全菌種），エナメル質う蝕（ミュータンスレンサ球菌）		選択培地：MS（ミティスーサリバリウス）培地→口腔レンサ球菌，MSB 培地→ミュータンスレンサ球菌

連鎖状配列，尿路感染．

薬剤耐性菌：VRE（バンコマイシン耐性腸球菌）→院内感染

Ⅱ グラム陰性球菌

1．ナイセリア属（*Neisseria*）

好気性球菌で，単菌状または双球菌状の形態をとる．ヒトに病原性を示すものを以下に示す．

1）髄膜炎菌

流行性脳脊髄膜炎，髄膜炎菌性敗血症の病原体．

2）淋菌

淋病の病原体．性行為感染症．

3）口腔ナイセリア

口腔に常在するナイセリアは病原性が低いが，まれに日和見感染症の原因となる．

2．ベイヨネラ属（*Veillonella*）

偏性嫌気性球菌で，双菌状または集塊状の形態をとる．ヒトの唾液，舌表面から検出される．

Ⅲ グラム陽性桿菌

1．クロストリジウム属（*Clostridium*）

グラム陽性，芽胞を形成する嫌気性桿菌．土壌など広く自然界に分布する．

⇒ヒトに病原性を示すものは外毒素を産生する．

1）破傷風菌（*Clostridium tetani*（テタニ））

（1）特徴

破傷風の病原菌．やや長めの桿菌で先端に芽胞を形成＝太鼓のバチ状形態．100 ℃ 60 分加熱でも生存可能．外毒素（神経毒に属するテタノスパスミン）を産生する．神経伝達障害を起こし，全身の痙攣（背中を反る＝後弓反射）を生じる．

（2）予防

トキソイドによる予防接種が有効であり，現在 3 ～ 48 カ月の乳幼児にジフテリア，百日咳，破傷風に対する三種混合ワクチン（DPT）を接種している．

2）ボツリヌス菌（*Clostridium botulinum*（ボツリヌム））

（1）特徴

典型的な毒素型食中毒を起こす細菌．土壌中，泥土中に存在し，本菌を含む土によって汚染された食品，特にソーセージや瓶詰など保存食品中で増殖すると外毒素（ボツリヌス毒素）を産生する．麻痺，吐き気，嘔吐，脳神経麻痺，呼吸麻痺を起す．日本では辛子レンコンによる食中毒が有名．

2．マイコバクテリウム属（*Mycobacterium*）

1）結核菌（*Mycobacterium tuberculosis*（ツベルクローシス））

（1）特徴

代表的再興感染症である結核の病原菌．細胞壁に多量の脂質（ミコール酸）を含む→抗酸性．細胞内寄生性菌．細胞性免疫が破綻した AIDS 患者や高齢者で発症リスクが高まる．

（2）診断

ツベルクリン反応：結核菌に感染すると細胞性免疫が成立し，その結果，結核菌に対する遅延型アレルギー反応が起こる（Ⅳ型アレルギー）．

（3）予防

BCG（結核予防ワクチン）：ウシ型結核菌を長期継代した弱毒性菌ワクチン株．

（4）治療

抗結核薬 2 ～ 4 剤を 6 カ月間服用する多剤併用療法．リファンピシン，イソニアジド，ピラジナミド，ストレプトマイシンまたはエタンブトール．

2）らい菌（*Mycobacterium leprae*（レプラ））

（1）特徴

Hansen〈ハンセン〉病の原因となる細菌．結核菌と同じ抗酸菌であり培養不可能．細胞内寄生性菌．不顕性感染が多い．潜伏期長く，3 ～ 5 年またはそれ以上に及ぶこともある．

（2）治療

リファンピシン，オフロキサシン，ミノサイクリンなどの併用療法．

3．放線菌属（*Actinomyces*（アクチノマイセス））

通性嫌気性であり多形性（棍棒状－糸状－桿

菌状）を呈する．成熟プラークに多く，特に *Actinomyces naeslundii* はほぼすべてのヒトの口腔から分離される．線毛構造をもつ．

1）放線菌（*Actinomyces israelii*）

（1）特徴

慢性・難治性・再発性感染症である放線菌症の原因菌．主に *Actinomyces* 属の細菌によって起こる．最も病原性が高いのは，*Actinomyces israelii* である．顎・顔面領域に好発し，特に下顎臼歯部，下顎角部に好発．う蝕，根尖性歯周炎，歯周炎，歯肉炎，抜歯窩，外傷，外科手術後の創傷から発症．臨床的特徴として，板状硬結，膿瘍中の菌塊，開口障害を起こす．

Ⅳ　グラム陰性桿菌

1．腸内細菌科

腸管内に最も多い細菌という意味ではない．通性嫌気性グラム陰性桿菌であり，芽胞は形成しない．

1）大腸菌（*Escherichia coli*）

（1）特徴

病原性のないものがヒトの腸管常在菌として存在する．大腸菌は外膜のリポ多糖（LPS：lipopolysaccharide）を構成する菌体外抗原（O 抗原）と鞭毛抗原（H 抗原）で分類される．病原性のあるものを病原性大腸菌とよぶ．

①毒素原性大腸菌

下痢を引き起こす腸管毒(エンテロトキシン）を産生する．コレラと類似の下痢症．

②腸管出血性大腸菌

下痢症状を中心とする食中毒の原因．志賀毒素をもつ；O157 型：H7．溶血性尿毒素症候群を引き起こす．

2）*Shigella* 属

ヒト細菌性赤痢の原因菌．

（1）特徴

①感染様式：少ない菌数で感染成立

②感染源はヒト：患者や保菌者の糞便，汚染された手指，食品，水，ハエ，器物と介して直接，間接的に感染する．

③臨床症状：潜伏期 1 ～ 3 日で発症し，全身倦怠感，悪寒を伴う急激な発熱，水溶性下痢を呈する．発熱は 1 ～ 2 日続き，腹痛，しぶり腹（テネスムス：便意はあるが便が出ない状態），膿粘血便などの赤痢症状をみる．

（2）治療

対症療法と抗菌療法．

3）*Salmonella* 属

周毛性鞭毛をもつ運動性細菌．腸チフスとパラチフスの原因菌．サルモネラによる感染型食中毒の原因にもなる．

4）*Yersinia* 属

ペスト菌　(*Yersinia pestis*)

腸炎エルシニア　(*Yersinia enterocolitica*)

2．その他の科

1）*Vibrio* 属

消化器感染症の原因となる．

（1）コレラ菌（*Vibrio cholerae*）

①特徴

運動性細菌．ヒトにのみ感染→コレラ感染症の原因菌．米のとぎ汁様の下痢と嘔吐を特徴とする．

②治療

テトラサイクリン，ニューキノロン系，クロラムフェニコールなどを用い，輸液などの処置と組み合わせる．

(2) 腸炎ビブリオ (*Vibrio parahaemolyticus*)

周毛性鞭毛をもつ．コレラ菌と同様に好塩性．生の魚介類から感染型の食中毒を起こす．

2）*Helicobacter* 属

（1）ピロリ菌（Helicobacter pylori）.

①特徴

胃炎，十二指腸潰瘍の原因，胃がんのリスク因子．

②病原因子

付着因子（アドヘジン），鞭毛，ウレアーゼ，カタラーゼ，空胞化毒素，毒素随伴タンパク，Lewis 毒素，熱ショックタンパク

3）*Legionella* 属

(1) レジオネラ菌 (*Legionella pneumophila*)

①特徴

水中で長期間生存し，ヒトに感染すると 2 ～ 10 日の潜伏期間の後，発熱，全身倦怠，筋肉

痛，肺炎症状を起こす（レジオネラ症）．歯科ユニットの水系，エアコンや常時入れる風呂などの管理不備で増殖の危険性がある．

②治療

エリスロマイシン，リファンピシン，ニューキノロン系，ドキシサイクリン，ミノサイクリン

4）*Pseudomonas* 属

(1）緑膿菌（*Pseudomonas aeruginosa*）

①特徴

自然界に広く分布し，日和見感染症や菌交代症，院内感染の原因になる．菌体の一端に一本の鞭毛がある好気性桿菌．緑色の色素（ピオシアニン）を産生．

②病原性

バイオフィルム形成能，外毒素，内毒素，溶血毒．複数の酵素産生：エステラーゼ，コラゲナーゼ，プロテアーゼ

③治療

マクロライド系抗菌薬（クラリスロマイシン）の微量かつ長期投与．

5）*Bordetella* 属

(1）百日咳の原因菌（*Bordetella pertussis*）

①特徴

気管支粘膜上皮に感染し，痙攣性の咳が特徴．莢膜，百日咳毒素などが病原因子．治療はエリスロマイシンなどのマクロライド系，テトラサイクリン．

②予防

ジフテリア，破傷風トキソイドからなる 3 種混合ワクチン（DPT ワクチン）．

3．歯周病原細菌

Porphyromonas ginigivalis などの歯周病原細菌については p.194～196 を参照．

Ⅴ　スピロヘータ

長細いらせん状を示す細菌の名称．活発に運動するグラム陰性嫌気性桿菌．

1．梅毒トレポネーマ（*Treponema pallidum*）

(1）特徴

世界中に広がった性行為感染症（梅毒）の原因菌．人工培養できず，ウサギの睾丸に接種されたものが継代され，診断用の抗原として用いられている．

[先天性梅毒]

母親の胎盤を通じて胎児が感染．

→流産，死産．生まれても先天性梅毒（難聴，鞍鼻，Hutchinson〈ハッチンソン〉歯：側切歯歯冠部形成不全）

(2）血清学的診断法

- ワッセルマン反応：感染後 4 ～ 6 週後に抗体が産生される．抗原としてウシの心臓の成分であるカルジオライピンを使用．
- 梅毒トレポネーマ抗原テスト：TPHA 試験（赤血球凝集作用を利用），FTA-ABS 試験

(3）治療

ペニシリン系，マクロライド系抗菌薬．特にペニシリンの大量投与が有効．

2．口腔内トレポネーマ（*Treponema denticola* など）

p.196 参照．

リケッチア・クラミジア

Ⅵ　リケッチア

偏性細胞内寄生性（宿主細胞内でのみ増殖）の原核生物である．

Ⅶ　クラミジア

リケッチア同様，偏性細胞内寄生性の原核生物である．

表 4-12 にリケッチア，クラミジアの特徴を示す．

表 4-12　リケッチア，クラミジアの特徴

細胞の特徴	微生物の種類	感染症の伝播様式	主な感染症	治療
偏細胞内寄生性の原核生物	リケッチア	ベクターを介する（ダニ，シラミ）	発疹チフス，紅斑熱，ツツガムシ病	テトラサイクリン系などによる（細胞壁合成阻害薬は無効）
	クラミジア	ベクターなし	トラコーマ，尿道炎，子宮頸管炎，鼠径リンパ肉芽症，オウム病，肺炎	

マイコプラズマ

 マイコプラズマ

人工培地で自己増殖する最小の細菌である．細菌であるが，細胞壁を欠き，細胞質は３層の細胞膜で包まれるため，多形性がある．コロニー形態は非常に特徴的な目玉焼き状になる．

1．肺炎マイコプラズマ（*Mycoplasma pneumoniae*）（マイコプラズマ ニューモニアエ）

(1) 特徴

マイコプラズマ肺炎の原因となる細菌．マイコプラズマ肺炎は，幼児から学童に多く発症し，飛沫と接触感染により，集団内で大きな流行をみることがあり「歩く肺炎」とよばれている．感染２〜３週間後，発熱，頭痛，咳が認められる．胸部レントゲン診で，境界不明瞭な片側性の陰影を認める．

(2) 治療

細胞壁を欠くため，細胞壁合成阻害薬（β-ラクタム系）は無効であり，テトラサイクリン系とマクロライド系抗菌薬が有効である．しかし，テトラサイクリンは小児では骨の成長障害や歯の着色という副作用があり，使用は禁忌であることから，マクロライド系薬剤が第一選択となる．

ウイルス

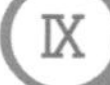 ウイルス

1．DNA ウイルス

1）ヘルペスウイルス科（表 4-13）

(1) 単純ヘルペスウイルス

1 型（口唇型）；2 型（性器型）

(2) 水痘帯状疱疹ウイルス

小児期は水痘，成人以降の回帰発症は帯状疱疹を発症．三叉神経節などに潜伏感染する．

(3) サイトメガロウイルス

ウイルス性唾液腺炎：核内封入体をもつため細胞巨大化（Cyto（細胞）-megaro（巨大））．唾液腺に親和性があり，持続感染するため，かつては唾液腺ウイルスともよばれた．

(4) エプスタイン・バー（EB）ウイルス

地域によって感染状況や主な疾患が異なる（下記）．

- 日本：90 %が幼児期に不顕性感染し，抗体を保有している．初感染でまれに発症すると発熱，咽頭痛，伝染性単核症を発症，唾液を介しＢリンパ球に感染（kissing disease）
- アフリカ：バーキットリンパ腫
- 中国東南部：成人男子，上咽頭がん

表 4-13　ヘルペスウイルス科の特徴

ヘルペスウイルス科	初感染	回帰発症
単純ヘルペスウイルス 1 型（HSV-1）	ヘルペス性歯肉口内炎	口唇ヘルペス，ヘルペス性角膜炎
単純ヘルペスウイルス 2 型（HSV-2）	陰部ヘルペス，新生児ヘルペス	性器ヘルペス
水痘・帯状疱疹ウイルス（VZV）	水痘	帯状疱疹, Ramsay-Hunt〈ラムゼーハント〉症候群
エプスタイン・バーウイルス（EBV）	伝染性単核球症	Burkit〈バーキット〉リンパ腫，上咽頭癌
サイトメガロウイルス（CMV）	巨細胞封入体症	CMV 肺炎，CMV 髄膜炎

2. RNA ウイルス

1) パラミクソウイルス科

(1) ムンプスウイルス

耳下腺が主な標的器官，流行性耳下腺炎（おたふく風邪）の原因．耳下腺などの唾液腺だけではなく，膵臓，腎臓，甲状腺，心筋などにも感染症を起こすこともある．成人では睾丸炎，卵巣炎を起こし不妊の原因になることがある．唾液にウイルスが排出される．

(2) 麻疹ウイルス

麻疹（はしか）の原因．10～12 日の潜伏期を経て，発疹の前に現れるコプリック斑（臼歯部の咬合線に相当する頬粘膜に両側性に現れる紅暈を伴う針頭大の灰白色斑点）が診断上重要である．

2) ピコルナウイルス科 エンテロウイルス

経口感染し腸管から血流に乗り所定の臓器に感染．

(1) ポリオウイルス

急性灰白髄炎（ポリオ）の原因

(2) コクサッキーウイルス

手足口病，ヘルパンギーナの原因

3) マトナウイルス科

(1) 風疹ウイルス

風疹の原因．胎盤を通過し胎児に感染：先天性風疹症候群（心臓奇形，眼異常，聴力障害など）

4) オルトミクソウイルス科

(1) インフルエンザウイルス

A 型は変異により抗原性が変わりやすいため，毎年冬に感染の流行がある．表面に HA：(ヘマグルチニン）と NA：(ノイラミニダーゼ）というスパイク状とげがあり，NA が抗インフルエンザ薬(オセルタミビルまたはザナミビル）の標的となる．

5) レトロウイルス科

RNA ウイルス，逆転写酵素（RNA から DNA へ転写）をもつ．CD4 陽性細胞（主にヘルパー T 細胞）が標的細胞

(1) ヒト T 細胞白血病ウイルス（ヒト T リンパ球向性ウイルス 1；HTLV-1）

- ATL（成人 T 細胞白血病）の原因ウイルス，西南日本に多い．
- 感染後 30～40 年潜伏期 → 2～3 %が白血病発症，予後不良（死亡）
- 感染経路→輸血，授乳，性行為

(2) ヒト免疫不全ウイルス（Human immunodeficiency virus；HIV）

- 後天性免疫不全症候群（AIDS）の原因
- ウイルスはヘルパー T 細胞が標的なので，免疫が不全となった結果，日和見感染やがんを発症し死亡する．
- 口腔内症状の特徴：カンジダ症，毛状白板症(EB ウイルスが原因)，口腔ヘルペス，重症の歯肉炎（急性壊死性潰瘍性歯肉炎）

3. 肝炎ウイルス

1) A 型肝炎ウイルス

RNA ウイルスで経口感染し食中毒性肝炎の原因．

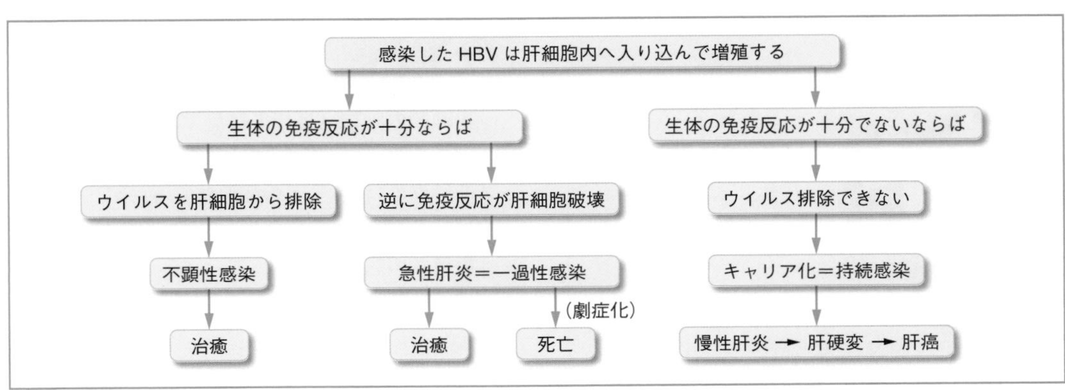

図 4-14　B 型肝炎の発症パターン

2) B型肝炎ウイルス；DNAウイルス（図4-14）

(1) 抗原

エンベロープ内の外被にHBs抗原，芯にHBc抗原とHBe抗原．HBsとHBe抗原を血中に検出し診断．HBc抗原は血中には現れない．

(2) 抗体

HBs抗体が中和抗体（感染を予防する抗体）．HBc抗体とHBe抗体は感染抗体（ウイルスを排除する抗体）．

(3) HBV感染の特徴

感染アレルギーを起こしたり，キャリア化する．わが国の健康保菌者（キャリア，以前は予防接種の注射針を介して，現在は主に母子感染）は200～300万人と推定．

3) C型肝炎ウイルス；RNAウイルス

・B型肝炎ウイルスより感染力は弱い．
・わが国でのキャリアは150万人と想定．
・肝臓がんの80％はC型肝炎が原因．
・B型肝炎と類似するが慢性化傾向が強い（60～80％）．慢性C型肝炎→20年程で肝硬変へ進行（20～30％）→10数年で肝臓がんへ

予防：HCVはワクチンがなく予防できない．
治療：核酸アナログ（核酸合成阻害）製剤経口薬で治癒率が劇的に上がっている．

真菌

X 真菌

真核生物の微生物で，原虫と並んで病原性を発揮する真核生物の代表．

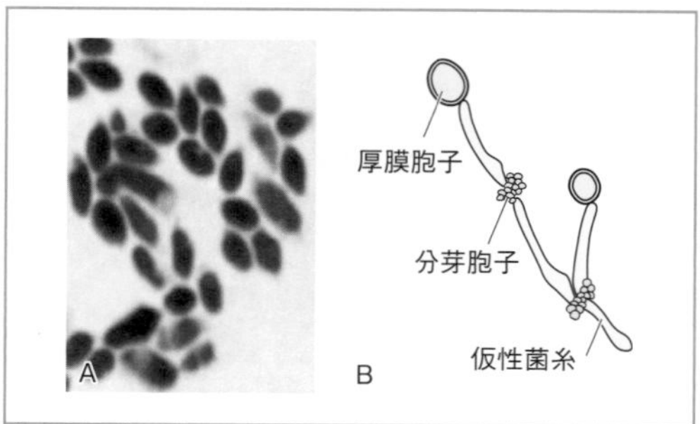

図4-15 *Candida*の二形性での増殖と構造物
A：酵母型増殖（×1,000），B：菌糸型増殖（×100）

1．口腔内真菌

1) 真菌とは

核膜で囲まれた核をもち，染色体構造を形成したゲノムDNAを収納する真菌細胞からなる．

細胞質には細胞小器官（ミトコンドリア，小胞体，ゴルジ体，リボソーム，中間径フィラメントなど）をもつ（p.159，**図4-2**参照）．

2) カンジダ属

口腔内に常在する真菌は，カンジダ（*Candida*）属．

酵母の仲間で，細胞壁成分は，β-グルカンとキチン．最も多いのが，カンジダ・アルビカンス（*Candida albicans*）で，二形性真菌（酵母型から菌糸型にスイッチできる）である．通常増殖するときは酵母型で，組織に侵入するときは菌糸型（仮性菌糸）で増殖（**図4-15**）．

2．カンジダ症

ほとんどが*Candida albicans*による．免疫力の低下に伴う日和見感染症や，抗菌薬での治療による菌交代症として発症することが知られている．

1) カンジダ症の種類

・口腔カンジダ症（偽膜性，紅斑性，肥厚性）：口角びらんを伴うことが多い．
・義歯性口内炎

2) カンジダ症の治療

抗真菌薬（ポリエン系アムホテリシンB，アゾール系ミコナゾールなど）

原虫

XI 原虫

単細胞の動物（真核生物）で，さまざまな生活環をもつ．主な病原体はマラリア原虫（プラスモジウム；マラリアの病原体），赤痢アメーバ（アメーバ赤痢の病原体）．口腔の歯肉アメーバは歯周炎の病巣にみられる．

プリオン

XII プリオン

1. プリオンとは

タンパク質性の感染因子：*Proteinaceous infectious particle*

⇒哺乳類の神経変性疾患（羊のスクレイピー，クロイツフェルトヤコブ病，狂牛病など）の感染機構を説明するために SB. Prusiner が 1997 年に提唱.

2. プリオン病

異常なプリオンが正常プリオンを自己触媒的に構造変換させることによってプリオン病が発症する．タンパク質だけで感染・増殖・伝播が引き起こされ，伝染性海綿状脳症（脳がスポンジ状になる慢性致死性疾患）が発症する．

国試に出題されています！

問　ある微生物のグラム染色像を示す．

この微生物が原因と考えられるのはどれか．（第 27 回/2018 年）

a　結　核
b　梅　毒
c　赤　痢
d　食中毒

答　d

3. 正常プリオンと異常プリオンの構造の違い

正常プリオンと異常プリオンの違いはタンパク質の高次構造の違いだけでアミノ酸の一次配列は同じ

⇒正常プリオンタンパクは α ヘリックス，異常プリオンタンパクは β シート状構造

4. タンパク質としての異常プリオンの特徴

- 高分子タンパク質だが，抗原性はない．
- 単体は分子量 33,000～35,000 で凝集して粒子状である．
- 正常プリオンに比べてタンパク質分解酵素に対する抵抗性があり，異常に壊れにくい．
- 熱，紫外線に抵抗性がある．
- 薬剤に抵抗性がある⇒ホルマリン，グルタルアルデヒド，エチレンオキサイドガスに耐性．
- 有効な滅菌方法はない．

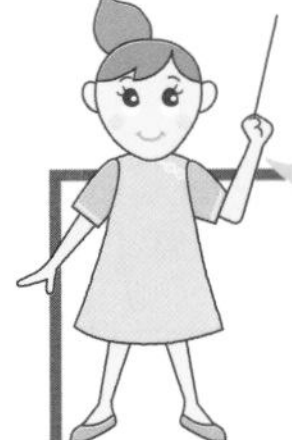

国試に出題されています！

問　プリオンの本体はどれか．（第 25 回/2016 年）

a　DNA
b　RNA
c　糖　質
d　タンパク質

答　d

SECTION 7

口腔環境と常在微生物

I 微生物と口腔環境

1. 常在菌叢

ヒトの体の各部位には，その部位の環境に適応したさまざまな微生物が常在し，独特の常在微生物叢を形成している．その中でも口腔は特殊な環境（**表 4-14**）であるので，数百種類以上の細菌や真菌，原虫などが存在している．

このように口腔には非常に多くの細菌を中心とした微生物が常在しているが，微生物にとっての口腔環境は都合の良い点と悪い点がある（**表 4-15**）．

2. 唾液

1日に約1L以上も分泌され，さまざまな働きがあり，口腔環境に大きな影響を与えている（**表 4-16**）．また，唾液には抗菌的に作用する糖タンパク，酵素，ペプチドなどが存在し，口腔環境を感染症から守っている（**表 4-17**）．

3. 歯肉溝（滲出）液

歯肉溝の一部である歯肉上皮が物理的バリアとして，働く．また，歯肉溝（滲出）液は歯肉の毛細血管から滲(し)み出た血清成分そのものなので，さまざまな生体防御因子を含んでいる（**表 4-18**）．

表 4-14　口腔環境の特殊性

特殊性	• 軟組織と硬組織の混在 • 組織液（唾液，歯肉溝液）の存在 • 酸素分圧のバラエティ*がある （*酸素分圧のバラエティ：場所により酸素が豊富な部位（歯面，頬粘膜，口蓋）と酸素がほとんどない部位（舌乳頭深部，歯肉溝・歯周ポケット）があること）

表 4-15　微生物にとっての口腔環境

都合の良い点	• 水分と栄養分に富む • 酸素分圧のバラエティに富む
都合の悪い点	• 新陳代謝としての粘膜の剝離脱落 • 組織液中の抗菌物質の存在

表 4-16　唾液の働き

唾液の働き	
• 消化作用 • 円滑作用 • 保護作用 • 溶解作用 • 洗浄/希釈作用	• 緩衝作用 • 再石灰化作用 • 排泄作用 • 抗菌作用

表 4-17　唾液の抗菌物質

非特異的抗菌物質	ムチン	細菌を凝集させ，粘膜や歯面への付着を抑制
	リゾチーム	細菌細胞壁を分解することで溶菌
	ラクトフェリン	鉄結合タンパク質で，細菌に必要な鉄を奪う
	ヒスタチン	細菌や真菌の細胞膜を破壊
	ディフェンシン	細菌，真菌，ウイルスを抑制
	ペルオキシダーゼ	過酸化水素・ロダン塩と一緒に抗菌イオンを産生
特異的抗菌物質	分泌型 IgA	口腔粘膜の防御因子の中心で粘膜を感染症から守る．細菌やウイルスの粘膜面への付着を阻止．

表 4-18 歯肉溝（滲出）液に存在する生体防御因子

細 胞	
好中球	白血球の 90%以上を占め活発な貪食作用を行う．
マクロファージ	検出率は低い．
リンパ球	B 細胞が大部分，炎症の進行に伴い，T 細胞が増加． T 細胞；30〜40 % B 細胞；約 70%
免疫グロブリン	
IgG	大部分を占め，歯周病関連菌に対する特異抗体も検出．
IgM，IgA	少ない．
補 体	液性の抗菌物質として非特異的／特異的の両面で働く．
抗菌物質	リゾチーム，ペルオキシダーゼ，ディフェンシン トランスフェリン／ラクトフェリン

Ⅱ 口腔常在微生物

1．口腔レンサ球菌

口腔内で最も優勢な細菌群で以下のグループに分類される．

1）Mutans group（ミュータンスグループ）

ヒトや動物の平滑面う蝕の原因菌で性質の異なる菌種が数種存在するが，ヒトのう蝕の原因となるのは *Streptococcus mutans* と *S. sobrinus* の 2 菌種である．

S. mutans と *S. sobrinus* は複数のう蝕原性因子をもつ（**表 4-19**）．

2）Mitis group（ミティスグループ）

Streptococcus mitis と *S. sanguinis, S. gordonii, S.oralis* がこのグループに属し，プラーク，舌背，歯肉溝，唾液中と口腔に広く分布する．*S. sanguinis* は亜急性細菌性心内膜炎の原因菌として最も重要な菌種である．

3) Salivarius group（サリバリウスグループ）

舌背に多いので唾液中にも優勢で唾液中の口腔レンサ球菌の 40 〜 60 % が *Streptococcus salivarius* である．う蝕にはほとんど関与しない．

4）Anginosus group（アンギノーサスグループ）

Streptococcus constellatus, S. intermedius, S. anginosus の 3 菌種．頬粘膜や歯肉溝に優勢で，口腔の膿瘍病巣から分離されることが多い．

2．プラーク微生物叢

p.185 を参照．

3．唾液微生物叢

分泌直後の唾液は無菌であるが，分泌後に口腔各部（プラーク，舌，歯肉溝，頬粘膜など）の常在微生物が混入し，唾液 1 mL 中に約 10^8 個の微生物が存在するようになる．微生物種の構成は舌微生物叢に最も近い．

4．舌微生物叢

口腔レンサ球菌や *Veillonella* が最も多い．

表 4-19 ミュータンスグループのう蝕病原性

う蝕病原性	特徴
初期の付着	細胞壁タンパク質（I/II，antigen B，antigen P1）がペリクルへの最初の付着に関与
不溶性グルカンの産生	グルコシルトランスフェラーゼ（GTF）がスクロースを基質としてグルコース重合体である不溶性グルカンを産生
多量の乳酸産生性	これにより硬組織を脱灰
耐酸性	

5. 口腔粘膜微生物叢

口腔レンサ球菌が最も優勢で全体の 80 %以上を占める．

6. 歯肉溝微生物叢

健康な歯肉溝の微生物叢の 80 %以上は口腔レンサ球菌や *Actinomyces*（アクチノマイセス，放線菌）などのグラム陽性菌で，グラム陰性菌は嫌気性桿菌である *Fusobacterium*（フゾバクテリウム），*Prevotella*（プレボテラ），嫌気性球菌の *Veillonella*（ベイヨネラ）が少数存在する．歯周炎が発症すると，その進行に伴って，嫌気性グラム陰性桿菌が増加し，重症になると 90 %以上を占めるようになる．また，スピロヘータや運動性のある小桿菌の数も増加する．

バイオフィルムとしてのプラーク（歯垢）

プラークは口腔内に形成されるバイオフィルムであるので，口腔感染症はどちらもバイオフィルム感染症である．

Ⅰ 形成機序

プラークはまず唾液中のタンパクが付着して獲得被膜（ペリクル）を形成すること（**図 4-16**）から始まり，次に特定の微生物（早期定着菌：Early colonizers）がペリクルに付着・定着して初期プラークを形成し（**図 4-17**），プラークが成熟していく（**図 4-18**）．

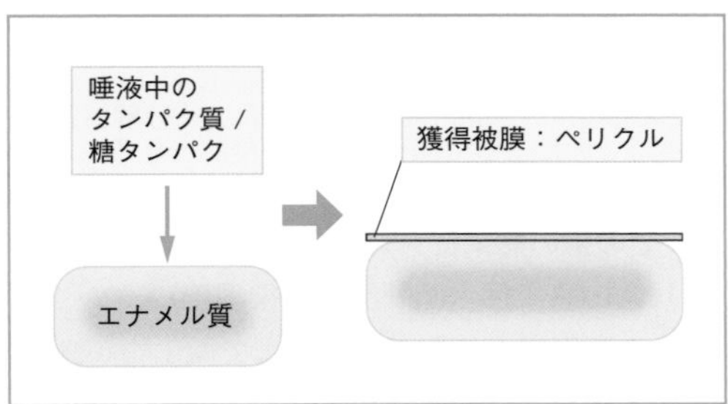

図 4-16　ペリクルの付着

Ⅱ バイオフィルムとバイオフィルム感染症

1．バイオフィルムとは

自然界で広くみられる．液体に接触する硬い物質の表面に形成される微生物の集団と菌体外マトリックスの集合体のこと．口腔では唾液・歯肉溝（滲出）液に接触する歯面に形成されるプラークが口腔バイオフィルムである．

2．バイオフィルム感染症

口腔バイオフィルムであるプラークが原因で起こる口腔感染症はバイオフィルム感染症である．また，プラークは常在微生物叢そのものであるので口腔感染症は内因感染症でもある（**図 4-19**）．

1）う蝕

う蝕の現場である硬組織の種類によって原因となる細菌が異なる（**表 4-20**）．代表的なう蝕原因菌であるミュータンスグループの口腔レンサ球菌のう蝕病原性はp.183 の**表 4-19** 参照．

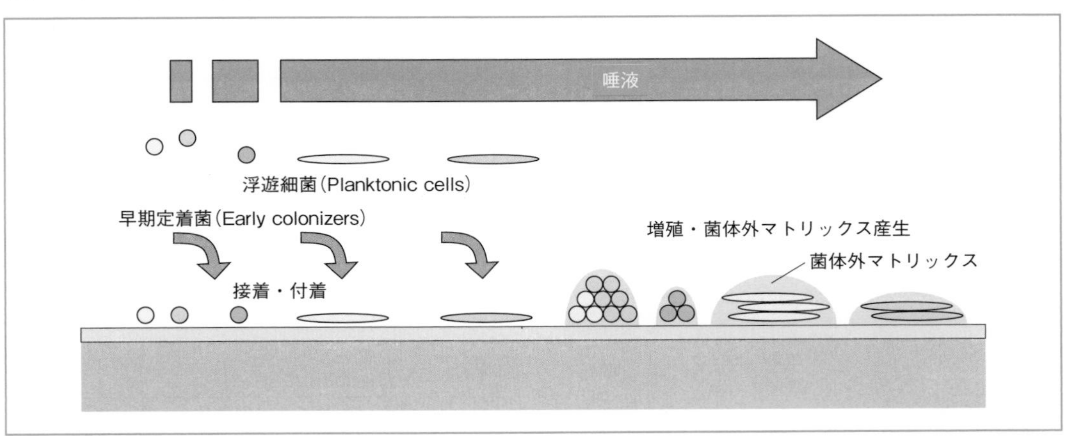

図 4-17　初期プラークの形成

早期定着菌：グラム陽性球菌（*Streptococcus gordonii*，*Streptococcus oralis*，*Streptococcus sanguinis*）／グラム陽性桿菌（*Actinomyces naeslundii*，*Actinomyces viscosus*）

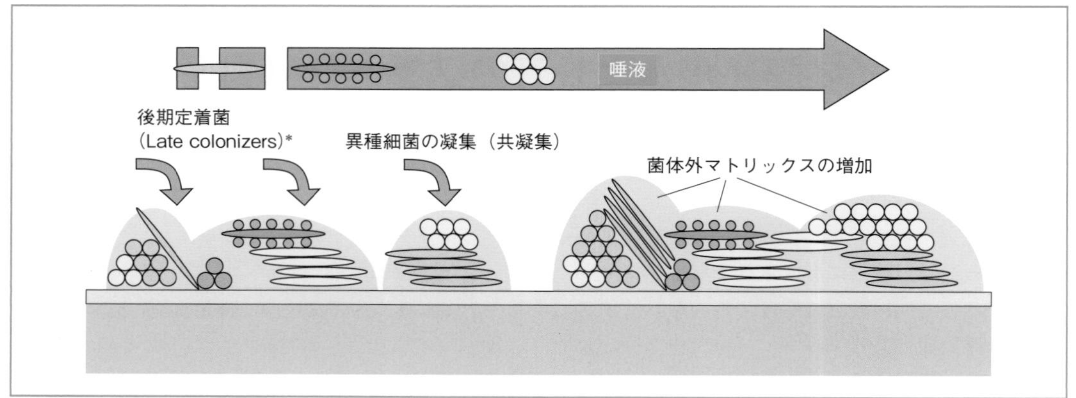

図 4-18　プラークの成熟化

後期定着菌：*Fusobacterium nucleatum*, *Porphyromonas gingivalis* などの嫌気性グラム陰性桿菌

①**複数の微生物**が感染症の現場に存在する（混合感染）
②場合によっては原因微生物の**置きかわり**が起こる
③**免疫反応**が必ずしも治癒に結びつかない

図 4-19　内因感染症の特徴

2）歯周病

歯周病の現場は硬組織と軟組織が混在する歯周組織で発症する感染症であるので，硬組織のみの感染症であるう蝕と異なり，発生・進展の機序は複雑である．歯周病には複数のグラム陰性桿菌が関与し，ほとんどが嫌気性である（**表 4-21**）．患者間・歯周ポケット間で分離される細菌に差があるが *Porphyromonas gingivalis*, *Prevotella intermedia*, *Aggregatibacter actinomycetemcomitans* が 3 大歯周病関連細菌とよばれている．また，トリプシン酵素活性陽性*の *P. gingivalis*, *Tannerella forsythia*, *Treponema denticola* を Red Complex とよび，これらも歯周病の発症・進展に重要な細菌群である（p.194 参照）．歯周病の種類による原因菌を**表 4-22** に示す．最も歯周病原性の強い *P. gingivalis* の病原因子を**表 4-23** に，特殊な歯周病である侵襲性歯周炎の原因菌 *Aggregatibacter actinomycetemcomitans* の病原因子を**表 4-24** に示す．

*トリプシン酵素活性陽性：合成基質 N-benzoyl-DL-arginine-2-naphlamide（BANA）分解活性を調べることによって活性の有無を確認できる．

3）その他の感染症

（1）歯内感染症（歯髄炎・感染根管）

歯の硬組織を超えて，歯髄まで微生物が到達し，発症した感染症．

①歯髄炎

臨床的にはう蝕から続発することが多い．口腔レンサ球菌が原因となることが多いが，歯髄は無菌であるので，どの口腔常在微生物でも感

表 4-20　硬組織の種類とその場のう蝕原因菌

エナメル質う蝕	ミュータンスグループの口腔レンサ球菌 （*Streptococcus mutans* *Streptococcus sobrinus*）
象牙質う蝕	グラム陽性桿菌群 （*Actinomyces* *Lactobacillus* *Propionibacterium*）
根面う蝕	ミュータンスグループの口腔レンサ球菌 *Actinomyces* *Lactobacillus*

表 4-21　代表的な歯周病原細菌

グラム陰性偏性嫌気性桿菌 （*Fusobacterium* *Porphyromonas** *Prevotella** *Tannerella* *Treponema*）
グラム陰性通性嫌気性桿菌（CO_2 要求性） （*Aggregatibacter*）

*黒色色素産生性グラム陰性嫌気性桿菌

表 4-22　歯周病の種類とそれぞれの代表的な原因菌

歯肉炎	グラム陽性菌 グラム陰性菌を含む多量のプラークの蓄積
慢性歯周炎	グラム陰性菌 *Prevotella intermedia*＊ *Porphyromonas gingivalis*＊ *Tannerella forsythia* *Treponema denticola*
侵襲性歯周炎	グラム陰性菌 *Aggregatibacter actinomycetemcomitans*

＊*Prevotella intermedia* と *Porphyromonas gingivalis* は黒色色素産生性グラム陰性嫌気性桿菌，発育に血液を要求し，血液中のヘミンを利用し黒色色素であるプロトポルフィリンを産生する．

表 4-23　*Porphyromonas gingivalis* の病原因子

付着能	菌体表層の細い線毛 外膜由来の小胞体（vesicle）
酵素	コラゲナーゼ トリプシン様酵素；ジンジパイン 線維素溶解酵素 デオキシリボヌクレアーゼ（DNase）・リボヌクレアーゼ（RNase） 免疫グロブリン切断酵素；IgA，IgG 分解 アルカリフォスファターゼ
LPS	グラム陰性菌の細胞壁（外膜）成分であるリポ多糖（LPS）には内毒素活性がある →発熱作用 →致死毒性 →シュワルツマン活性 →直接的・間接的な骨吸収作用；本菌の LPS の特徴

表 4-24　*Aggregatibacter actinomycetemcomitans* の病原因子

外毒素	白血球毒素（ロイコトキシン）；分子量 11 万の易熱性タンパクで末梢血中の多形核白血球や単球に毒性を示す．
外毒素	細胞致死膨化毒素（cytolethal distending toxin；CDT）；細胞を膨化させる．
LPS	*P. gingivalis* と同様に内毒素活性が強い．

染症が起こる可能性がある．

②感染根管

感染根管とそれに伴う根尖性歯周炎は歯髄炎に続発して起こる．グラム陽性・陰性菌とも嫌気性菌が原因になることが多い．しばしば，歯周炎の原因菌である黒色色素産生性グラム陰性嫌気性桿菌（*Porphyromonas gingivalis*，*P. endodontalis*）が分離される．

(2) 顎感染症（顎骨骨髄炎）

歯性あるいは口腔からの感染で発症するので複数の細菌の混合感染であることが多い．一般的な化膿性感染症の原因菌である *Staphylococcus aureus*（黄色ブドウ球菌）が原因となることもあるが，体のほかの部位よりも頻度は低く，口腔細菌のみが原因となることのほうが多い．

(3) 放線菌症

Actinomyces 属の細菌が原因で起こる慢性化膿性感染症あるいは肉芽腫性感染症．頭頸部領域，特に下顎臼歯部が好発部位で顎放線菌症ともよばれる．主な原因菌は *Actinomyces israelii* であるが，*A. viscosus*，*A. naeslundii*，*Propionibacterium propionicus* が原因となることもある．グラム陰性菌やレンサ球菌の混合感染となることも多い．

(4) 口腔カンジダ症

口腔常在真菌である *Candida* 属が原因で起こる．特に *Candida albicans* が原因となることがある．代表的な日和見感染症である．

(5) 口唇ヘルペス

単純ヘルペスウイルスⅠ型による感染症．

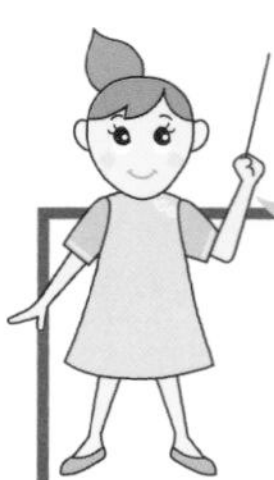

国試に出題されています！

問　歯肉縁上プラークの形成過程における細菌の構成比の経日変化を図に示す．縦軸は対数目盛で表示する．

　矢印が示すのはどれか．（第26回/2017年）

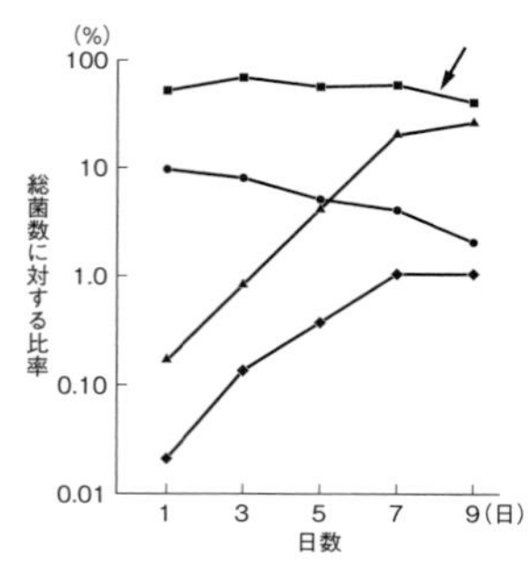

a　Neisseria 属

b　Actinomyces 属

c　Streptococcus 属

d　Fusobacterium 属

答　c

消毒・滅菌

I 定義

消毒，滅菌はともに感染防止のために実施する．

1．消毒

・感染防止のために病原微生物を殺滅または除去すること→病原性が低い微生物は感染が起こらない程度に残存可．

2．滅菌

・すべての微生物を殺滅すること．ただし異常プリオンを除く．
・生体は滅菌不可→条件が過酷なため

II 消毒法（表 4-25）

物理的方法（熱），化学的方法（消毒薬）に分けられる．消毒薬は有効な微生物範囲（抗微生物スペクトル）によって，広域（高水準），中域（中水準），狭域（低水準）に分類される．

(1) 広域：大量の芽胞以外は殺滅，不活性化；滅菌に近い；生体に使用不可
(2) 中域：結核菌，一般細菌に有効
(3) 狭域：一般細菌に有効

III 滅菌法

主な滅菌法を**表 4-26** に示す．

*消毒，滅菌の具体的な方法は『ポイントチェック⑤』を参照のこと．

表 4-25　主要な消毒法と適用範囲

	方法（条件）		対象	抗微生物スペクトル
物理的	煮沸（100 ℃，15 分）		耐熱物品	芽胞×
	ディスインフェクター（温水洗浄＋熱水）		耐熱物品	芽胞×；洗浄効果あり
化学的	分類	消毒薬名	対象	抗微生物スペクトル
	広域	グルタラール，フタラール，過酢酸	金属○，生体×	大量の芽胞以外のほぼすべての微生物に有効
	中域	次亜塩素酸ナトリウム	金属×，皮膚△，粘膜×	芽胞△（高濃度），結核菌△，HBV ○，HIV ○
		ポビドンヨード	器具×，生体○	芽胞△，HBV △，HIV ○
		消毒用エタノール	器具○，皮膚○，粘膜・傷口×	芽胞×，エンベロープのあるウイルス○，HBV×*，HIV ○
	狭域	四級アンモニウム塩（陽性せっけん；ベンザルコニウム塩化物，ベンゼトニウム塩化物）	器具○，生体○	芽胞×，結核菌×，ウイルス×
		クロルヘキシジングルコン酸塩	金属○，皮膚○，粘膜×（アレルギー事例あり）	芽胞×，結核菌×，ウイルス×
		アルキルジアミノエチルグリシン塩酸塩	器具○，皮膚○，粘膜△	芽胞×，結核菌△，ウイルス×

*)「歯科衛生士学シリーズ　微生物学」に準拠；ただし HBV に有効との報告もある．

表 4-26　主要な滅菌法と適用範囲

分類	滅菌法	滅菌条件	滅菌対象	備　考
加熱	乾熱滅菌	180 ℃, 30 分あるいは 160 ℃, 60 分	耐熱性物品（ガラス, 金属, セラミックなど）	刃物不可（切れ味が悪くなる）
	オートクレーブ処理（高圧蒸気滅菌）	通常, 2 気圧, 121 ℃, 15 ～ 20 分；異常プリオンは 134 ℃, 18 分処理	耐熱性物品；耐熱性液体（121 ℃；水, 食塩水など）, リネン類	～ 134 ℃での短時間処理も行われる
照射	ガンマ線滅菌	コバルト 60；常温＋15 ℃程度	市販のプラスチック類, 液体	専用設備で実施；透過性が高い
	電子線滅菌	電子加速器；常温, 数分	市販のプラスチック類	専用設備で実施
	紫外線滅菌	260 nm 付近	室内物品表面, 空気	照射面のみ作用→器材不可
ガス	エチレンオキサイド（EOG）ガス滅菌	滅菌は 50 ℃, 4 時間程度	プラスチック類, 医療器具；液体不可	毒性・爆発性あり；滅菌後のエアレーション*要；環境問題
	低温蒸気ホルムアルデヒド滅菌（LTSF）	60 ～ 80 ℃, 4 時間程度	プラスチック類, 医療器具；液体不可, ガーゼ・リネン不可	滅菌器内で無毒化→残留なし；滅菌後のエアレーション*不要
	低温プラズマ滅菌	高真空；過酸化水素ガスプラズマ；50 ℃以下, 主に 75 分	プラスチック類, 医療器具；液体不可, セルロース含有物不可	残留物なし
濾過	濾過滅菌（除菌）	滅菌済みメンブランフィルター濾過；孔径 0.22 μm	気体, 易熱性液体（ビタミン, タンパク質などを含有するもの）	ウイルス, マイコプラズマは除去不能

*）エアレーション：残留した有毒ガスを除去する工程のこと

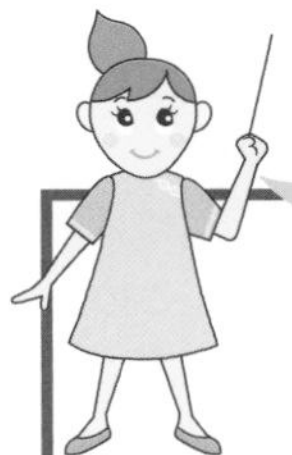

国試に出題されています！

問　消毒薬をある条件で分類した図を示す．
①に含まれるのはどれか．1 つ選べ．（第 31 回 /2022 年）

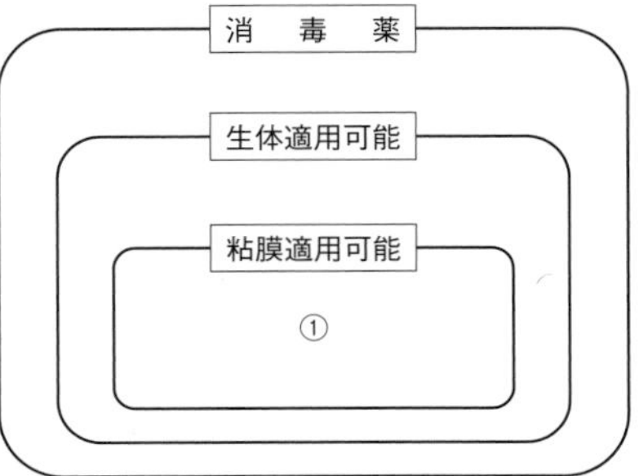

a　フェノール
b　グルタラール
c　ポビドンヨード
d　消毒用エタノール

答　c

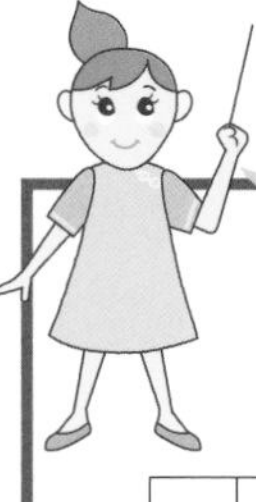

国試に出題されています！

問　消毒薬の適用を表に示す．

	消毒の対象		
	手指皮膚	粘膜	器具
①	×	×	○
②	○	○	×
③	○	×	○
④	○	○	○

○適用可
×適用不可

消毒用エタノールはどれか．1 つ選べ．（第 29 回 /2020 年）

a　①
b　②
c　③
d　④

答　c

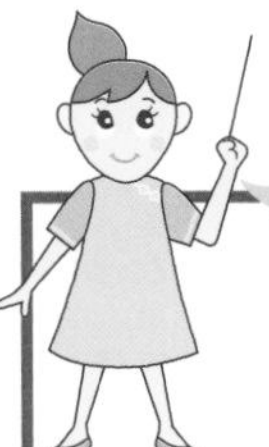

国試に出題されています！

問　滅菌法の特徴で正しいのはどれか．（第 27 回 /2018 年）

a　低温プラズマ滅菌の滅菌時間は 50 分である．
b　高圧蒸気滅菌の滅菌温度は 121 ～ 134℃である．
c　EOG 滅菌は滅菌後直ちに使用することができる．
d　低温蒸気ホルムアルデヒド滅菌は残留毒性がある．

答　b

SECTION 10 う蝕

I う蝕原因菌

1. う蝕病原性細菌

ヒトのう蝕の主要な病原細菌は*Streptococcus mutans*と*Streptococcus sobrinus*である．これらのう蝕病原性のレンサ球菌はミュータンスレンサ球菌と総称されている．

1) *Streptococcus mutans*

グラム陽性通性嫌気性球菌である．*Streptococcus mutans*のもつ重要なう蝕原性の因子は4つある．①細胞表層タンパク（Ⅰ／Ⅱ, antigenB, antigenP1）がペリクルへの最初の付着に関与すること．②グルコシルトランスフェラーゼ（GTF）により，スクロース（ショ糖）から不溶性グルカンを産生し，この不溶性グルカンにより，歯面に強固に付着することができる付着能をもつこと．③多種の糖を発酵させ，乳酸を産生する酸産生性能をもつこと．④酸性環境下でも生存・増殖できる耐酸性能をもつことである．

2) *Streptococcus sobrinus*

グラム陽性通性嫌気性球菌である．*Streptococcus mutans*より強固な不溶性グルカンを産生すること，また，う蝕のないヒトからは検出しないことから，平滑面う蝕誘発能は*Streptococcus mutans*より強いと考えられている．

2. ミュータンスレンサ球菌のう蝕病原性（図 4-20）

1) 初期付着能

細胞表層タンパク（Ⅰ／Ⅱ, antigenB, antigenP1）がペリクルへの最初の付着に関与している．

2) グルコシルトランスフェラーゼ（GTF）による不溶性グルカン産生（付着能）

GTFは，スクロースを唯一の基質として，付着性の高い不溶性グルカンを生成する．この不溶性グルカンは初期プラークを歯面に強固に付着させる．ミュータンスレンサ球菌のGTFを介する付着能は，ほかの菌種ではみることができないもので，ミュータンスレンサ球菌によるう蝕病原性の中心である．

GTF以外のう蝕病原性因子には，菌体表層の線毛様タンパクがあり，ミュータンスレンサ球菌の歯面への初期付着に関与している．

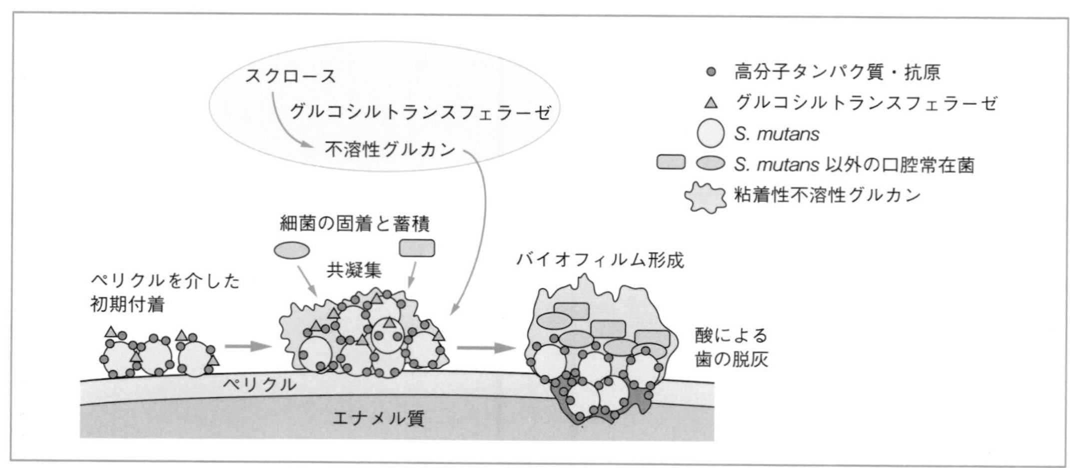

図 4-20　口腔レンサ球菌によるバイオフィルム形成機序[17)]

表 4-27　主な発酵性糖質

単糖	グルコース（ブドウ糖）
	フルクトース（果糖）
二糖類	マルトース（麦芽糖）
	スクロース（ショ糖）
	ラクトース（乳糖）

3）酸産生能

ミュータンスレンサ球菌は，単糖・二糖を利用して，酸を産生する．**表 4-27** に酸産生の基質となる主な発酵性糖質を示す．このほかに，デンプンやデキストリンも，唾液中 α アミラーゼによりマルトースやグルコースなどに分解され，酸産生の基質となる．

4）耐酸性能

ミュータンスレンサ球菌は耐酸性能をもち，酸性環境下においても生存・増殖し続けることが可能である．

線毛様タンパク，GTF，酸産生能，耐酸性能などの因子・性状をあわせもつことがミュータンスレンサ球菌のう蝕病原性を担っており，いずれか 1 つが欠けてもう蝕には至らない．

3. プラーク生態系とう蝕病原性

ミュータンスレンサ球菌のう蝕病原性には，ミュータンスレンサ球菌以外にどのような菌がプラーク中に存在するか，プラーク中の酸性度といったプラーク生態系の環境も深く関与する．

発酵性糖質を頻回，長期間に摂取するとプラーク生態系は酸性環境となり，酸性環境が続くと，ミュータンスレンサ球菌の酸産生能と耐酸性能が増強される．その結果，ミュータンスレンサ球菌だけが増殖し，う蝕病原性の高いプラーク生態系へとシフト（遷移）する．

このシフトは可逆的で，プラーク生態系が中性環境に戻れば，う蝕病原性は下がる．

国試に出題されています！

問　口腔細菌と病原性の組合せで正しいのはどれか．2 つ選べ．（第 26 回 /2017 年）

a　*Lactobacillus casei* ─酸産生
b　*Streptococcus sobrinus* ─毒素産生
c　*Fusobacterium nucleatum* ─グルカン合成
d　*Porphyromonas gingivalis* ─タンパク質分解酵素産生

答　a，d

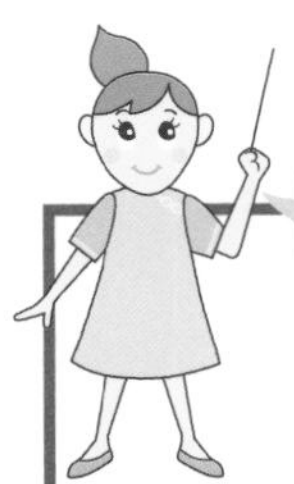

国試に出題されています！

問　*Streptococcus mutans* の産生する不溶性グルカンで正しいのはどれか．（第 28 回 / 2019 年）

a　フルクトースが連結している．
b　不溶性は α1-3 結合の存在による．
c　グルコースを基質として合成する．
d　フルクトシルトランスフェラーゼで合成される．

答　b

Ⅳ編　感染と免疫

歯周病原菌

Ⅰ 歯周病

特定の細菌（歯周病原菌，歯周病関連菌）の感染による歯周組織に発症した炎症性疾患である．歯周病関連細菌が棲む歯肉縁下の環境は，酸素が少なく，主に栄養源は歯肉溝液中のタンパク質成分である．歯周病関連細菌は，グラム陰性嫌気性桿菌である．グラム陰性菌の共通点は，細胞成分としてのLPS（lipopolysaccharide：リポ多糖）の存在がある．

Ⅱ 歯周病原菌（表4-28）

1．Red Complex

重度歯周炎に関する3菌種はRed Complexとよばれ，この細菌群の共通点としてトリプシン様酵素活性がある．

・*Porphyromonas gingivalis*
・*Tannerella forsythia*
・*Treponema denticola*

2．歯周病関連細菌

・*Porphyromonas ginigivalis*
・*Prevotella intermedia*
・*Aggregatibacter actinomycetemcomitans*
・*Tannerella forsythia*
・*Treponema denticola*（口腔スピロヘータ）
・*Fusobacterium nucleatum*

Ⅲ 歯周病の分類

1．歯肉炎

歯肉の炎症，歯槽骨の吸収なし．多量のプラークによる．

2．慢性歯肉炎

放線菌，*Prevotella intermedia* が関係する．

3．妊娠性歯肉炎／思春期性歯肉炎

女性ホルモンを成長因子とする *Prevotella intermedia* が関係する．

4．急性壊死性潰瘍性歯肉炎（ANUG）

免疫力低下した状態で発症（HIV感染者／AIDS患者に多くみられる）．*Prevotella intermedia* が関係する．

5．慢性歯周炎

生活習慣病として40歳以上の日本人80％が罹患している．複数の歯周病原菌が関連している．

6．侵襲性歯周炎

若年者に多く，限局型と広汎型があり，限局型では永久歯前歯／第一大臼歯のみ著しい歯槽骨吸収．下記の細菌が関係している．

・*Aggregatibacter actinomycetemcomitans*
・*Porphyromonas ginigivalis*

Ⅳ 歯周病原細菌の性質

1．*Porphyromonas*（ポルフィロモナス） *ginigivalis*（ジンジバリス）

短桿菌であり，血液を含む培地で黒色～暗褐色の特徴的なコロニーを形成する．慢性歯周炎から高頻度に分離され，強い悪臭を放つ．**黒色色素産生**嫌気性桿菌．

［歯周病原性に関わる因子］

①付着能：線毛，ベジクル→宿主細胞や赤血球への付着・ほかの細菌との共凝集
②莢膜：食細胞→白血球，マクロファージの食作用に抵抗

③タンパク質分解酵素：トリプシン様酵素（**ジンジパイン**）→歯周組織を直接的に障害
④ LPS；グラム陰性菌の外膜成分→直接・間接的な骨吸収作用がある．

2. *Aggregatibacter*（アグレガティバクター） *actinomycetemcomitans*（アクチノミセテムコミタンス）

ヒトの侵襲性歯周炎の原因菌．通性嫌気性桿菌．短桿菌であり，コロニーは白色を示す．外毒素として，白血球毒素（ロイコトキシン），細胞致死膨化毒素（CDT）を産生し，細胞を膨化させる．LPS は *Porphyromonas gingivalis* と同様に内毒素活性が強い．

3. *Prevotella*（プレボテラ） *intermedia*（インターメディア）

歯肉溝，歯周ポケット内から分離される**黒色色素産生細菌**．短桿菌であり，*Porphyromonas gingivalis* と同様に歯周病原性がある．*Porphyromonas gingivalis* との相違点：糖の利用．健康な歯肉溝から歯周病の病巣ポケットまで広く分布する．急性壊死性潰瘍性歯肉炎・歯周炎からスピロヘータとともに分離される．**女性ホルモン**（プロゲステロン，エストラジオール）**により発育が促進**→妊娠性，思春期性歯肉炎の原因となる．

4. *Fusobacterium*（フゾバクテリウム） *nucleatum*（ヌクレアタム）

赤血球凝集能およびほかの細菌との凝集能がある．プラークの成熟化，ほかの歯周病関連菌の定着を助ける．

5. *Tannerella*（タネレラ） *forsythia*（フォーサイシア）

慢性歯周炎，特に進行期の歯周病巣から多く分離される．強いトリプシン様酵素活性をもち，LPS の内毒素活性がある．

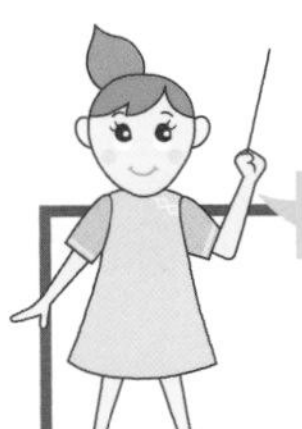

国試に出題されています！

問　*Porphyromonas gingivalis* の特徴はどれか．１つ選べ．

a　莢膜をもつ．
b　非溶血性を示す．
c　通性嫌気性菌である．
d　ロイコトキシンを産生する．

答　a

表 4-28　歯周病原菌の病原因子

分類	病原因子	働き
Porphyromonas gingivalis		
付着能	細菌表層の構造物（LPS，ベジクル，莢膜，線毛）	宿主細胞に付着
タンパク質分解酵素	コラゲナーゼ	歯周組織を直接的に障害する
	トリプシン様酵素；ジンジパイン	歯周組織を直接的に障害する
	免疫グロブリン切断酵素	
	線維素溶解酵素	コラーゲン線維の再生阻害
内毒素（LPS）	直接的，間接的に骨吸収	内毒素活性が高い
代謝産物	硫化水素	細胞毒性
	脂肪酸	細胞毒性
Prevotella intermedia		
タンパク質分解酵素	コラゲナーゼ	歯周組織を直接的に障害する
	免疫グロブリン切断酵素	
	線維素溶解酵素	コラーゲン線維の再生阻害
内毒素（LPS）	直接的，間接的に骨吸収	内毒素活性が高い
代謝産物	脂肪酸	細胞毒性
Aggregatibacter actinomycetemcomitans		
付着能	細菌表層の構造物	宿主細胞に付着
タンパク質分解酵素	線維素溶解酵素	コラーゲン線維の再生阻害
外毒素	白血球毒素（ロイコトキシン）	食細胞を障害
	細胞膨化致死毒素（CDT）	歯周組織を障害
内毒素（LPS）	直接的，間接的に骨吸収	
代謝産物	脂肪酸	細胞毒性
Tannerella forsythia		
タンパク質分解酵素	トリプシン様酵素	歯周組織を直接的に障害する
内毒素（LPS）	直接的，間接的に骨吸収	
代謝産物	脂肪酸	細胞毒性
Treponema denticola		
付着能	運動性	害的に働くものから回避／栄養物のあるところへ移動
タンパク質分解酵素	トリプシン様酵素	歯周組織を直接的に障害する
内毒素（LPS）	直接的，間接的に骨吸収	
代謝産物	脂肪酸	細胞毒性
Fusobacterium nucleatum		
内毒素（LPS）	直接的，間接的に骨吸収	
代謝産物	硫化水素	細胞毒性
	脂肪酸	細胞毒性

V
編

生体と薬物

疾病の成り立ち及び回復過程の促進 ③

SECTION 1

医薬品の分類

Ⅰ 医薬品医療機器等法

医薬品，医療機器等の品質，有効性及び安全性の確保等に関する法律〈医薬品医療機器等法〉では，医薬品，医薬部外品，化粧品，医療機器などについて，それぞれ定義している．

1. 日本薬局方および局方医薬品

日本薬局方は**厚生労働大臣**が定めた医薬品の規格基準書のこと．日本薬局方に収載されている医薬品を**日本薬局方医薬品**（局方医薬品，局方品）とよび，収載されていない医薬品は**日本薬局方外医薬品**（局方外医薬品，局外品）とよばれて区別される．医薬品医療機器等法では，医薬品とは日本薬局方に収められているものをいう．

2. 医療用医薬品

医師・歯科医師の処方せんや指示による使用が義務づけられている医薬品のこと．処方せんや指示がなければ販売できないものを**処方せん医薬品**，処方せんがなくても，販売せざるを得ない場合に薬剤師による販売が可能なものを**処方せん医薬品以外の医療用医薬品**という．

3. OTC 医薬品

自分で選んで買うことができる市販の医薬品のこと．**要指導医薬品**と**一般用医薬品**に分類される．要指導医薬品は，安全性に関する調査期間中の医薬品や毒薬・劇薬のうち，厚生労働大臣が指定する医薬品をいう．

4. 医薬部外品・化粧品

1）医薬部外品

医薬品医療機器等法に定められた医薬部外品は，不快感や口臭・体臭の防止，育毛や除毛の目的で使用されるものなどである．歯科では，歯肉・歯周炎の予防，歯石の沈着防止，う蝕の発生や進行の予防，口臭の予防などを目的とした成分を配合した歯磨剤（薬用歯磨剤）などがある．容器には「医薬部外品」の表示が必要である．

2）化粧品

化粧品は，医薬部外品よりも成分の効果が穏やかで，身体の美しさや魅力を増すのに用いられる．薬用歯磨剤以外の一般の歯磨剤は，化粧品に分類される．

Ⅱ 毒薬・劇薬

生体に有害な影響を与えるとの理由で厚生労働大臣が指定する医薬品をいう．医薬品医療機器等法にて，表示や保管が制限されている（**図 5-1**）．医薬用外の毒物や劇物も「毒物及び劇物取締法」で規制されており，表示や保管が定められている．毒薬・劇薬は**他の医薬品と区別して保管**する必要があるが，さらに**毒薬には施錠**が求められる．

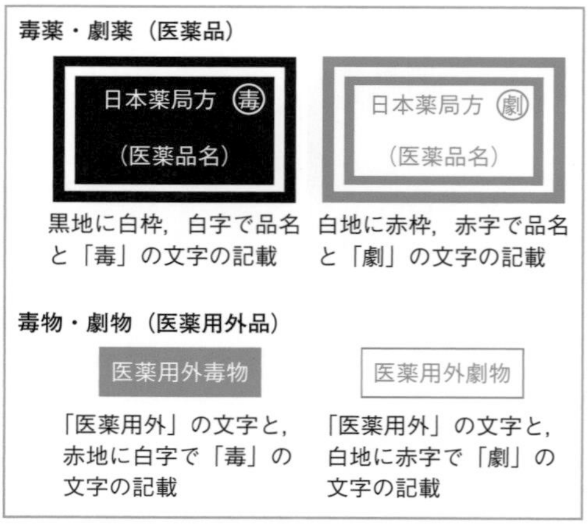

図 5-1　毒薬・劇薬（医薬品）と毒物・劇物（医薬用外）の表示

Ⅲ 麻薬・向精神薬・覚せい剤

1. 麻薬

麻薬は中枢神経系に作用して精神機能に影響を及ぼす薬物であり，**依存性**や**耐性**が形成される（p.204～205 参照）．麻薬の乱用は社会に大きな影響を与える恐れがあることから，「麻薬及び向精神薬取締法」で規制されている．麻薬の容器や被包には㊋の記号を記載しなければならない．保管する際には，麻薬以外の医薬品（覚せい剤を除く）とは区別し，**施錠**しなければならない．

2. 向精神薬

向精神薬は，中枢神経系に作用して精神機能に影響を及ぼす薬物のうち，依存性があるものとして麻薬及び向精神薬取締法で規制されている薬物をいう．向精神薬の容器や被包には㊌の記号が記載されなければならない．保管場所に業務従事者がいないときには，保管場所は施錠する．

3. 覚せい剤

中枢神経を刺激して幻覚や妄想などの精神症状を発現する薬物として，覚せい剤がある．覚せい剤は「覚せい剤取締法」によって，その使用や必要な取り締まりが規定されている．

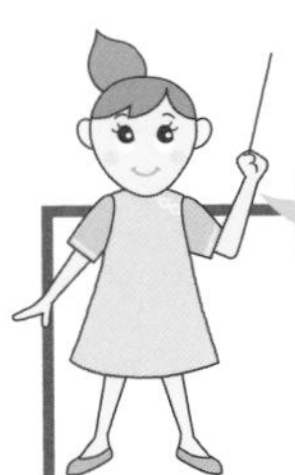

国試に出題されています！

問　医薬品表示の図を別に示す．

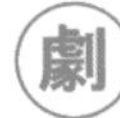

法令で定められている保管条件はどれか．１つ選べ．（第 29 回 /2020 年）

a　遮光
b　施錠
c　防湿
d　冷蔵

答　b

SECTION 2

医療と薬物

I 薬物療法の種類

薬物を用いて病気（疾病）の治療を行うことを薬物療法という．薬物療法は目的によって**原因療法**，**対症療法**，**補充療法**，**予防療法**の４つに分類することができる（**表 5-1**）．

1．原因療法

病気の原因を根本的に取り除くための薬物療法のこと．

2．対症療法

病気の原因を取り除くことはできないが，症状を和らげるなどして生体の負担を軽減させて自然治癒力を高める薬物療法のこと．

3．補充療法

生体に必要な物質の不足を原因とする病気に対して，それらを補う薬物療法のこと．

4．予防療法

病気を予防するために行う薬物療法のこと．

表 5-1　薬物療法の種類

薬物療法	薬物	対象者
原因療法	抗菌薬，抗癌薬，解毒薬	患者
対症療法	解熱薬，鎮痛薬，抗炎症薬	
補充療法	ホルモン，ビタミン，ミネラル	
予防療法	ワクチン	健康者

II 薬理作用の基本形式

薬物が生体に及ぼす影響を薬理作用という．その形式により**興奮作用**，**抑制作用**，**刺激作用**，補充作用，抗病原微生物作用（抗感染作用）などに大別される．

1．興奮作用と抑制作用

薬物が特定の細胞，組織，器官に働いてその機能を高める作用のことを興奮作用という．集中力を高める効果で知られるカフェインによる中枢神経の興奮作用などがある（p.211 参照）．

興奮作用とは逆に，薬物が特定の細胞，組織，器官に働いてその機能を抑える作用を抑制作用という．

2．刺激作用

薬物が**非選択的**に作用し，組織や器官に機能的，形態的変化を与えること．

III 薬理作用の分類

薬理作用は治療の目的，薬物が体内で作用する範囲，作用発現の時間などから分類できる．

1．主作用と副作用

治療の目的として用いられる作用を**主作用**といい，それ以外の，治療の目的には不必要な作用を**副作用**という．例えば，催眠薬による眠気は主作用であり，抗アレルギー薬の服用による眠気は副作用である（p.209 参照）．

2．局所作用と全身作用

薬物を適用した部位に限局して発現する作用を局所作用といい，適用した薬物が血流を介して全身の組織に運ばれて発現する作用を全身作用という．

3．直接作用と間接作用

生体に直接起こる作用を直接作用といい，その結果として直接作用に続いて起こる作用を間接作用という．

身体と薬物

Ⅰ 薬物の作用機序

薬物には，受容体（レセプター）に結合して作用するものと，受容体に結合しないで作用するものがある．

1．受容体に結合して作用する薬物

細胞の受容体には，細胞膜，細胞内，あるいは核内に存在するものがある．受容体に結合する薬物をリガンドとよぶ．細胞膜受容体にはイオンチャネル内蔵型受容体，Gタンパク質共役型受容体，酵素共役型受容体があり，水溶性の薬物が結合する．細胞内受容体や核内受容体は，薬物が細胞膜を通過して作用するため，脂溶性の薬物が結合する．受容体に結合すると薬理作用を発揮する薬物を**作用薬（作動薬，アゴニスト）**，受容体に結合しても薬理作用を発揮しない薬物を**拮抗薬（遮断薬，アンタゴニスト，ブロッカー）**という．

2．受容体に結合しないで作用する薬物

DNAやRNA，タンパク質などに作用する薬物のこと．

Ⅱ 薬物の適用方法

薬物の適用方法には，作用部位の近くに直接適用する**局所適用**と，吸収されたのちに血流を介して全身に分布してから作用させる**全身適用**がある．

1．経口投与

いわゆる**内服**のことであり，通常は全身への作用を目的とする．薬物が胃や小腸粘膜から吸収されると，肝臓に向かう門脈に入り，肝臓で代謝を受けた後に全身循環に向かう．このため，一部しか有効な形態で全身に循環されないことも多い（**生体利用率の減少**）．これを**初回通過効果**という．

経口投与された薬物が活性型のままで血液中に移行する割合を**バイオアベイラビリティ（生物学的利用能）**という．経口投与は最高血中濃度に達する時間が遅く，到達濃度も注射投与に比べて低いが，持続時間は長い（**図5-2**）．

2．舌下投与

舌下部に薬物を適用して吸収させる方法である．口腔粘膜に分布する静脈は門脈に入らないため，吸収された薬物は**直接全身循環に入る**ことになり，初回通過効果の影響を受けない．狭心症治療薬であるニトログリセリンはこの投与経路を用いる．

同じように口腔粘膜から吸収させる薬物の形状として，**バッカル錠**がある．頬と歯肉の間に錠剤を挟み，徐々に溶解させて吸収させる．

3．直腸内投与

坐薬として肛門に挿入して直腸粘膜から吸収させる方法である．直腸下部粘膜に分布する静

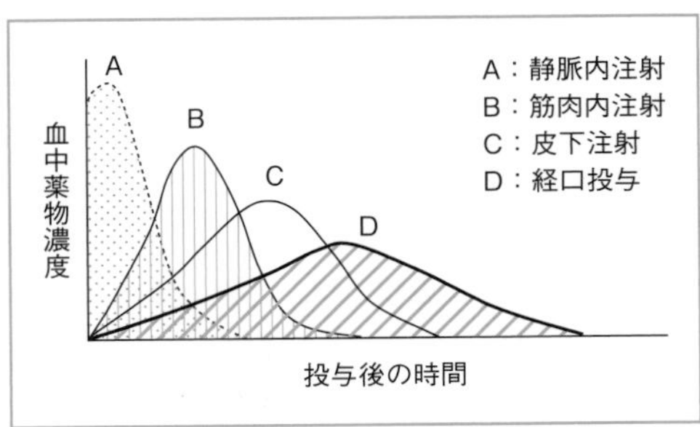

図5-2　適用方法による血中薬物濃度曲線の違い
静脈内注射した薬物の吸収率は100%と考えられることから，静脈内注射による曲線の網かけ部の面積Aと，経口投与による曲線の斜線部の面積Dの割合（D/A）は生物学的利用能に相当する．

脈は門脈に入らないため，吸収された薬物は**直接全身循環に入る**．鎮痛薬や解熱薬である酸性非ステロイド性抗炎症薬は，坐薬としても使用される．

4．静脈内注射

静脈内に薬液を注入する方法である．投与直後に最高血中濃度が得られることから，作用発現は最も速いが，持続時間が短く，**有害作用の危険性が高い**（**図 5-2**）．

5．筋肉内注射

筋肉内に薬液を注入する方法である．太い血管がないため静脈内注射に比べて吸収速度が遅いが，皮下注射よりは速い（**図 5-2**）．

6．皮下注射

皮下の結合組織に少量の薬液を注入する方法である．注射投与の中では吸収が遅いが，持続時間は比較的長い（**図 5-2**）．

7．そのほかの適用方法

1）口腔粘膜や咽頭粘膜への局所適用

洗口剤や含嗽剤（がんそうざい），トローチ剤，口腔用軟膏などは，局所作用を目的に投与される．

2）気道上皮への適用（吸入）

全身麻酔のうち吸入麻酔薬（笑気）の適用方法として知られ，吸収速度が静脈内注射に次いで速い．局所作用を目的とした適用として，気管支喘息治療薬の吸入がある．

3）骨膜下注射

歯科で用いる浸潤麻酔法の 1 つであり，局所麻酔として用いられる．

Ⅲ 薬物動態

薬物が生体内に**吸収**され，組織に**分布**して作用し，その後，肝臓などで**代謝**されて体外に**排泄**されるまでの一連の過程を**薬物動態**という．

1．吸収

投与された薬物が生体膜を通過して循環血液の中に入ることをいう．脂溶性の薬物は通過しやすい．直接循環血液に薬物を投与する静脈内投与には，吸収の過程はない．

2．分布

血液中の薬物が全身の組織に移行することをいう．薬物が組織で作用するには，生体膜を通過しなければならない．**非イオン型**（非解離型，非遊離型）の薬物は**受動拡散**によって生体膜を通過しやすく，イオン型（解離型，遊離型）の薬物は通過しにくい．一方，組織で作用するためには，薬物はイオン型である必要がある（p.214 参照）．また，血中の薬物には，アルブミンなどの**血漿タンパク質**との結合率が高いものがあり，これらは受動拡散による生体膜の通過ができない．

生体には**血液脳関門**，血液脳脊髄液関門，血液胎盤関門などがあり，水溶性の薬物を通さない特別な関門である．

3．代謝

組織での作用が終わった薬物は，代謝されて排泄されやすい水溶性の物質に変化する．薬物代謝は主に**肝臓**で行われる．肝臓での代謝には，**薬物代謝酵素** CYP（チトクローム P-450）による酸化，還元酵素による還元，エステラーゼによる加水分解，グルクロン酸や硫酸が結合する抱合がある．

4．排泄

体外に薬物が排出される主な排泄経路には，腎臓から尿中への経路と，胆汁から腸管を経て便中へ向かう経路がある．ほかにも，吸入麻酔薬の肺からの排泄や，水銀の唾液中への排泄，塩化物の汗腺からの排泄などがある．

5．薬物動態パラメーター

1）生物学的半減期

血液中の薬物は，代謝と排泄を受けて時間とともに指数関数的に減少する．薬物の血中濃度を対数で示すと**図 5-3** のようになる．ある時点での薬物の血中濃度が半分の濃度になるまでの時間を**生物学的半減期**といい，**図 5-3** で薬物の血中濃度が 4 から 2 に半減するまでの時間は y

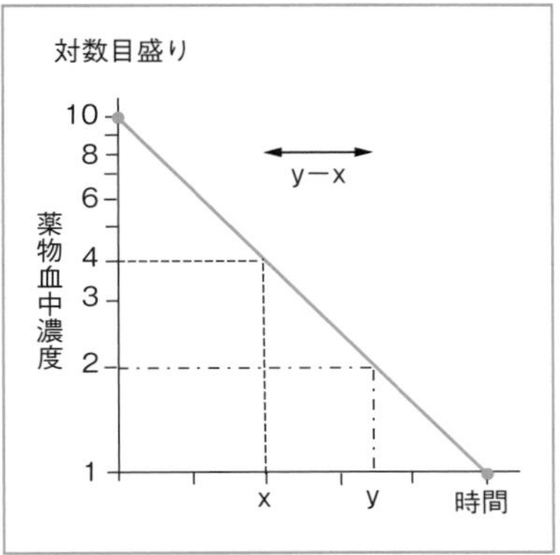

図 5-3　薬物血中濃度推移グラフ
薬物血中濃度が半減するまでにかかった時間（y−x）が生物学的半減期である.

−x として求めることができる．生物学的半減期の長い薬物は，持続時間が長い薬物である．

2) クリアランス

薬物を血液中から除去する処理能力のことをいう．**単位時間あたりに薬物を除去できる血液量（容積）**で示す．

Ⅳ 薬理作用に影響を与える因子

1. 薬物の用量と薬用量の用語

用量とは，薬物の投与量のことをいう．用量が少なすぎて薬理効果が期待できない量を**無効量**，薬理効果が現れる最小量を**最小有効量**，有効量の上限であり毒性を示さない最大量を**最大有効量**，動物やヒトが死亡する最小量を**最小致死量**という．

毒性が発現する量を**中毒量**といい，**最小中毒量**（最大有効量以上の用量）から中毒症状が現れても死亡することはない最大量である**最大耐量**までの量をさす（**図 5-4**）．

2. 用量-反応曲線と治療係数

用量-反応曲線は，横軸を用量，縦軸を反応で表したグラフである（**図 5-4**）．縦軸が効果率のときを**用量有効率曲線**といい，縦軸が死亡率になると**用量致死率曲線**という．集団の 50 % に効果が得られる用量が **50 % 有効量（ED_{50}）**であり，50 % が死亡する用量が **50 % 致死量（LD_{50}）**である．

LD_{50} と ED_{50} の比（ED_{50}/LD_{50}）を**治療係数**といい，その値が大きいほど安全性が高い薬物であることを示す．一般に，治療係数を**安全域**とよぶことが多い．

3. 生体の感受性

薬理作用は，生体側の要因や適用経路，剤形の影響を受ける．

1）生体側の因子

①個体差
②性差
③年齢
④遺伝的要因：代謝酵素の異常などにより薬物に対する異常な反応を示すこと
⑤疾病
⑥栄養状態

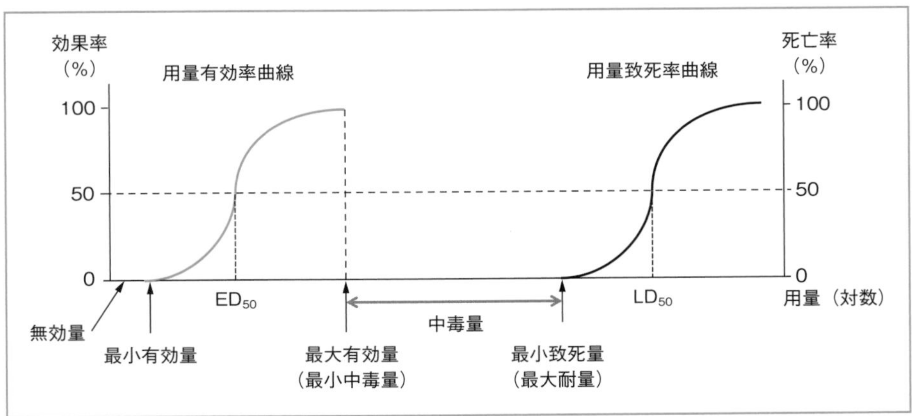

図 5-4　用量-反応曲線

Ⅴ編　生体と薬物

⑦**プラセボ効果：偽薬**で出現する薬理効果のこと

2）薬物側の因子

①用量

②適用経路と初回通過効果，生物学的利用能

③剤形

Ⅴ 薬物の併用による相互作用

2種類以上の薬物を同時に投与することを**併用**といい，治療効果を高める以外にも，副作用を軽くすることを目的に行われる．

1．協力作用

薬物の併用により単独投与よりも効果が増大することを**協力作用**という．併用による薬物の作用が，それぞれの薬物の作用の和（足し算）になる**相加作用**と，和以上の作用が得られる**相乗作用**がある．

2．拮抗作用

薬物の併用により作用が低下あるいは消失することを**拮抗作用**という．作用薬と拮抗薬を併用すると，作用薬が受容体から追い出されて作用薬の働きが低下する．しかし，作用薬の濃度を上昇させると，逆に拮抗薬を追い出すことができて作用薬の反応率が回復し，最終的には100％に達する（**図5-5 A**）．このような拮抗薬を**競合的拮抗薬**という．

一方，拮抗薬が作用薬とは異なる部位に結合する**非競合的拮抗薬**の場合，作用薬の濃度を上昇させても作用薬の反応率は完全には回復しない（**図5-5B**）．

3．薬物相互作用

薬物の体内動態の過程で生じる相互作用を，薬物動態学的相互作用という．たとえば，抗菌薬のうち，**テトラサイクリン系抗菌薬**（ドキシサイクリンやミノサイクリン）や**ニューキノロン系抗菌薬**（オフロキサシン）などは，Mg^{2+}，Ca^{2+}，Fe^{2+}，Al^{3+}などの**陽イオンを含んだ制酸薬**や**鉄剤**，**乳製品**と併用すると，不溶性になって消化管からの吸収が低下し，血中薬物濃度が著しく低下する（**図5-6**）．

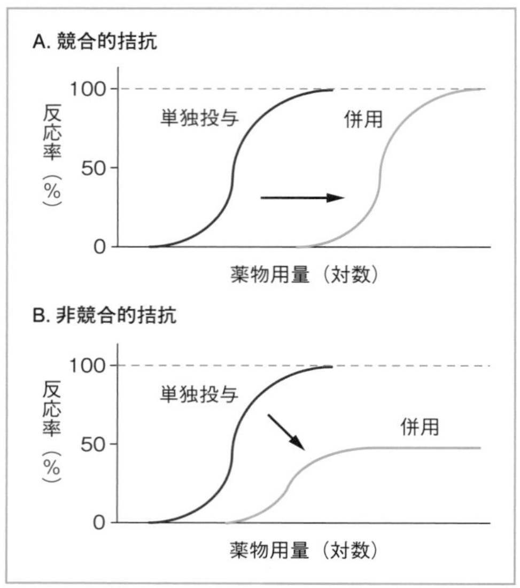

図5-5　競合的拮抗と非競合的拮抗

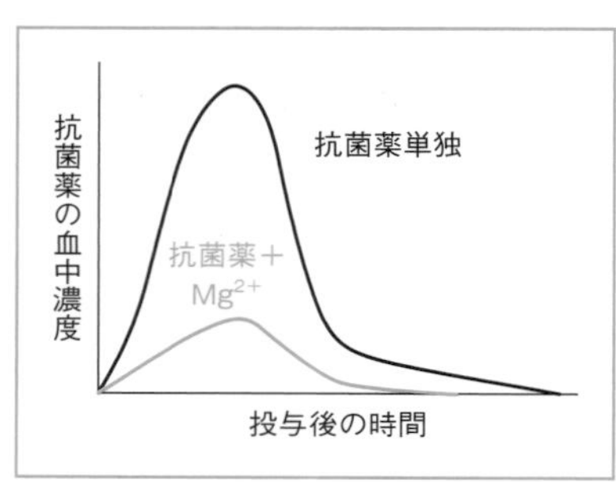

図5-6　薬物動態学的相互作用の例

Ⅵ 薬物の連用

薬物を繰り返し適用することを**連用**という．連用によって，単回適用ではみられない作用が生じることがある．

1．蓄積

薬物の連用によって血液中の薬物の濃度が上昇していくことを**蓄積**という．投与量が多すぎる，または投与間隔が短いことで起こり，薬物の**作用が増強**される．

2．耐性

薬物を繰り返し適用することで生体の薬物に

対する反応性が低下し，初期の投与量では効果が十分に出ないことを**耐性**という．

3. 依存

薬物によって快感などを得た結果，治療目的ではなくてもその薬物を摂取したいとの欲求が生じて，薬物摂取がやめられなくなることを**依存（薬物依存）**という．

Ⅶ ライフステージと薬物

薬物は，乳幼児から高齢者までの幅広い年齢の人に投与されるため，対象者の特徴を理解しておく必要がある．

1. 小児への薬物投与

小児は成人に比べて体が小さいだけでなく，薬物代謝に重要な肝臓や腎臓が発達中のため，薬物に対する感受性が高く，一般的に薬物投与量は成人よりも少なくする．

小児の薬用量の決定には，**Augsberger の式**や，成人に対する投与量を 1 とした時の小児の薬用量を年齢ごとに計算した **von Harnack の換算表**が用いられる．

【Augsberger の式】

$$\text{小児薬用量} = \frac{\text{小児の年齢} \times 4 + 20}{100} \times \text{成人量}$$

2. 高齢者への薬物投与

加齢に伴い薬物動態にも変化が生じ，副作用の発現が増加する（**表 5-2**）．加えて，加齢に伴う認知機能や視力，聴力の低下により，**服薬アドヒアランス**（患者が積極的に服用薬物の決定に参加し，その決定に従って治療を受けること）が低下しやすく，副作用発現の原因になる．

3. 妊婦への薬物投与

妊婦に投与した薬物は，血液胎盤関門を通過して胎児に影響を与える可能性がある（**表 5-3**）．

表 5-2　加齢による薬物動態の変化

過程	変化
吸収	影響は少ない
分布	水分量の減少による水溶性薬物の血中濃度上昇に伴い作用が増強
	体脂肪増加による脂溶性薬物の蓄積に伴い作用が増強
	肝機能低下による血清アルブミンの減少と，それに伴う遊離型薬物の増加による作用の増強
代謝	肝臓や腎臓の機能低下による遅延
排泄	腎臓の機能低下による遅延

表 5-3　妊娠時期と薬物の影響

過程	変化
受精前〜妊娠 3 週未満	ダメージは修復される
妊娠 4 週以降 7 週未満	胎児の薬物感受性が高く，**催奇形性**に注意する必要がある
妊娠 8 週以降 12 週未満	主要な器官形成は終わっているが，口蓋や性器の形成は継続しているため，**先天異常**に注意する必要がある
妊娠 13 週以降	胎児の形態異常は起こらないが，**機能障害**が起こる可能性はある

Ⅷ 薬物の副作用と有害作用

副作用は治療の目的には不必要な作用をいい，必ずしも有害であるとは限らない．有害作用は，薬用量で使用していても発生する有害な作用を意味する．

1. 歯科領域における薬物の有害作用

1）歯肉増殖症

抗てんかん薬（**フェニトイン**），免疫抑制薬（**シクロスポリン**），高血圧治療薬として用いられる**カルシウム拮抗薬**の**ニフェジピン**は，歯肉中の線維芽細胞数とコラーゲン線維の増加による歯肉増殖症を発症させることがある．

2）口腔乾燥症

唾液の分泌低下による口腔乾燥症は，**副交感神経遮断薬**（**アトロピン**，スコポラミン），**カルシウム拮抗薬**，**抗精神病薬**，**抗うつ薬**，**抗ヒスタミン薬**などでみられる．

3）歯の形成障害と着色

過剰な**テトラサイクリン**や**フッ化物**の適用は，**エナメル質形成不全**や**歯の着色**を起こす．

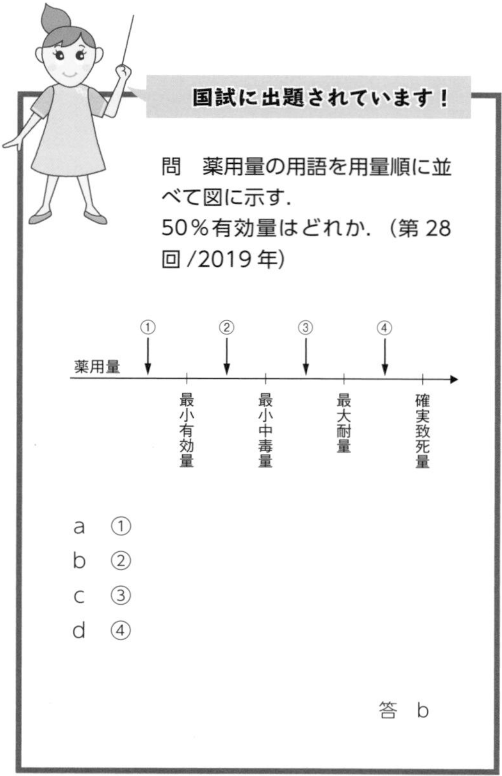

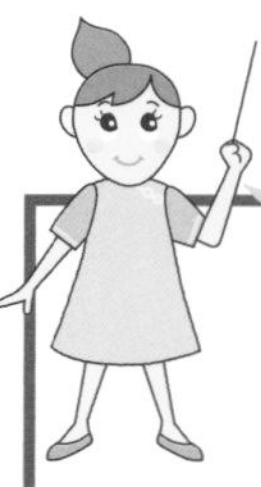

国試に出題されています！

問　薬物の性質を表に示す．

	薬物 A
血管外分布	しない
肝代謝	されない
腎糸球体濾過	されない

薬物 A の薬物動態に影響するのはどれか．1 つ選べ．（第 31 回 /2022 年）

a　腎血流量の増加
b　血管透過性の亢進
c　肝薬物代謝酵素の誘導
d　血漿タンパク質との結合

答　d

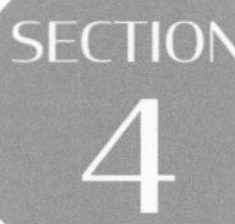

SECTION 4 薬物の取扱い

Ⅰ 処方せん〈箋〉

処方せんは，医師と歯科医師が発行する．記載事項は**厚生労働省令**において定められており，以下のものがある．

1. 患者の氏名・年齢
2. 薬物の名称（医薬品名）
3. 分量・用法・用量
4. 使用期間
5. 発行年月日と処方者の記名または署名

Ⅱ 医薬品の保存方法

1. 保存条件

医薬品などの薬物は温度や光，空気などにより品質が劣化する場合がある（**表 5-4**）．そのため，記載された保存条件に従って保存されなければならない．

表 5-4　医薬品の管理温度域

種類	温度
標準温度	20 ℃
常温	15～25 ℃
室温	1～30 ℃
微温	30～40 ℃
冷所	1～15 ℃，あるいは別に規定

2. 保存容器

医薬品の容器は，その性状や品質に影響がないものになっており，日本薬局方において，**密閉容器**，**気密容器**，**密封容器**，**遮光容器**に分類される（**表 5-5**）．

表 5-5　容器の種類

種類	特徴
密閉容器	固形の異物が混入することを防ぐ （例）紙袋・紙箱
気密容器	固形，液状の異物が混入することを防ぐとともに，薬物の損失，風解，潮解または蒸発を防ぐ （例）ガラス瓶・プラスチック容器
密封容器	気体の侵入を防ぐ （例）バイアル瓶・アンプル
遮光容器	光の透過を防ぐ （例）遮光瓶

Ⅲ 医薬品の剤形

日本薬局方では，医薬品の剤形を主に投与経路と適用部位に分類し，さらに薬物（製剤）の形状，機能，特性から細分類している（**表 5-6**）．

表 5-6　医薬品の剤形の分類

種類	適用方法	形状
内服薬	経口投与する製剤	錠剤 カプセル剤 顆粒剤 散剤
注射剤	皮下，筋肉内または静脈内に直接投与する製剤	
外用薬	内服薬と注射剤以外の，人体へ直接用いる製剤	軟膏剤 クリーム剤 坐剤 吸入剤 トローチ剤 舌下錠 バッカル錠

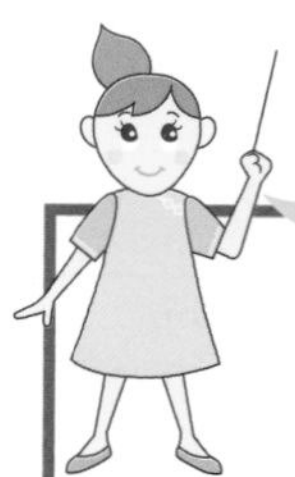

国試に出題されています！

医薬品の吸収部位と剤形との組合せで正しいのはどれか．（第21回/2012年）

a　胃――――バッカル錠
b　肺――――粉剤
c　直腸――坐薬
d　舌下部―エアゾール

答　c

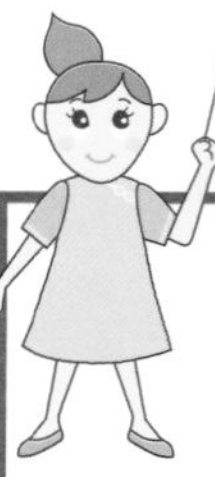

国試に出題されています！

問　薬物の保存容器の写真を示す．

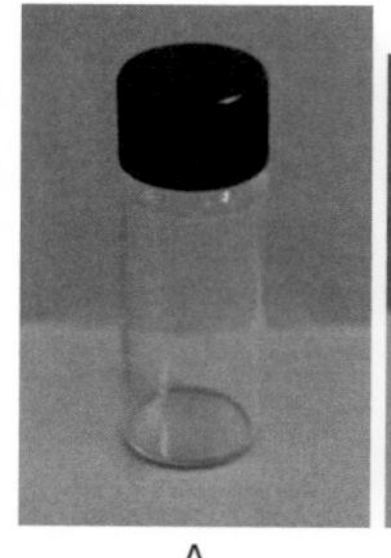

A

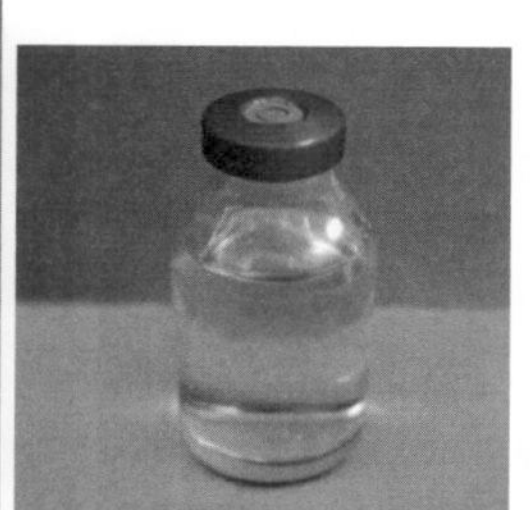

B

薬物保存の際，Aと比較してBが防止できるのはどれか．1つ選べ．（第31回/2022年）

a　光の透過
b　気体の混入
c　液状異物の混入
d　固形異物の混入

答　b

SECTION 5 中枢神経系作用薬物

Ⅰ 全身麻酔薬

神経系は，中枢神経系と末梢神経系に分類され，脳と脊髄にある神経のことを中枢神経系という．全身麻酔薬は中枢神経系に速やかに分布し，鎮痛，意識消失，筋弛緩，自律神経反射の抑制作用をもたらし，外科的侵襲におけるストレスを軽減させ，安全な手術を可能にする．脳で作用するためには**血液脳関門**を通過しないといけないため，全身麻酔薬は**脂溶性**である．全身麻酔薬には，投与経路によって**吸入麻酔薬**と**静脈麻酔薬**がある．

1．吸入麻酔薬

気道から肺胞へ吸入させるガス状の麻酔薬であり，血中に移行して中枢神経系を含む全身に分布する．常温で気体である**ガス麻酔薬**（亜酸化窒素）と，液体である揮発性麻酔薬（**セボフルラン**など）がある．亜酸化窒素は**笑気**ガスともよばれ，歯科外来治療では治療時の不安や恐怖心を和らげるために用いることがある．

2．静脈麻酔薬

静脈に直接投与する全身麻酔薬であり，迅速な全身麻酔状態が得られる．チオペンタールナトリウム（バルビツール酸系薬物）やプロポフォール，ミダゾラム（ベンゾジアゼピン系薬物），ケタミン塩酸塩（麻薬）などがある．

Ⅱ 催眠薬

不眠の治療には，中枢神経系の機能を低下させる薬物が用いられる．特に抑制性神経伝達物質GABAが作用するイオンチャネル型受容体の**$GABA_A$ 受容体**を標的とした薬物が多く，$GABA_A$ 受容体を活性化させて抑制性ニューロンの機能を亢進させる（**図 5-7**）．

1．ベンゾジアゼピン系薬物

ジアゼパムやフルニトラゼパムがあり，これらは催眠薬としての利用のほかに，抗不安薬，抗けいれん薬，鎮静薬，筋弛緩薬としても用いられる．しかし，現在の催眠薬の主流は，非ベンゾジアゼピン系薬物の**ゾルピデム**である．

2．バルビツール酸系薬物

催眠薬としての利用のほかに，抗不安薬，抗けいれん薬，鎮静薬としても用いられてきたが，依存の副作用があることから，現在では抗けいれん薬や静脈麻酔薬としての使用が主流である．

3．抗ヒスタミン薬（鎮静薬・睡眠導入薬）

抗ヒスタミン薬ジフェンヒドラミン塩酸塩は抗アレルギー薬であるが，副作用として**眠気**があることから，軽度の不眠治療や睡眠改善薬としても用いられる．

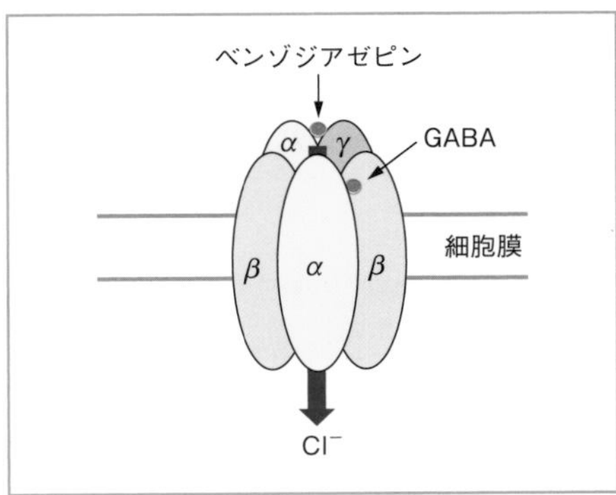

図 5-7　$GABA_A$ 受容体の構造とその作用薬
ベンゾジアゼピン系薬物やバルビツール酸系薬物は $GABA_A$ 受容体に結合して活性化する．

Ⅲ 向精神薬

向精神薬は，中枢神経系に作用して精神機能に影響を及ぼす薬物の総称である．**抗精神病薬**，**抗不安薬**，**抗うつ薬**，**抗躁薬**などがある．向精神薬は「麻薬及び向精神薬取締法」によって規制されている（p.199 参照）．

1．抗精神病薬

統合失調症の治療の中心となる薬物である．ドパミン D_2 受容体を遮断する薬物が主流となっている．歯科診療では，これらの薬物の副作用である，口腔周辺に生じる**不随運動**である**オーラルジスキネジア**やジストニア，アカシジアなどに注意が必要である．

2．抗不安薬

不安を和らげる抗不安薬は，現在は，**ベンゾジアゼピン系**抗不安薬（ジアゼパム，フルトラゼパム）やセロトニン$_{1A}$受容体部分作動薬が用いられる．

3．抗うつ薬・抗躁薬

うつ病は，気分の抑制を主症状とする疾患である．抗うつ薬は，主に神経終末にあるモノアミントランスポーターの阻害によりセロトニンやノルアドレナリンの再取り込みを抑制して，神経活動の亢進を長期化させる薬物である．**三環系抗うつ薬**や**選択的セロトニン再取り込み阻害薬**（SSRI），セロトニン・ノルアドレナリン再取り込み阻害薬（SNRI）などがある．

双極性障害は，活動的な躁状態とうつ状態を繰り返す疾患である．躁状態の時には，**炭酸リチウム**や抗てんかん薬の**バルプロ酸ナトリウム**などが用いられる．

Ⅳ 抗けいれん薬〈抗てんかん薬〉

てんかんは，興奮性と抑制性の神経伝達のバランスが崩れて過興奮状態になったことにより痙攣（けいれん）が起こる疾患である．興奮を抑えるために，GABA 作動性ニューロンの活性化や，興奮性ニューロンを抑制する薬物が用いられる．

1. GABA 作動性ニューロンを活性化する薬物

脳内の GABA 濃度を上昇させる薬物（バルプロ酸，ガバペンチン）と，$GABA_A$ 受容体を活性化する薬物がある．

1）バルプロ酸ナトリウム（バルプロ酸）

GABA 分解酵素を阻害して脳内の GABA 濃度を上昇させることで抑制性神経伝達を亢進させる．

2）ガバペンチン

脳内の GABA 量を増加させるほか，GABA トランスポーターを活性化して抑制性神経系の機能を維持する．

3）ベンゾジアゼピン系薬物とバルビツール酸系薬物

$GABA_A$ 受容体を活性化するベンゾジアゼピン系薬物やバルビツール酸系薬物は，抗けいれん薬でもある．

2．興奮性ニューロンを抑制する薬物

電位依存性 Na^+ チャネルを遮断する薬物と電位依存性 Ca^{2+} チャネルを遮断する薬物がある．

1）電位依存性 Na^+ チャネルを遮断する薬物

活動電位を抑えることで興奮性神経伝達を抑制する薬物である．**カルバマゼピン**は部分発作の第一選択薬である．**フェニトイン**は副作用として**薬物性歯肉増殖症**を起こす．

2）電位依存性 Ca^{2+} チャネルを遮断する薬物

ガバペンチンやバルプロ酸には，興奮性ニューロンの Ca^{2+} チャネルを遮断してグルタミン酸の放出を抑制する作用もある．

Ⅴ 抗パーキンソン病薬

パーキンソン病は，中脳黒質のドパミン神経細胞の脱落によって**振戦**（しんせん），筋固縮，無動などの運動症状が起こる**神経変性疾患**である．治療には，**ドパミンの補充**を目的として，ドパミンの前駆体であるレボドパ（L-dopa）やその代謝阻害薬（カルビドパ）などが用いられる．

Ⅵ 中枢神経興奮薬

中枢神経の機能を高める薬物をいい，**カフェイン**やテオフィリンなど，コーヒーなどに含まれる天然成分がある．これらは，**ホスホジエステラーゼ**を阻害して細胞内の cAMP 濃度を上昇させて気管支平滑筋を弛緩する末梢神経作用（p.212, 219 参照）や，利尿作用などもある．

Ⅶ 抗認知症薬

認知症は認知機能が低下し，日常生活に支障をきたす疾患である．アルツハイマー型認知症では脳内のアセチルコリンが減少していることから，治療薬にはアセチルコリンを分解するコリンエステラーゼの働きを阻害することでアセチルコリン濃度を高める**コリンエステラーゼ阻害薬**であるドネペジル塩酸塩などが用いられる．

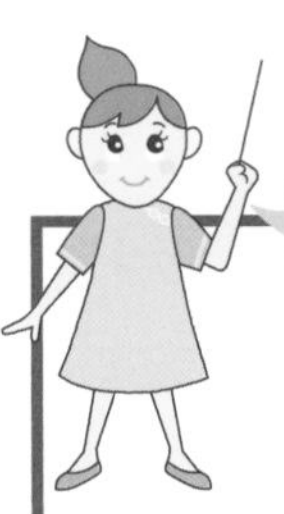

国試に出題されています！

問　脳内伝達物質で，減少が Parkinson〈パーキンソン〉病の原因となるのはどれか．1つ選べ．（第 30 回 /2021 年）

a　セロトニン
b　ドーパミン
c　アセチルコリン
d　ノルアドレナリン

答　b

国試に出題されています！

ジアゼパムを使用した時の細胞内外のイオンの動きを模式図に示す．

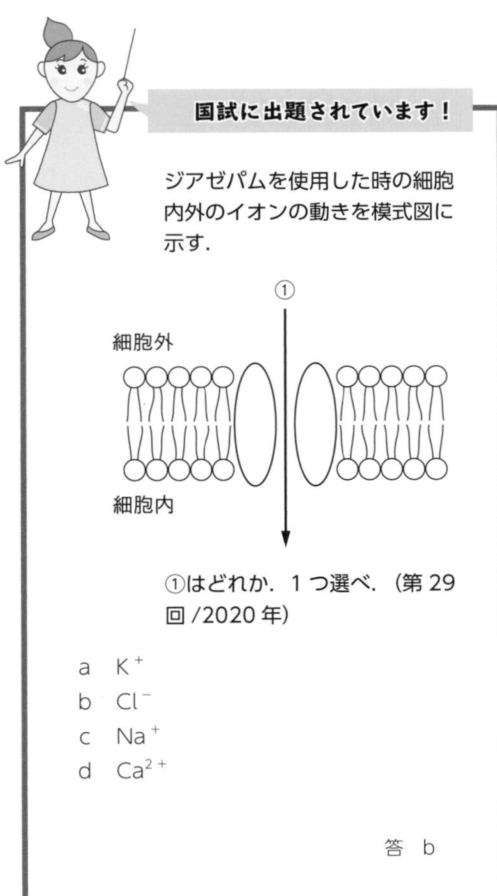

①はどれか．1 つ選べ．（第 29 回 /2020 年）

a　K^+
b　Cl^-
c　Na^+
d　Ca^{2+}

答　b

Ⅴ編　生体と薬物

SECTION 6

末梢神経系作用薬物

I 神経伝達物質

末梢神経系には，心筋，平滑筋などの不随意筋の運動を調節する**自律神経系**と，随意筋である骨格筋の運動を調節する**体性神経系**がある．自律神経系は交感神経と副交感神経に分けられ，体性神経系は運動神経と感覚神経（知覚神経）に分けられる．

筋肉の受容体に作用する神経伝達物質は，交感神経では**ノルアドレナリン**であり，副交感神経では**アセチルコリン**である．一方の，骨格筋を制御する運動神経の神経伝達物質はアセチルコリンである．なお，副腎髄質から分泌されるホルモンである**アドレナリン**も，交感神経と同様の効果を筋肉にもたらす（**図 5-8**）．

1. アドレナリン受容体

生体が産生したノルアドレナリンやアドレナリンなどのカテコラミン（天然カテコラミン），*l*-イソプレナリン塩酸塩（イソプレナリン）などの合成カテコラミンが作用する受容体がアドレナリン受容体である（**表 5-7**）．

2. アセチルコリン受容体

副交感神経から放出されるアセチルコリンが作用する受容体がアセチルコリン受容体である．存在場所によって2つに分類される．1つ

表 5-7 アドレナリン受容体に働く薬物

	薬物	作用する受容体のタイプ
作動薬	アドレナリン	α，β受容体の両方に働く
	ノルアドレナリン	主にα受容体に働く
	イソプレナリン	β受容体に働く
	サルブタモール	β受容体に働く
遮断薬	プラゾシン	α受容体を遮断する
	プロプラノロール	α，β受容体の両方を遮断する

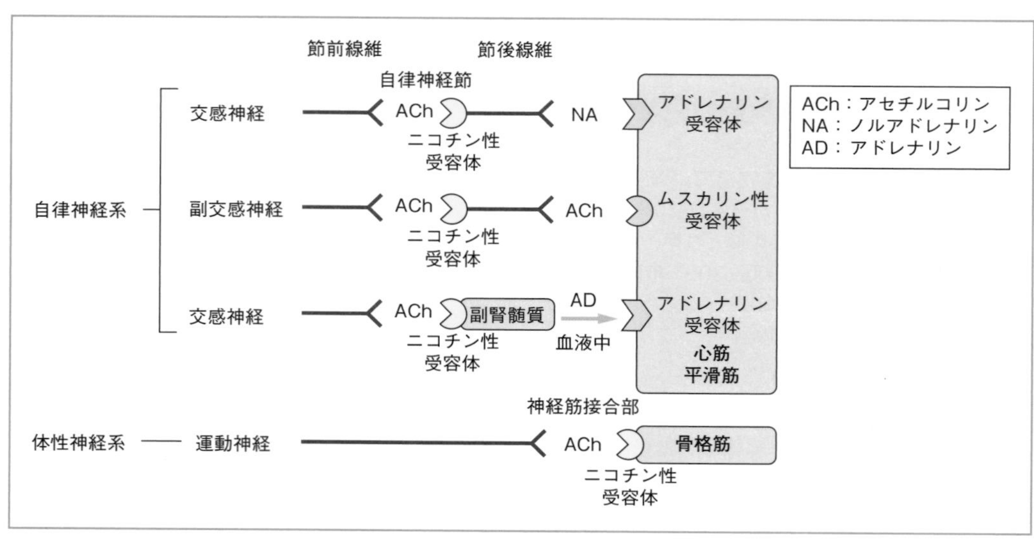

図 5-8 自立神経系と体性神経系の神経伝達物質と支配する筋肉

が自律神経節や運動神経と骨格筋が接する神経筋接合部，副腎髄質に存在する**ニコチン性受容体**である（**図 5-8**）．もう 1 つが**ムスカリン性受容体**で，副交感神経節後線維が支配する臓器に存在する（**図 5-8**）．

アドレナリン受容体とアセチルコリン受容体は各臓器において拮抗的に働く。ただし、唾液の分泌においては，どちらの受容体も促進的に働く。

Ⅱ　自律神経系作用薬

作用薬にはそれぞれ作動薬と遮断薬が存在する．

1．交感神経作動薬

交感神経節後線維が活性化した時と同じ作用を示す薬物のことをいう．アドレナリン受容体に作用する（**表 5-7**）．Ⅰ型アレルギー反応である**アナフィラキシーショック**により起こる呼吸困難やチアノーゼには，**アドレナリン**投与が有効である．

2．交感神経遮断薬

アドレナリン受容体の作用を遮断する薬物のことをいう(**表 5-7**)．α 受容体を遮断する α 遮断薬と，β 受容体を遮断する β 遮断薬に大別される．

3．副交感神経作動薬

歯科では，ムスカリン性受容体に直接作用するピロカルピン塩酸塩（ピロカルピン）が，唾液分泌障害や口腔乾燥症の治療に用いられる．

4．副交感神経遮断薬（抗コリン薬）

ムスカリン性受容体の遮断薬は**抗コリン薬**ともよばれる．アトロピン硫酸塩水和物（**アトロピン**）やスコポラミン臭化水素酸塩水和物（スコポラミン）の服用により，口腔乾燥症状が現れる．また，歯科治療における偶発症状の 1 つである血管迷走神経反射により起こる徐脈や血圧低下に対しても抗コリン薬は用いられ，心拍数が増加する．

Ⅲ　筋弛緩薬

運動神経の支配下にある骨格筋は，運動神経の終末から放出されたアセチルコリンが骨格筋のニコチン性受容体に結合すると，興奮収縮連関により収縮する（**図 5-8**）．筋弛緩薬は骨格筋の収縮を抑える働きをもつ薬物のことであり，骨格筋が弛緩することで，全身麻酔による手術の際には，深い麻酔作用がなくても手術を行うことが可能となる．筋弛緩薬には**競合性遮断薬**と**脱分極性遮断薬**がある．

競合性遮断薬のツボクラリンはアセチルコリンと競合的に拮抗することでニコチン性受容体が活性化されないようにする．脱分極性遮断薬のスキサメトニウム塩化物水和物（スキサメトニウム）はニコチン性受容体に結合して長い脱分極を起こすことで新たな刺激の伝導を阻害する．

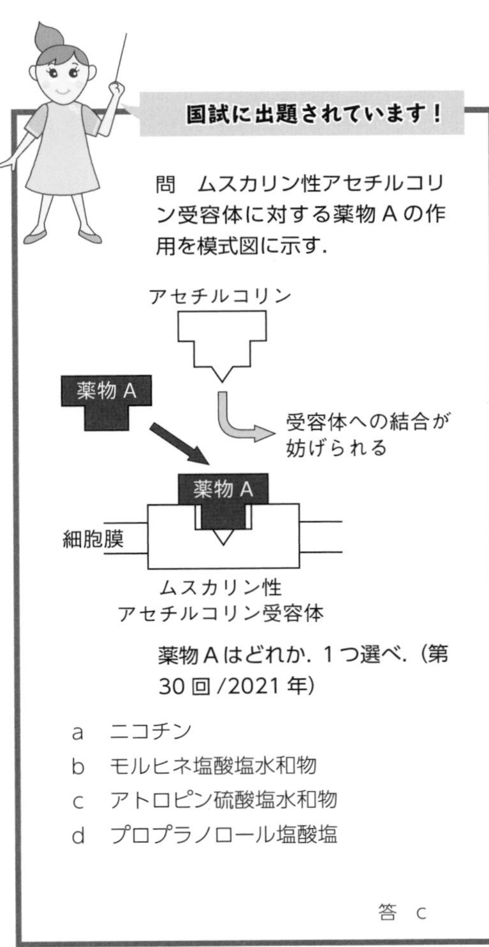

SECTION 7 局所麻酔薬

I 局所麻酔薬

適用した周辺でのみ作用させて感覚神経による痛みの伝導を遮断する麻酔薬のこと．

1．局所麻酔薬の作用機序

局所麻酔薬は，神経細胞膜の電位依存性**Na⁺チャネル**を閉じることで神経細胞の活動を抑える．局所に投与された麻酔薬は組織中で遊離塩基（非イオン型）に変化すると，神経細胞膜を通過できる．細胞内に入った非イオン型の麻酔薬のうちイオン型に戻ったものが，細胞の内側からNa^+チャネルを遮断してNa^+の流入を抑制する．これにより，痛覚の伝導が遮断される（**図5-9**）．

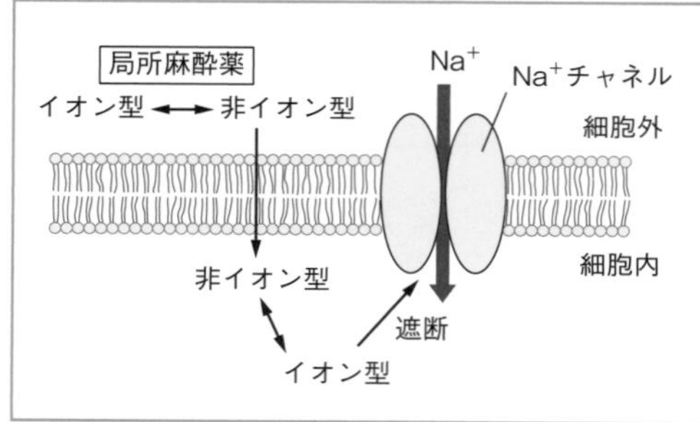

図5-9　局所麻酔薬の作用機序

2．局所麻酔薬の種類

局所麻酔薬は脂溶性の芳香族残基と親水性のアミノ基，そしてその間をつなぐ中間鎖からなる．中間鎖がエステル結合のものを**エステル型**，アミド結合のものを**アミド型**とよぶ．

1）エステル型

（1）プロカイン塩酸塩（プロカイン）

最初に合成された局所麻酔薬である．エステル型局所麻酔薬の代表薬であるが，持続時間が短い．また，組織浸透性が低いために表面麻酔には使用できない．

2）アミド型

（1）リドカイン塩酸塩（リドカイン）

表面，浸潤，伝達麻酔で適用できる，現在臨床で最もよく使用される局所麻酔薬である．作用発現が速く，持続的な効果もある．

（2）プロピトカイン塩酸塩（プロピトカイン）

プリロカインともよばれ，薬理作用はリドカインに類似する．大量投与は，ヘモグロビンが酸化される**メトヘモグロビン血症**の発症を引き起こすことがある．

3．局所麻酔薬による副作用・有害作用

1）局所的為害作用

麻酔薬の刺入部に潰瘍や壊死を生じることがある．歯科では歯肉部に発生することが多い．

2）血管迷走神経反射

恐怖による精神的ストレスに注射による疼痛刺激が加わると起こる．顔面蒼白，冷汗，呼吸抑制，徐脈などのショック症状がみられる．

3）局所麻酔薬中毒

過量投与や誤って血管内に注入した時に起こる．初期には嘔吐，悪心などが起こり，進行すると痙攣や昏睡，血圧低下などが起こり，呼吸麻痺で死亡することもある．中毒の先駆症状としては頭痛が知られる．

4）アレルギー（過敏症）

過去に投与した局所麻酔薬が抗原となり，アレルギー反応を示す可能性がある．初期には蕁麻疹様の発疹，喉頭浮腫や眼瞼浮腫などが起こる。その後，意識喪失や呼吸停止，心停止へと進行することもあることから，注意が必要である．

Ⅱ 血管収縮薬の添加

多くの局所麻酔薬には血管拡張作用があり，単独で使用すると血流量の増加から麻酔薬の吸収が促進されてしまい，持続時間の低下をきたす．そこで，血管収縮薬を添加することにより，吸収を遅延させて**麻酔持続時間の延長**を図り，麻酔薬の**作用強度（効力）を増大**させ，**麻酔使用量の減少**や**中毒の防止**に努めている．

血管収縮薬としては，交感神経作動薬である**アドレナリン**やノルアドレナリンなどが使用される（p.212 参照）．ただし，高血圧や狭心症などの患者には，交感神経系に影響を与えない**フェリプレシン**が配合されたプロピトカイン−フェリプレシン注射液を選択することがある．

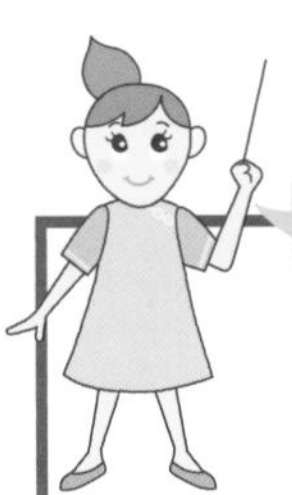

国試に出題されています！

問　歯科用局所麻酔薬で麻酔の持続時間の延長を目的に添加されているのはどれか．2つ選べ．（第 30 回 /2021 年）

a　亜硫酸塩
b　アドレナリン
c　フェリプレシン
d　メチルパラベン

答　b，c

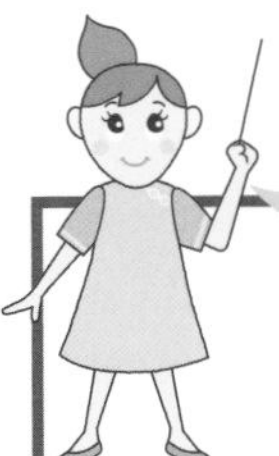

国試に出題されています！

問　局所麻酔薬にアドレナリンを添加する目的はどれか．（第 27 回 /2018 年）

a　感染の防止
b　効果の持続
c　炎症の抑制
d　不安の除去

答　b

SECTION 8

痛みと薬物

I 鎮痛薬

鎮痛薬には，オピオイド系鎮痛薬（麻薬性鎮痛薬と非麻薬性鎮痛薬），非オピオイド系鎮痛薬（酸性非ステロイド性抗炎症薬とアセトアミノフェン）がある．

1. 麻薬性鎮痛薬

モルヒネ塩酸塩水和物（**モルヒネ**）に代表される麻薬性鎮痛薬は，**μ（ミュー）オピオイド受容体**に高い親和性をもち，強力な鎮痛作用を示す．副作用として悪心・嘔吐があり，過剰投与による呼吸抑制もみられる．モルヒネは麻薬及び向精神薬取締法で㊮に指定されている．オキシコドン塩酸塩水和物（オキシコドン）やコデインリン酸水和物（コデイン），フェンタニルクエン酸塩（フェンタニル）なども㊮である．

2. 非麻薬性鎮痛薬・麻薬拮抗薬

非麻薬性鎮痛薬であるトラマドール塩酸塩（トラマドール）には，μオピオイド受容体の活性化作用やノルアドレナリンとセロトニンの再取り込み阻害作用がある．他にも非麻薬性鎮痛薬には，κ（カッパ）オピオイド受容体作動薬のペンタゾシンや，μオピオイド受容体部分作動薬・κオピオイド受容体拮抗薬のブプレノルフィンがある．この2つの薬物は単独使用では鎮痛薬として作用するが，モルヒネと併用すると，**モルヒネの作用に拮抗する麻薬拮抗薬**になる．

3. 解熱性鎮痛薬

解熱性鎮痛薬は解熱作用や鎮痛作用を示すが，抗炎症作用は非常に弱い．解熱性鎮痛薬は，ピリン系と非ピリン系に分類できる．

非ピリン系の薬物としては，**アセトアミノフェン**が代表薬である．シクロオキシゲナーゼ阻害によるプロスタグランジン合成抑制作用がほとんどないため，抗炎症作用が弱いのが特徴であり（p.217参照），歯科でも用いられる．

インフルエンザ脳症は**酸性非ステロイド性抗炎症薬**（p.218参照）との関連が指摘されており，小児の解熱や鎮痛にはアセトアミノフェンの投与が推奨されている．

4. 神経障害性疼痛治療薬

神経障害性疼痛は，末梢および中枢神経の直接的な損傷によって発生する難治性の疼痛である．帯状疱疹後神経痛や三叉神経痛などがある．第一選択薬は**プレガバリン**であり，中枢神経系の電位依存性 Ca^{2+} チャネルに結合してチャネル開口を抑制し，興奮性神経伝達物質グルタミン酸の放出を抑制して疼痛経路を遮断する．

癌細胞が神経に浸潤すると，神経障害性疼痛を生じる（**癌性疼痛**）．軽度の痛みには非オピオイド系鎮痛薬を使用するが，効果がないと，麻薬鎮痛薬が用いられる．

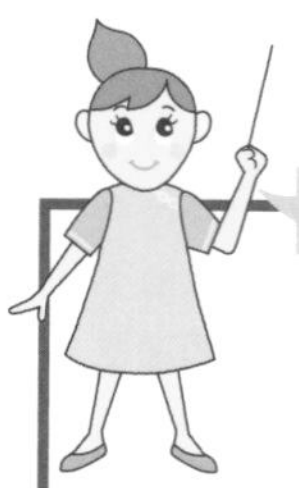

国試に出題されています！

問　インフルエンザに罹患した小児の鎮痛や解熱に適しているのはどれか．1つ選べ．（第31回/2022年）

a　アスピリン
b　メフェナム酸
c　アセトアミノフェン
d　ジクロフェナクナトリウム

答　c

炎症と薬物

Ⅰ 炎症

発赤，発熱，腫脹，疼痛，機能障害を，炎症の五大徴候という．

1．炎症の経過

炎症の過程は3期に大別できる．

1）第1期

組織の障害により，細胞から**ヒスタミン**，ブラジキニン，**プロスタグランジン類**などの，炎症症状に関与するさまざまな**ケミカルメディエーター**が遊離する．これにより血管が拡張し，発赤や局所の発熱が起こる．また，血管の透過性が亢進すると血漿成分が血管外に滲出して腫脹が起き，疼痛が生じる．

2）第2期

好中球や単球，マクロファージが浸潤し，障害部位の細菌や壊死組織などを貪食する．

3）第3期

障害を受けた部位の修復が起こる．壊死した部位では肉芽が形成され，毛細血管の新生が進み，治癒へと向かう．

2．アラキドン酸カスケード

組織の障害が起こると，細胞中で**ホスホリパーゼ A_2** が活性化され，細胞膜の**リン脂質**分子から**アラキドン酸**が遊離する．アラキドン酸からプロスタグランジン類，**トロンボキサン類**，**ロイコトリエン類**などのケミカルメディエーターが産生される．ホスホリパーゼ A_2 はステロイド性抗炎症薬の標的であり，アラキドン酸からプロスタグランジンの産生を誘導する**シクロオキシゲナーゼ**は，非ステロイド性抗炎症薬の標的である（**図5-10**）．

Ⅱ 抗炎症薬

一般に，抗炎症薬は**ステロイド性抗炎症薬**と**非ステロイド性抗炎症薬（NSAIDs）**に大別される．

1．ステロイド性抗炎症薬

ステロイド骨格をもつ副腎皮質ホルモン（糖質コルチコイド，鉱質コルチコイド）のうち，**抗炎症作用**をもつ**糖質コルチコイド**とその合成化合物（**プレドニゾロン**，デキサメタゾン，トリアムシノロンなど）を，ステロイド性抗炎症薬という．ステロイド性抗炎症薬は**脂溶性**であるため，細胞膜を通過することができる．ホスホリパーゼ A_2 を阻害することにより，アラキドン酸の産生を抑制する（**図5-10**）．抗炎症作用が強い分，副作用も強い．

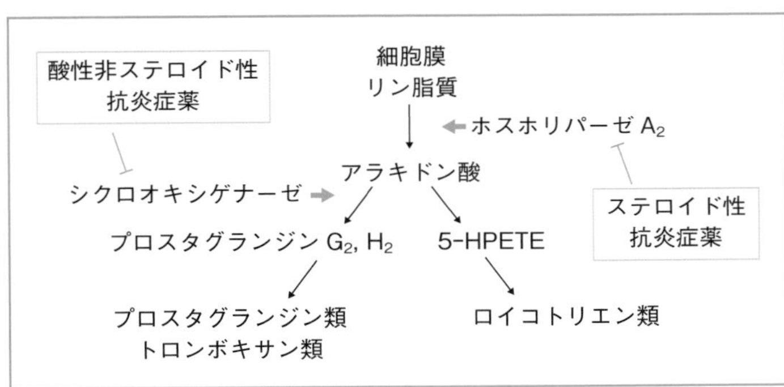

図5-10　アラキドン酸カスケード

アトピー性皮膚炎などの炎症性疾患，**アナフィラキシーショック**，気管支喘息などに用いられる．また，糖質コルチコイドは**免疫抑制因子**でもあることから，関節リウマチや Sjögren〈シェーグレン〉症候群などの自己免疫疾患にも使用される（p.224 参照）．歯科では，義歯性口内炎や再発性アフタなどの口腔軟組織炎症に局所投与される．

2．非ステロイド性抗炎症薬（NSAIDs）

ステロイド性以外の抗炎症薬を非ステロイド性抗炎症薬という．**酸性**と**塩基性**がある．炎症が起きた組織においてシクロオキシゲナーゼの酵素活性を阻害することで，ケミカルメディエーターであるプロスタグランジンとトロンボキサンの産生を抑制する（**図 5-10**）．**抗炎症作用**のほか，**鎮痛作用**，**解熱作用**もあり，歯科でもよく使用される．副作用はステロイド性抗炎症薬と比較すると少ないが，胃腸障害や**血小板凝集抑制**（出血傾向），腎障害，喘息などに注意する．

主な薬物には，酸性非ステロイド性抗炎症薬である**アスピリン**，**ロキソプロフェンナトリウム水和物**，**ジクロフェナクナトリウム**，インドメタシンがある．アスピリンは，血栓形成の予防のために低用量で投与することがある．**インフルエンザウイルス感染**による発熱には使用しない．

酸性非ステロイド性抗炎症薬は他の薬物と併用すると，**相互作用**により薬物の作用を増強させることがある．抗凝固薬ワルファリンとの併用はワルファリンの作用を増強させて出血傾向を示す．ニューキノロン系抗菌薬との併用で痙攣が発現することがある．抗悪性腫瘍薬メトトレキサートとの併用は，メトトレキサートの副作用である骨髄抑制や消化器障害などを増強させる．

Ⅲ 抗ヒスタミン薬

急性炎症では，ヒスタミンが遊離されて，炎症の第 1 期にみられる即時型の炎症反応を呈する．またヒスタミンは，アレルギー反応にも関与する．ある種の抗原に対して免疫反応が起こると，肥満細胞からヒスタミンが放出され，数分から数時間で，平滑筋の収縮，血管拡張，血管透過性の亢進などのアレルギー反応を招く．このような即時型アレルギーは，**Ⅰ型アレルギー**に分類される．即時型アレルギー反応に関与するのはヒスタミン **H_1 受容体**であり，場合により呼吸困難やショックなどの全身症状を伴うアナフィラキシーショックを引き起こす．

抗ヒスタミン薬は，H_1 受容体に結合してヒスタミンの作用を競合的に拮抗する H_1 受容体拮抗薬のことをいう．H_1 受容体拮抗薬は，血液脳関門を通過して中枢神経系作用を示す第一世代薬物（ジフェンヒドラミン塩酸塩など）と，中枢神経系作用の少ない第二世代薬物に分類される．

このように，抗ヒスタミン薬は局所の炎症を抑えてアレルギー症状を緩和する対症療法に用いられる薬物であることから，**抗アレルギー薬**である．

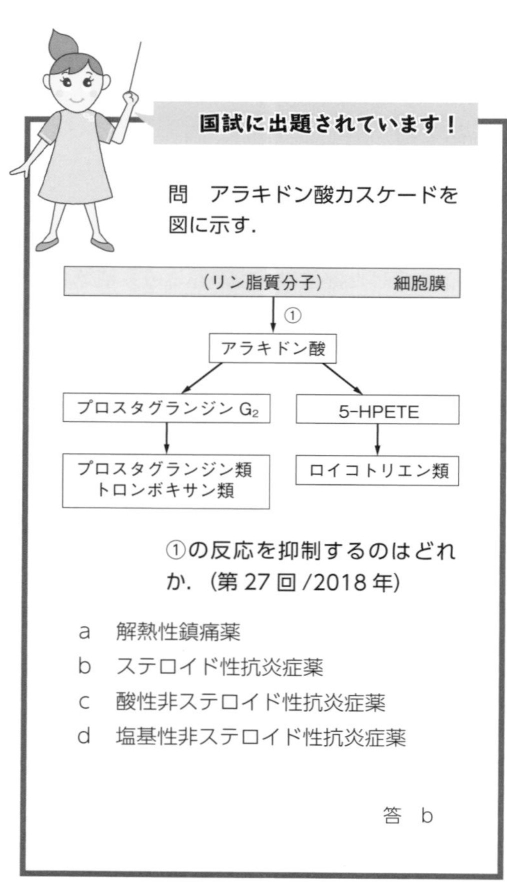

呼吸器・消化器・循環器と薬物

Ⅰ 呼吸器系作用薬

気管支喘息は気道粘膜の炎症により気管支が狭窄し，刺激に対して過敏な反応を示すため，咳や呼吸困難などの症状を示す．気管支喘息はⅠ型アレルギーに分類される．

気管支喘息治療薬は，全身作用の少ない**吸入式治療薬**として**ステロイド性抗炎症薬**（ベクロメタゾン，フルチカゾン）が第一選択薬として位置づけられている（p.217〜218 参照）．発作時や吸入ステロイド単独ではコントロールが不十分な場合には，交感神経に作用するアドレナリン β_2 受容体作用薬のサルブタモール硫酸塩（サルブタモール）などを併用する（p.212〜213 参照）．また，必要に応じて抗ヒスタミン薬などの抗アレルギー薬（p.218 参照），ロイコトリエン受容体拮抗薬，抗コリン薬（p.213 参照），キサンチン誘導体（テオフィリン）なども用いられる．吸入ステロイドの副作用として**口腔カンジダ症**がある．

Ⅱ 消化器系作用薬

消化性潰瘍は，胃酸やタンパク質分解酵素であるペプシンの消化作用によって，胃などの消化器系の組織に欠損が生じたものをいう．また，胃粘膜に生息するヘリコバクター・ピロリも難治性消化性潰瘍の発症に関係する．消化性潰瘍は，胃酸やペプシンなどの攻撃因子と生体内の防御因子であるプロスタグランジンのバランスが崩れることで発症する．

消化性潰瘍治療薬には，胃酸を中和する制酸薬，プロスタグランジン誘導体，ヘリコバクター・ピロリ除菌薬などがある．また，胃の壁細胞に存在し，胃酸の分泌に働くヒスタミン H_2 受容体の拮抗薬（シメチジン）や，胃酸分泌を直接行うプロトンポンプの阻害薬（オメプラゾール）なども用いられる．

Ⅲ 循環器系作用薬

血圧は自律神経系（交感神経系，副交感神経系）によって調節される．高血圧症患者の多くは，原因が明らかでない本態性高血圧症である．

高血圧治療薬（抗高血圧薬，降圧薬）には，カルシウム拮抗薬，アンジオテンシン変換酵素（ACE）阻害薬，アンジオテンシンⅡ受容体拮抗薬，利尿薬，交感神経遮断薬などがある．

カルシウム拮抗薬は，血管平滑筋や心筋での Ca^{2+} チャネルを阻害して Ca^{2+} 流入を抑制することで強力な降圧作用を示す．ジヒドロピリジン系のカルシウム拮抗薬である**ニフェジピン**は，副作用として**薬物性歯肉増殖症**がある．

ACE 阻害薬エナラプリルは，血管収縮作用があるアンジオテンシンⅡをアンジオテンシンⅠからつくり出す酵素 ACE を阻害し，降圧効果をもたらす．アンジオテンシンⅡ受容体に拮抗する薬であるアンジオテンシンⅡ受容体拮抗薬バルサルタンも，アンジオテンシンⅡが作用できないため，降圧効果をもたらす．

利尿薬であるフロセミドは，腎尿細管での Na^+ や水の再吸収を抑制して尿量を増やし，循環血液量を減らすことで降圧作用を示す．

交感神経遮断薬のうち β 遮断薬であるプロプラノロールは心拍数を減少させることで降圧作用をもたらし，α 遮断薬であるプラゾシンは，血管平滑筋に作用して血管を弛緩させて血圧を下げる（p.212〜213 参照）．

血液と薬物

Ⅰ 止血機構

血管が損傷して出血すると，損傷部位に血栓が形成されて止血される．止血は，血小板の凝集による血栓形成がみられる一次止血と，血液凝固因子が関与する二次止血に大別できる．

1．一次止血

①血小板の血管壁への結合（**粘着**），②血小板による**トロンボキサンの放出**，③**血小板の凝集**による一次血栓の形成の3段階からなる．

2．二次止血

一次止血ののちに起こる，より強固な止血機構であり，血液凝固系の活性化により産生された**フィブリン**が一次血栓の周囲を覆うことで，二次血栓が形成される．

フィブリンの産生には，**トロンビン**による**フィブリノーゲン**の活性化が必要である．また，トロンビンの産生には，血漿中の**プロトロンビン**をトロンビンに変換する必要がある（**図5-11**）．血液凝固系が働くためには，ビタミンKやCa^{2+}が必要である．

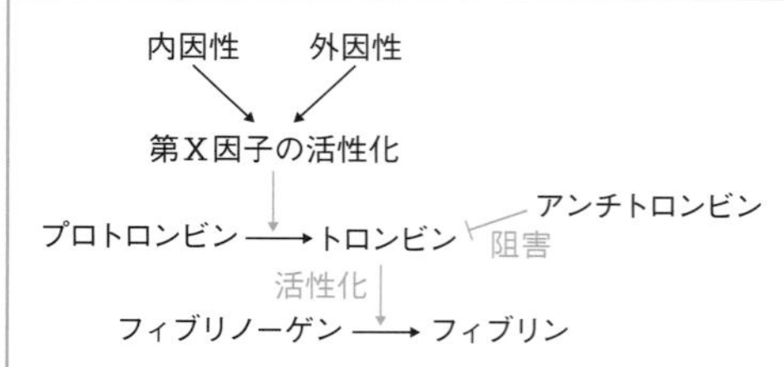

図5-11　血液凝固系

3．線溶系

プラスミンの作用でフィブリンを分解して，血栓を溶解すること（**図5-12**）．

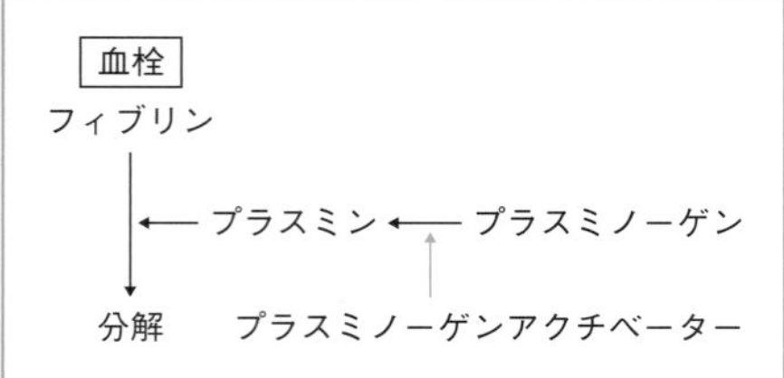

図5-12　線溶系

Ⅱ 局所性止血薬

通常，出血すると血液凝固系が働いて止血されるため，特別な薬物処置は行わない．しかし，速やかに出血を抑えたい時には，止血薬を用いる．

1．外用止血薬

抜歯時や外科的手術時の止血に用いるもので，以下のものなどがある．

①**吸収性ゼラチンスポンジ**：血小板を崩壊させて凝固因子を放出させる．

②**酸化セルロース**：ヘモグロビンとの親和性があり，凝固塊を作って止血する．ガーゼ状や綿状のものがある．

③**アルギン酸ナトリウム**：血液中のカルシウムと結合して不溶性のアルギン酸カリウムの形成を促す．

2．トロンビン

トロンビン製剤は，血液凝固系のフィブリノーゲンに作用してフィブリンを生成させる薬物であり（**図5-11**），結紮によって止血困難な場合に用いられる血液凝固促進剤である．血管内への投与は禁忌とされており，出血箇所への噴霧などで投与する．

Ⅲ 全身性止血薬

1. ビタミンK

出血の原因が，ビタミンKの欠乏によるビタミンK依存性凝固因子の合成阻害であったときには，ビタミンKの補充療法が行われる．

2. 血管強化薬

脆弱になった血管を改善することによって出血を防止する薬物のこと．アスコルビン酸やアドレノクロム製剤などがある．

1）アスコルビン酸（ビタミンC）

長期間の**アスコルビン酸**の欠乏は，斑状出血や筋肉内出血を起こす．アスコルビン酸は血管壁のコラーゲンの合成に関与することから，血管強化薬である．

2）アドレノクロム製剤

カルバゾクロムスルホン酸ナトリウム水和物（カルバゾクロム）は，毛細血管透過性を抑制することで，毛細血管抵抗を増強する．

3. 抗プラスミン薬

トラネキサム酸や**ε–アミノカプロン酸**は，プラスミンによるフィブリンの分解を抑制することで**止血**に働く．これらは歯肉炎に対する薬効成分として歯磨剤などにも添加される．

Ⅳ 抗血栓薬

血栓は動脈硬化や心筋梗塞，脳梗塞の原因であり，血栓発生領域に虚血や壊死を起こす．血栓症の治療には，抗血栓薬が用いられる．

1. 抗凝固薬

1）ヘパリンナトリウム（ヘパリン）

ヘパリンは血液中のトロンビン阻害物質アンチトロンビン（**図5-11**）に結合することによってアンチトロンビンの働きを促進させ，トロンビンを阻害して抗凝固活性を発揮する，即効性の薬物である．播種性血管内凝固症候群（DIC）の治療薬であり，心臓の手術においても欠かせない薬物である．

2）ワルファリンカリウム（ワルファリン）

ワルファリンは**ビタミンK**と構造が類似しており，ビタミンK依存性の凝固因子の合成を阻害することで血液凝固を抑制する．遅効性であり，一定の作用が現れるには3〜4日間要する．副作用には**止血時間の延長**があり，出血すると止血しにくくなる．

2. 抗血小板薬

アスピリンは血小板のアラキドン酸カスケードに作用し，シクロオキシゲナーゼを阻害して血小板の凝集作用がある**トロンボキサンの産生を抑制**する（p.217参照），**血栓予防薬**である．ただし，大量投与により逆に血小板凝集を亢進させるので注意が必要である．

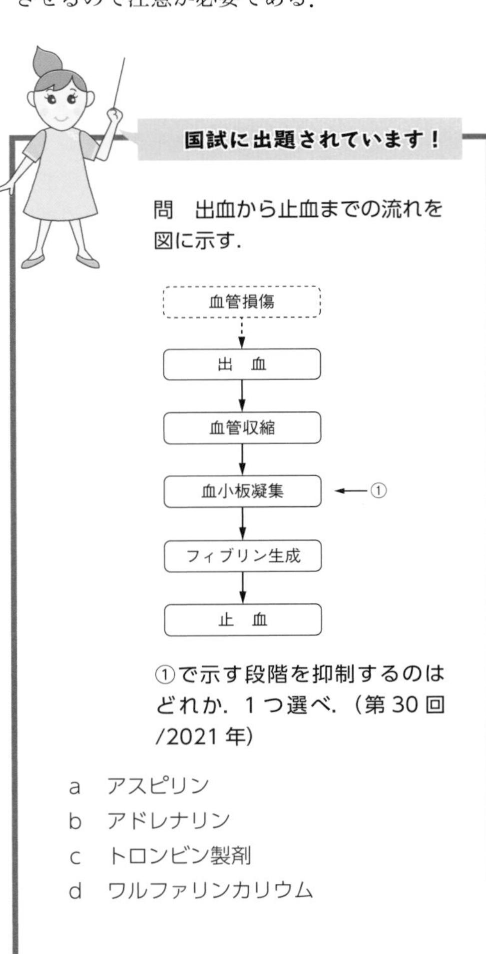

SECTION 12

感染と薬物

Ⅰ 消毒薬

消毒とは，生体にとって有害な微生物を殺滅・除去させて，感染が起こらないようにする処置をいう．

1．消毒薬の分類

殺滅可能な微生物の種類によって，**高水準消毒薬**，**中水準消毒薬**，**低水準消毒薬**の３つに分類できる（**表 5-8**）．

グルタルアルデヒド（グルタラール）などの高水準消毒薬はタンパク質変性作用が強く，真菌，芽胞を含む全ての細菌とウイルスを殺滅できる．人体には使用できず，医療器具の消毒に用いる．

エタノール，**次亜塩素酸ナトリウム**，**ポビドンヨード**，**フェノール**やクレゾールなどの中水準消毒薬は，結核菌を含む多くの細菌やウイルスに有効である．人体にも使用できるが，口腔粘膜に用いることができるのは，ポビドンヨードなどに限られる．

塩化ベンザルコニウムや**クロルヘキシジングルコン酸塩**などの低水準消毒薬は，多くの細菌と一部のウイルスや真菌に有効だが，芽胞には無効である．人体に使用でき，安全性も高い．

2．HBV および HIV に対する消毒薬

歯科医療では，**血液感染**に対する適切な感染予防処置を講じることが必要である．特に，B型肝炎ウイルス（HBV）やヒト免疫不全ウイルス（HIV）に対する感染予防は重要である（**表 5-8**）．加熱滅菌ができない器具には，**次亜塩素酸ナトリウム**や**グルタラール**による消毒が有効である．

Ⅱ 抗菌薬

細菌が体内に侵入した結果起こる感染症の治療に用いるのが抗菌薬である．微生物からつくられて，ほかの微生物の発育を阻止するものを**抗生物質**といい，化学合成されて微生物の発育を阻止するものを**合成抗菌薬**という．

1．抗菌薬の作用機序

抗菌薬には，細菌に対して殺滅的に働くもの（殺菌性）と，増殖を抑えるように働くもの（静菌性）がある．殺菌性をもつ抗菌薬には，細菌の細胞壁合成を阻害するペニシリン系やセフェム系などがある．

抗菌薬の作用機序には，**細胞壁合成阻害**，**タンパク質合成阻害**，**核酸合成阻害**，**葉酸合成阻

表 5-8　消毒薬の分類，対象微生物とその効果

		高水準	中水準			低水準
消毒薬名		グルタラール	エタノール	ポビドンヨード	次亜塩素酸ナトリウム	塩化ベンザルコニウム
対象	皮膚	×	○	○	△	○
	口腔粘膜	×	×	○	×	○
	金属（器具）	○	○	×	×	○
抗菌スペクトル		芽胞 ○ 結核菌 ○ HBV ○ HIV ○	芽胞 × 結核菌 ○ HBV × HIV ○	芽胞 △ 結核菌 ○ HBV △ HIV ○	芽胞 △ 結核菌 △ HBV ○ HIV ○	芽胞 × 結核菌 × HBV × HIV ×

害がある（**表 5-9**）.

表 5-9 抗菌薬の性質

作用機序	薬物の分類	効果
細胞壁合成阻害	ペニシリン系	殺菌性
	セフェム系	
タンパク質合成阻害	マクロライド系	静菌性
	テトラサイクリン系	
	クロラムフェニコール系	
	アミノグリコシド系	殺菌性
核酸合成阻害	ニューキノロン系	殺菌性
葉酸合成阻害	サルファ薬	静菌性

2．抗菌薬の分類と副作用

1）β–ラクタム系

ペニシリン系と**セフェム系**を合わせてβ–ラクタム系という．細胞壁の合成を阻害することにより殺菌性に作用する．特にペニシリン系の副作用には**薬物アレルギー**があり，まれにアナフィラキシーショックを起こすことがある．

感染性心内膜炎の発症リスクが高い患者では，歯科観血治療前にペニシリン系の**アモキシシリン**や**アンピシリン**の投与が推奨されている．天然のペニシリンは胃酸によって分解されるため，経口投与はできない．

2）マクロライド系

細菌のタンパク質合成を阻害する静菌性の抗菌薬である．副作用は少ない．マイコプラズマやクラミジアに対しては第一選択薬となっている．エリスロマイシンや**クラリスロマイシン**などがある．気管支喘息治療薬テオフィリンとの併用は，悪心や嘔吐，頭痛などのテオフィリン中毒症状を示すことがある（p.219 参照）．

3）テトラサイクリン系

細菌のタンパク質合成を阻害する静菌性の抗菌薬である．ドキシサイクリンや**ミノサイクリン**が多く用いられる．カルシウムやマグネシウムなどを含む薬物や食品と**キレート**を形成すると効果が低下することから，牛乳などと併用することは控えるべきである．また，硬組織への沈着による副作用として，**歯質の着色**やエナメル質形成不全がみられる．

4）クロラムフェニコール系

細菌のタンパク質合成を阻害する静菌性の抗菌薬である．副作用として，再生不良性貧血があり，新生児ではグレイ症候群が現れることがある．

5）アミノグリコシド系（アミノ配糖体系）

細菌のタンパク質合成を阻害する殺菌性の抗菌薬である．**ストレプトマイシン**などがある．抗菌スペクトルが広く，緑膿菌（グラム陰性桿菌）や**結核菌**（グラム陽性桿菌）にも有効である．消化管から吸収されないため，非経口投与される．副作用として，聴覚障害（第Ⅷ脳神経障害）がある．

6）ニューキノロン系

合成抗菌薬であり，細菌の核酸の合成を阻害することから，殺菌性の抗菌作用を示す．酸性非ステロイド性抗炎症薬（NSAIDs）との併用により痙攣発作を起こすことがある．

7）サルファ薬

抗菌薬として最初に使用された薬物である．細菌の増殖に必要な葉酸の合成を阻害することで作用する．ヒトでは葉酸の生合成経路が無いため，細菌に対して選択的毒性を示す．

Ⅲ 抗真菌薬

真菌の基本構造は動物細胞と同じである．抗真菌薬は，真菌の細胞膜を障害する．

口腔カンジダ症には，**イミダゾール系**の**ミコナゾール**やポリエン系のアムホテリシンBなどが軟膏やゲル，含嗽剤として局所投与される．

Ⅳ 抗ウイルス薬

単純ヘルペスウイルスや水痘・帯状疱疹ウイルスに起因する感染症に対しては，アシクロビルが用いられる．

ヒト免疫不全ウイルス（HIV）には，ウイルスがもつ逆転写酵素を阻害するジドブジンが有効である．

また，インフルエンザウイルスの治療に使用される薬剤として，オセルタミビルリン酸塩やザナミビル水和物がある．

SECTION 13

免疫と薬物

I　免疫抑制薬

自己成分に対して免疫応答が起こる自己免疫疾患では，自己組織に対する抗体が血液中に出現する．全身性の自己免疫疾患には全身性エリテマトーデスや関節リウマチがあり，臓器特異的な自己免疫疾患として橋本病やSjögren〈シェーグレン〉症候群がある．

自己免疫疾患や臓器移植における拒絶反応の予防や治療には，免疫抑制薬が使用される．

1．アルキル化薬

DNAにアルキル化とよばれる修飾を起こすことによってDNA複製ができない状態にする薬物のこと．

アルキル化薬である**シクロホスファミド**は**抗悪性腫瘍薬**として知られるが，骨髄系細胞の増殖も抑制することから，**免疫抑制作用**を示す(p.226参照)．

2．代謝拮抗薬

生体内の代謝物質の利用を阻害する薬物のこと．プリン代謝拮抗薬であるアザチオプリンやミゾリビンは核酸の合成を阻害するため，リンパ系細胞の増殖が抑制される．また，腎移植時の拒絶反応の予防にも使用される．

葉酸代謝拮抗薬であるメトトレキサートも，核酸の合成を阻害する薬物であり，**抗悪性腫瘍薬**として知られる（p.226参照）．低用量で，関節リウマチなどの自己免疫疾患に使用されている．

3. 糖質コルチコイド

ステロイド性抗炎症薬（p.217参照）として知られ，関節リウマチや膠原病，気管支喘息，薬物アレルギーなどに使用される．糖質コルチコイドは**免疫抑制**や**炎症抑制**を示す因子である．

4．細胞内シグナル伝達阻害薬

シクロスポリンとタクロリムス（FK506）は，T細胞特異的に細胞内のシグナル伝達を阻害することで，強い免疫抑制作用を示す．臓器移植での**拒絶反応の抑制**を目的に使用されるほか，関節リウマチやBehçet〈ベーチェット〉病，全身性エリテマトーデスなどの自己免疫疾患にも使用される．副作用に**歯肉増殖症**がある．

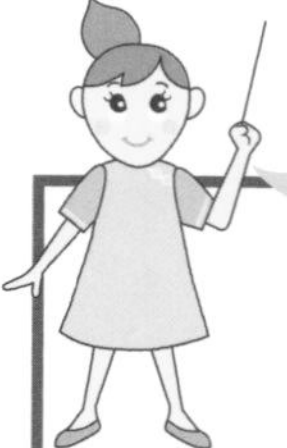

国試に出題されています！

問　ステロイド性抗炎症薬の薬理作用はどれか．（第30回／2021年）

a　血圧降下
b　免疫抑制
c　血糖値低下
d　骨形成促進

答　b

SECTION 14 代謝性疾患と薬物

I 糖尿病治療薬

糖尿病はインスリンが十分に分泌されない，あるいは働かないために高血糖を示す疾患である．膵臓のβ細胞が破壊されてインスリンが産生・分泌できないのが**1型糖尿病**，生活習慣や加齢によるインスリン分泌障害やインスリン抵抗性の亢進により発症するのが**2型糖尿病**である．糖尿病の症状には，口渇，多飲，多尿があり，進行するとエネルギーの貯蔵ができなくなり体重減少がみられる．

糖尿病治療薬には，β細胞からのインスリンの分泌を促す**インスリン分泌促進薬**，インスリンへの感受性が低下した状態であるインスリン抵抗性を改善して血糖値を下げる**インスリン抵抗性改善薬**，そして自己注射により体の外からインスリンを補うための**インスリン製剤**がある．

1．インスリン分泌促進薬

ナテグリニドやグリクラジドは膵β細胞のATP感受性K^+チャネルに働いてインスリン分泌を促進させる．

インクレチンはインスリン分泌を促進させるホルモンであり，食事後に消化管から分泌される．インクレチンの作用を増強してインスリンの分泌を高める薬剤として，インクレチン分解阻害薬などがある．

2．インスリン抵抗性改善薬

ピオグリタゾン塩酸塩やメトホルミン塩酸塩がインスリン抵抗性改善薬として使用される．

3．インスリン製剤

インスリン療法において，注射投与で使用される．1型糖尿病ではインスリンが体内で産生されないために必須であるが，血糖コントロールが不十分な2型糖尿病や糖尿病合併妊娠患者，糖尿病昏睡にも使用される．

II 骨粗鬆症治療薬

骨粗鬆症は，骨吸収と骨形成のバランスが崩れたことにより骨密度が低下し，骨折のリスクが高まった状態をいう．骨粗鬆症は加齢により増加し，特に閉経後の女性ではエストロゲン分泌低下により好発する．

骨粗鬆症の治療薬には**骨吸収抑制薬**，骨代謝調整薬，骨形成促進薬がある．

1．骨吸収抑制薬

1）ビスホスホネート

ビスホスホネートはヒドロキシアパタイトに高親和性を示す薬物で，破骨細胞死を誘導して骨吸収を抑制する．長期投与は**顎骨壊死**（BRONJ）や非定型大腿骨骨折のリスクを高める．

2）エストロゲン製剤・選択的エストロゲン受容体モジュレーター

エストロゲン受容体を活性化させて破骨細胞による骨吸収を抑制し，骨芽細胞による骨形成を促進する．エストロゲン製剤は子宮内膜を増殖させて子宮体癌や乳癌のリスクを増大するが，選択的エストロゲン受容体モジュレーターは子宮内膜や乳腺に対しては抗エストロゲン作用を示すため、逆に癌のリスクを低減する．

2．骨代謝調整薬

ビタミンD製剤はCa^{2+}の小腸での吸収と腎臓での再吸収を促すことで骨量の減少を抑える．**ビタミンK_2製剤**は正常な骨代謝の維持により骨形成を促進させる．**カルシウム製剤**は体内にカルシウムを補充して骨粗鬆症を改善する．

SECTION 15

悪性腫瘍と薬物

I 抗悪性腫瘍薬

腫瘍は自律的な増殖をするようになった細胞の集団をいい，良性腫瘍と悪性腫瘍に大別できる．良性腫瘍は明瞭な境界をもったまま増殖し，悪性腫瘍は周囲組織に浸潤しながら増殖する．

薬物療法は，手術や放射線療法の前に化学療法を施行する**導入化学療法**や，放射線治療と同時に化学療法を施行する**化学療法・放射線同時併用療法**，手術，放射線療法などで根治治療が終了した後に再発，遠隔転移を防止するための**維持化学療法**がある．

1．抗悪性腫瘍薬の種類

抗悪性腫瘍薬には，癌細胞の細胞周期に特異的に作用するものと非特異的に作用するものがある．細胞周期に特異的に作用するものには，代謝拮抗薬や微小管阻害薬がある．一方，細胞周期非特異的に作用するものには，アルキル化薬，抗腫瘍性抗生物質，ホルモン類似薬，白金製剤がある（**表 5-10**）．抗悪性腫瘍薬の投与により，**口腔粘膜に粘膜障害や炎症**が起こる．また**骨髄抑制**により易感染状態になることから，粘膜に局所感染が生じる．これらの副作用が認められることから，十分な口腔衛生管理が重要である．

表 5-10　主な抗悪性腫瘍薬の分類

分類		薬物
細胞周期特異的	代謝拮抗薬	メトトレキサート 5-フルオロウラシル 6-メルカプトプリン
	微小管阻害薬	ビンクリスチン ドセタキセル
細胞周期非特異的	アルキル化薬	シクロホスファミド
	抗腫瘍性抗生物質	ブレオマイシン ペプロマイシン
	白金製剤	シスプラチン カルボプラチン

1）代謝拮抗薬

DNA の原料物質に類似しているために癌細胞に間違って取り込まれると，核酸合成阻害作用を示す．細胞周期の DNA 複製期（S 期）に特異的に作用する．

代表的な薬剤として，**葉酸代謝拮抗薬（メトトレキサート）**，ピリミジン代謝拮抗薬（5-フルオロウラシル），プリン代謝拮抗薬（6-メルカプトプリン）がある．

2）微小管阻害薬

微小管の重合を抑制して細胞分裂を阻害するビンカアルカロイド（ビンクリスチン）と，逆に微小管の重合を促進させてその過剰形成により細胞分裂を阻害するタキサン（ドセタキセル水和物）に大別できる．

3）アルキル化薬

細胞周期とは無関係に DNA をアルキル化することで DNA 複製を阻害し，癌細胞を死滅させる．**シクロホスファミド**水和物などがある．

4）抗腫瘍性抗生物質

微生物から得られる抗菌化合物（抗生物質）で，DNA に入り込み，DNA や RNA の合成抑制，DNA の切断を行う．ブレオマイシン硫酸塩（ブレオマイシン）やペプロマイシン硫酸塩（ペプロマイシン）は口腔癌で多く使用される．

5）ホルモン類似薬

分裂増殖がホルモンによって調節されている癌細胞においては，ホルモンの分泌抑制やその受容体に対する拮抗薬の投与が有効である．

6）白金製剤

DNA と結合することで DNA 複製を阻害し，癌細胞を死滅させる．口腔癌ではシスプラチンやカルボプラチンが使用される．

■参考文献

1）藤田恒太郎：人体解剖学，改訂第 42 版．南江堂，東京，2003.
2）全国歯科衛生士教育協議会監修：最新歯科衛生士教本　人体の構造と機能 1　解剖学・組織発生学・生理学．医歯薬出版，東京，2010.
3）全国歯科衛生士教育協議会監修：歯科衛生学シリーズ　人体の構造と機能 1　解剖学・組織発生学・生理学．医歯薬出版，東京，2022.
4）公益社団法人全国柔道整復学校協会監修／岸　清，石塚　寛編：全国柔道整復学校協会監修教科書　解剖学　第 2 版．医歯薬出版，2008.
5）歯科衛生士国家試験対策検討会：ポイントチェック歯科衛生士国家試験対策①第 4 版．医歯薬出版，東京，2012.
6）全国歯科衛生士教育協議会監修：最新歯科衛生士教本　歯・口腔の構造と機能　口腔解剖学・口腔組織発生学・口腔生理学．医歯薬出版，東京，2011.
7）脇田　稔，山下靖雄監修／井出吉信，前田健康，天野　修編：口腔解剖学．医歯薬出版，東京，2009.
8）大地陸男：生理学テキスト第 8 版．文光堂，東京，2017.
9）全国歯科衛生士教育協議会監修：歯科衛生学シリーズ　人体の構造と機能 1　解剖学・組織発生学・生理学．医歯薬出版，東京，2022.
10）相山誉夫ほか編：口腔の発生と組織．南山堂，東京，1989.
11）上條雍彦：口腔解剖学 4　神経学．アナトーム社，東京，2006.
12）前田健康編／酒井英一著：基礎から学ぶ歯の解剖．医歯薬出版，東京，2015.
13）脇田　稔ほか編：口腔組織・発生学 第 2 版．医歯薬出版，東京，2015.
14）安田峯夫訳：ラングマン人体発生第 9 版．医歯薬出版，東京，2006.
15）全国歯科衛生士教育協議会編集：新歯科衛生士教本　病理学　第 2 版．医歯薬出版，東京，2008.
16）全国歯科衛生士教育協議会監修：最新歯科衛生士教本　病理学・口腔病理学．医歯薬出版，東京，2012.
17）全国歯科衛生士教育協議会監修：最新歯科衛生士教本　微生物学．医歯薬出版，東京，2011.
18）全国歯科衛生士教育協議会監修：最新歯科衛生士教本　薬理学．医歯薬出版，東京，2008.

さくいん

き

く

け

こ

さ

ち

つ

て

と

な

に

ね

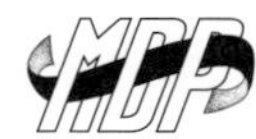

歯科衛生士国家試験ポイントチェック①
人体の構造と機能／歯・口腔の構造と機能／
疾病の成り立ち及び回復過程の促進
令和４年版出題基準準拠　　ISBN978-4-263-42304-2

2023年 3 月20日　第1版第1刷発行
2024年 1 月20日　第1版第2刷発行

編　集　歯科衛生士国家試験
対　策　検　討　会

発行者　白　石　泰　夫

発行所　医歯薬出版株式会社

〒113-8612　東京都文京区本駒込1-7-10
TEL. (03)5395-7638(編集)・7630(販売)
FAX. (03)5395-7639(編集)・7633(販売)
https://www.ishiyaku.co.jp/
郵便振替番号　00190-5-13816

乱丁，落丁の際はお取り替えいたします　　印刷・教文堂／製本・皆川製本所

令和4年版出題基準準拠

『歯科衛生士国家試験ポイントチェック』シリーズ

全5巻

① 人体の構造と機能／歯・口腔の構造と機能／疾病の成り立ち及び回復過程の促進

ISBN978-4-263-42304-2　定価 2,970 円（本体 2,700 円＋税）

② 歯・口腔の健康と予防に関わる人間と社会の仕組み

ISBN978-4-263-42305-9　定価 2,310 円（本体 2,100 円＋税）

③ 歯科衛生士概論／臨床歯科医学　1

（歯科衛生士概論／臨床歯科総論／歯・歯髄・歯周組織の疾患と治療／歯の欠損と治療）

ISBN978-4-263-42306-6　定価 2,420 円（本体 2,200 円＋税）

④ 臨床歯科医学　2

（顎・口腔領域の疾患と治療／不正咬合と治療／小児・高齢者・障害児者の理解と歯科治療）

ISBN978-4-263-42307-3　定価 2,420 円（本体 2,200 円＋税）

⑤ 歯科予防処置論／歯科保健指導論／歯科診療補助論

ISBN978-4-263-42308-0　定価 3,300 円（本体 3,000 円＋税）

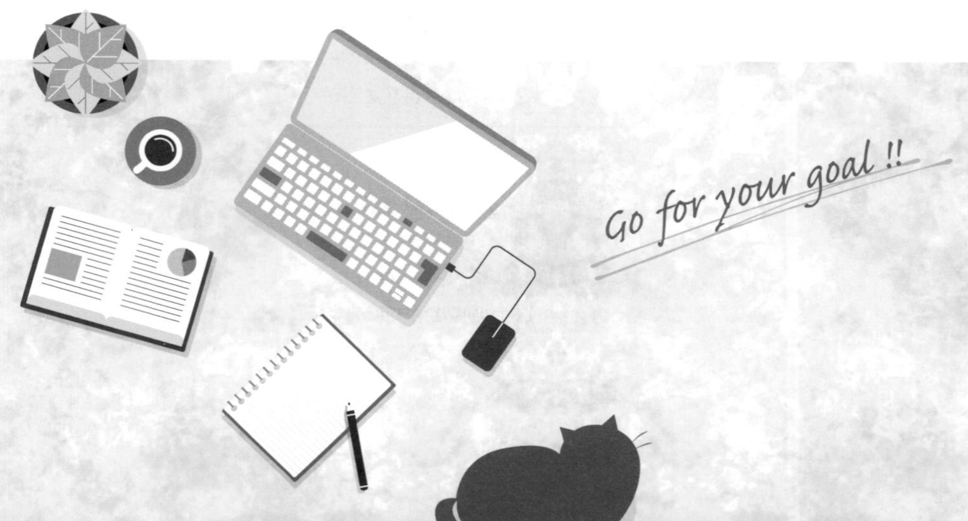